中西医结合肿瘤舒缓疗护管理

朱镇华 刘 华 主编

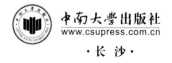

中南大学出版社
www.csupress.com.cn
·长沙·

图书在版编目（CIP）数据

中西医结合肿瘤舒缓疗护管理／朱镇华，刘华主编.
—长沙：中南大学出版社，2022.11
ISBN 978-7-5487-5157-1

Ⅰ．①中… Ⅱ．①朱… ②刘… Ⅲ．①临终关怀－中西医结合－护理 Ⅳ．①R473

中国版本图书馆 CIP 数据核字（2022）第 197661 号

中西医结合肿瘤舒缓疗护管理
ZHONGXIYI JIEHE ZHONGLIU SHUHUAN LIAOHU GUANLI

朱镇华　刘华　主编

□出 版 人	吴湘华
□责任编辑	王雁芳　周　旦
□责任校对	匡静之　贺慧娀　苏　维　黎志清
□责任印制	李月腾
□出版发行	中南大学出版社
	社址：长沙市麓山南路　　邮编：410083
	发行科电话：0731-88876770　传真：0731-88710482
□印　　装	湖南省众鑫印务有限公司

□开　　本	710 mm×1000 mm 1/16	□印张 20.5	□字数 387 千字
□版　　次	2022 年 11 月第 1 版	□印次 2022 年 11 月第 1 次印刷	
□书　　号	ISBN 978-7-5487-5157-1		
□定　　价	160.00 元		

编写委员会

序言

　　《黄帝内经》总结人类生命进程的自然规律是"生长壮老已"，即正常的人生之旅都要依次经历出生、成长、壮盛、衰老、死亡五个过程，而其中最痛苦、最艰难、最需要医疗护理、最需要关怀照顾、最需要护卫终极尊严的，是人生的第五个过程——死亡。中华传统文化则将安详、尊严、自在、舒缓地离开人世称作"善终"，故《尚书·洪范》将"善终"载明为"五福"之一。

　　人类越来越清醒认知和高度重视"善终"的伦理意义与社会价值。近年来，我国人口老龄化进程不断加速，尤其是恶性肿瘤的发病率及病死率持续上升，已跃居为威胁人类健康的主要杀手。针对以晚期肿瘤为主的、相当部分目前无法治愈的患者，临床应如何尽可能关注其形(身)、神(心)需求，尽可能有效控制其不适症状、尽可能满足其心理和社会等精神渴望，提高其生命存活质量，使患者能安详地、无憾地、有尊严地走完人生之路，这就成为了日益增强的社会共识及强烈需求。于是，针对现代确定不可治愈的患者如何实施"舒缓疗护"，也就成为了当今临床医学必须攻克的重要课题，并将成为我国卫生保健体系的重要组成部分。

　　世界卫生组织于 2015 年 12 月 13 日提出"舒缓疗护"应由医生、护士、志愿者、社会组织共同完成，基本原则是：维护生命，把濒死认作正常过程；不加速也不拖延死亡；减轻濒死者疼痛；为临终者提供身体上、心理上、社会上和精神上的支持，直到他们去世；在患者重病及去世期间为家属提供必要的抚慰和其他帮助。而中华传统文化中早已具有相关的理念和措施，其源头可追溯到两千多年前的春秋战国时期，当时就有对老人和濒死者由官府统一照护的记载；北宋时期就已出现医疗照护性质的机构，如"安乐堂""养济院"等。因此，基于"天人合一""形神合一"的以人为本的中医学，构建和实施"舒缓疗护"具有极其重要的地位与作用。中医学行之有效的辨证论治、辨证施护的诸多临床技术，与现代医学对症治疗相结合，二者相辅相成就能更好地为患者及家属实现"舒缓疗护"的目标。但是，目前我国对恶性肿瘤"舒缓疗护"之"中西医结合管理策略"的建设尚处在起步阶段，需要积极探索创新。

湖南中医药大学第一附属医院为深入贯彻落实党中央、国务院有关促进中医药传承创新发展的重大部署，深入融进共建"一带一路"大格局，大力实施湖南省"三高四新"战略及"中医药强省"战略，率先组织相关专家就中西医"舒缓疗护"相关问题进行了广泛、深入的前期调研，在此基础上结合该院中医传承创新的临床实践成效，编写了《中西医结合肿瘤舒缓疗护管理》一书。全书以中西医结合在舒缓医疗中的应用为创新点，内容涵盖了中西医结合关于肿瘤"舒缓疗护"从病房管理到临床实践的主要工作与关键流程等。内容全面、具体、实用，有利于中西医结合肿瘤的"舒缓疗护"临床研究，具有科学性、启导性和可操作性。本书的出版，将对探索中西医结合"舒缓疗护"的病房建设、学科发展等均有所裨益，可为医院"舒缓疗护"的管理者、医护工作者、志愿者等各方面读者提供有益、有效的参考。

唐·刘禹锡曰："千淘万漉虽辛苦，吹尽狂沙始到金。"《中西医结合肿瘤舒缓疗护管理》一书的编著，历经了勤求博采、集思广益的探索、甄别、筛选、集成、创新的艰辛过程，可谓又一次体现了"吃得苦、耐得烦、霸得蛮"和"敢为天下先、能为天下先、善为天下先"的湖南人精神，奉献出湖南中医人的又一份智慧与力量。

爱为之序。

国医大师：孙光荣

2022 年 9 月 17 日

目 录

第一章
建设背景与基础条件

第一节　舒缓疗护概述

人的生命是一个自然的过程，如同自然中的禾稼草木，各有茂盛和衰败的时期。医者，如同生命中的园丁，无法违背四季更迭，更无法悖于自然法则，但是却可以在顺应天理的过程中，让每一季的花草按时期生长。

当今社会经济迅猛发展，生活水平不断提高，人们不仅希望能够活得健康幸福，而且希望可以舒适安宁、有尊严地度过人生的最后旅程。中国人讲究"五福临门"，"五福"出自《尚书·洪范》，即为富贵、长寿、康宁、修好德与考终命。考终命指的便是"善终"，可见中华优秀传统文化早就重视安详、自在地离开人间，并将其视作祈求的福气。

随着我国人口老龄化进程不断加剧，恶性肿瘤、心脑血管疾病已成为城市居民的前两位死因。发展舒缓疗护成为我国卫生保健体系自我完善的重要要求。中医药对于实现"以人为本"的舒缓疗护具有不可取代的地位，因此，探讨中医药特色舒缓疗护的理论基础，构建具有中国特色、中医药特色的舒缓疗护体系意义重大。

一、舒缓疗护的定义、对象和内涵

2008 年，世界卫生组织对舒缓疗护给出的最新定义：为那些对治愈性治疗无反应的晚期患者给予积极和全面的照顾，以控制疼痛及有关症状为重点，并关注其心理、社交及精神需要，目标在于提高和改善患者和家属的生活质量。2020 年，国际临终关怀和舒缓疗护协会发布了基于共识的舒缓疗护的定义：舒缓疗护是对因严重疾病而遭受严重健康相关痛苦的所有年龄段的患者，尤其是接近生命末期的患者提供积极整体护理，旨在提高患者、家属和护理人员的生活质量。

舒缓疗护最初的服务对象是晚期肿瘤患者，发展到现在，其适用范围扩大到许多罹患其他疾病的患者。其主要对象有：①有先天性损伤，或日常活动需要依赖他人提供生命维持治疗，需要长期护理的儿童或成年人；②患有急性且严重危及生命的疾病的患者(如白血病、急性脑卒中等)；③患有慢性进行性疾病者(恶性肿瘤、慢性肾病、肝衰竭、进展性心脏病或肺疾病、神经退行性疾病)；④承受意外事故或其他创伤引起的慢性疾病患者；⑤身患重症或绝症的患者(如终末期阿尔茨海默病、肿瘤晚期或严重的致残性卒中等)。

舒缓疗护的内涵：①缓解疼痛及其他痛苦症状；②肯定生命，但同时也认识到临终是人生的正常历程；③既不加速也不延缓死亡的来临；④整合心理和精神层面的患者照护；⑤整个医疗团队合作并提供支持系统以协助患者尽可能以积极的态度生活，直到死亡自然来临；⑥提高患者及家属的生活质量，协助家属能够面对患者的疾病过程及其哀伤历程；⑦舒缓疗护从疾病的早期就适用，可合并其他企图延长生命的治疗。

二、舒缓疗护与临终关怀

2017年，我国发布了《安宁疗护实践指南(试行)》《安宁疗护中心基本标准(试行)》《安宁疗护中心管理规范(试行)》的通知，将实施安宁疗护的对象限定为临终患者。该通知对安宁疗护实践的定义：以临终患者和家属为中心，以多学科协作模式进行，主要内容包括疼痛及其他症状控制，舒适照护，心理、精神及社会支持等。该通知对安宁疗护中心的定义：通过控制疾病终末期患者临终前的不适症状，提供身体、心理、精神等方面的照护和人文关怀等服务，以提高生命质量，帮助患者舒适、安详、有尊严地离世的医疗机构。两个定义都强调了"临终"，但舒缓疗护在某些疾病早期，特别是肿瘤早期介入，对患者具有益处。

舒缓疗护是在临终关怀的基础上提出并发展起来的。其目的及大部分内容与临终关怀是相同的，但其阶段和任务与临终关怀又有区别。从阶段上来说，临终关怀更侧重于终末期患者的处理，而舒缓疗护则贯穿于整个治疗过程。

以肿瘤舒缓疗护为例，肿瘤舒缓疗护并不排斥根治性治疗，其应贯穿肿瘤治疗全过程。肿瘤舒缓疗护大致分为3个阶段：第一阶段，抗肿瘤治疗与舒缓疗护相结合，对象为可能根治的肿瘤患者。此阶段舒缓疗护主要是缓解疾病症状及抗肿瘤治疗所致的症状、对症支持治疗，保障治疗期的生活质量。第二阶段，抗肿瘤治疗可能不再获益时，应以舒缓疗护为主，对象是无法根治的晚期肿瘤患者。此阶段舒缓疗护主要是缓解症状、减轻痛苦，改善生活质量。第三阶段，为预期生存时间只有几天至几周的终末期肿瘤患者提供临终关怀治疗及善终服务。肿瘤患者及家属期盼整个治疗过程的连续性，抗肿瘤治疗与舒缓疗护应融合为一体。

舒缓疗护贯穿疾病治疗全过程，能显著提高患者的生命质量。它是在临终关怀基础上发展起来的更现代、更科学的医学分支。在我国，舒缓疗护容易被患者、家属及社会所接受，我们期待用"舒缓疗护"这个优雅的定义，更加强调积极地、有目的地进行关怀、治疗和护理。

第二节　全球舒缓疗护的发展现状

现代舒缓疗护起源于 1967 年英国西塞里·桑德斯博士创办的圣·克里斯托弗宁养院，主要是为改善肿瘤晚期患者的生活质量而提供临终关怀服务。作为全世界舒缓疗护组织学习的典范，相关舒缓疗护工作在世界各地相继开展起来。美国的姑息治疗研究开始于 1971 年，第一个临终关怀医院由耶鲁大学创建，相关的一些临终关怀机构在 1983 年陆续开展起来。到目前为止，美国已有50 个州开展临终关怀，为 3100 多个癌症项目的患者提供服务。日本于 1981 年建立了第一所临终关怀机构，至今共成立了 215 个舒缓疗护机构，大约有500 个医院开展舒缓疗护服务。加拿大 1975 年在蒙特利尔创办了第一家临终关怀医院，是世界上最早开展舒缓疗护教育的国家，现已拥有一整套相对完善的教学体系，在师资力量、课程设置、考核标准等方面已趋成熟。

一、英国

英国是舒缓疗护事业的诞生地。1963 年，西塞里·桑德斯女士首次系统总结出对临终关怀患者提供全面医疗照护的方案，并正式向医生、护士、社工、牧师等成员展开演讲，开启了现代舒缓疗护事业。1967 年，全球第一家舒缓疗护机构"圣·克里斯托弗宁养院"在伦敦成立。20 世纪 80 年代，在英国各地慈善机构的推动和资助下，每年大约有 10 家新的舒缓疗护机构在英国成立。2021 年，在国家政策、法律的大力支持下，英国被认为是全世界"死亡质量"最高的国家。

二、加拿大

加拿大被认为是最早定义舒缓疗护(或缓和医疗)整体概念的国家。

1976 年，加拿大巴尔弗·蒙特医生强调要从医学、精神、文化、法律等多维度看待死亡的问题，主张将舒缓疗护融入主流医学体系中，并将死亡与哲学相结合，创造了"缓和医疗"这一医学名词。在过去的 40 余年，加拿大各省份均提供了舒缓疗护服务，其最大的特点是将大型医院作为核心平台，并在此基础上提供门诊、住院、社区和居家照顾服务。同时，加拿大还是最早开展儿童舒缓疗护服务的国家。

三、美国

美国是世界上最早系统化发展舒缓疗护的国家。20 世纪 70 年代初，随着美国社会老龄化的出现，各种报纸、杂志、电视和公共演讲都在讨论死亡问题。在这一背景下，1974 年，耶鲁大学领导并建立了第一个舒缓疗护医疗机构。同期，美国基层舒缓疗护活动也如火如荼地展开，出现了一大批各式各样的舒缓疗护服务项目。1978 年，美国建立了国家临终关怀与缓和医疗组织，制定了相应临床实施标准，随着时代的发展，这一标准又进行了 4 次大的修改。

四、澳大利亚和新西兰

澳大利亚和新西兰是舒缓疗护事业较为发达的地区，早在 19 世纪 30 年代就开始在社会层面产生了舒缓疗护的初步概念，这种独特的社会文化环境为后来当地现代舒缓疗护的快速发展提供了优越的条件。20 世纪 90 年代以来，两国的中央和地区政府也在政策上给予了强有力的支持。

五、欧洲和亚洲国家

欧洲各国的舒缓疗护整体水平较高，但各国之间仍存在较大差距。欧洲大部分国家的舒缓疗护实践聚焦肿瘤晚期的患者，对于其他类型的重症患者照护程度相对不足，但随着政府和民间的共同推动，欧洲各国正在快速将更多的资源用来发展舒缓疗护。

作为人口最多的大洲，亚洲各国的舒缓疗护出现两极分化的特点。在经济发达的国家如日本、韩国、新加坡等地，舒缓疗护服务水平很高，且全部或部分纳入了国家医保。在其他亚洲国家，舒缓疗护的推进工作存在较大的差异。整体来看，阻碍亚洲舒缓疗护发展的主要障碍除了经济发展水平外，社会文化的伦理观念也给这项工作的推进造成了一定困扰。

总的来说，舒缓疗护的发展受到当地经济和文化的综合影响，即便是发展水平较高的国家和地区，其具体服务模式也有着较大的差异。因此。如何提高公众认知、获取政策支持、强化临床实践、探索服务模式，以及推进学科建设等是所有国家和地区发展舒缓疗护过程中都无法回避的问题。

第三节　中国舒缓疗护的发展现状

舒缓疗护服务在我国卫生系统中属于较新的内容。近年来，随着我国社会现代化进程、医疗卫生改革全新布局和人口老龄化趋势的不断加快，国家管理者和政策制定者越来越重视舒缓疗护，并将其视为整个医疗体系中不可缺少的重要部分。

1988 年 7 月，天津医学院 (今为天津医科大学) 成立了我国最早的临终关怀研究中心；1989 年，民营企业家李伟先生创立了北京松堂关怀医院；1990 年，卫生部 (今为中华人民共和国国家卫生健康委员会，简称"卫健委") 在广州举办了第一期关于促进和实施世界卫生组织癌症疼痛控制原则的培训班，并在国家医疗卫生工作发展计划中明确载入临终关怀内容；1994 年，中国抗癌协会癌症康复与姑息治疗专业委员会成立，随后，各地临床医生积极开展了区域性临床实践；1995 年，四川大学华西第四医院设立了姑息关怀科；1996 年，云南省昆明市第三人民医院建立了临终关怀病房；2001 年，由李嘉诚基金会赞助的"人间有情"全国宁养医疗服务计划在国内实施。

一、全国舒缓疗护第一批试点工作

由国家卫生和计划生育委员会家庭发展司主导推进的全国舒缓疗护第一批试点工作于 2017 年 2 月正式启动，经过一年半的建设，首批 5 个试点地区 (北京、上海、河南、吉林、四川) 基本建立了市-区-街道三级舒缓疗护服务体系，可提供舒缓疗护的机构从 35 个增加到 61 个，舒缓疗护床位从 412 张增加到 957 张，执业医生从 96 人增加到 204 人，执业护士从 208 人增加到 449 人，医务人员数量比试点之初增加了 115%。同时，首批试点地区还积极探索，推动出台促进舒缓疗护发展的政策措施，建立完善的工作机制，取得了突破性的进展。

二、全国舒缓疗护第二批试点工作

2018 年 5 月，卫健委组建老龄健康司，从老年健康角度推进舒缓疗护工作，并在 2017 年第一批国家试点 5 个城市取得的经验的基础上，正式启动第二批试点工作。各省积极性很高，第二批试点单位增加到 71 个，覆盖全国除天津、西藏以外的所有省、自治区、直辖市。第二批试点工作根据管理部门的意见和第一批试点单位的经验,将中国舒缓疗护服务分为5种模式,具体内容如下。

(1)医院:如北京市海淀医院、上海市普陀区利群医院设立的舒缓疗护病房。

(2)社区:如上海市普陀区在11家社区卫生服务中心设立的舒缓疗护病房。

(3)居家:如上海市普陀区依托社区服务中心开展的入户服务。

(4)医养结合机构:如吉林省长春市和四川省德阳市已有的服务模式。

(5)远程:如北京老年医院向外提供的远程舒缓疗护服务指导模式。

此外,第二批试点城市着重围绕明确服务内容、探索制度保障和制定标准规范展开工作,实际工作主要包括以下几个方面:加强统筹规划,确定收费项目和支付方式;全面布局建设服务体系;研究制定各项制度;建立舒缓疗护培训基地;加强公众宣传教育等。截至2019年6月,全国共有舒缓疗护中心21个,设舒缓疗护病区的机构有1189个,提供服务的机构有1077个。

三、我国舒缓疗护存在的问题

(一)社会认知不深

我国舒缓疗护正处于起步阶段,整个医疗卫生保健系统还未形成相对统一的伦理大环境,多数人没有从伦理道德的层次上认识舒缓疗护,或仅仅是知道而不是支持。这也影响着医务工作者对舒缓疗护的认知,使他们不能见死不救,而继续给予让临终期患者有失颜面、徒增痛苦又毫无实际意义的救护措施,这显然与舒缓疗护原则相悖。

(二)缺乏专技人员及专管人员

目前,国内舒缓疗护相关研究不多,高等医护院校也还未建立相应的专业,缺乏统一的教材,相关从业人员的技术职称序列亦未建立,从而导致临床缺乏掌握专业知识技能的医务人员及管理人员。实践中更是缺乏有效的内部运行机制、系统制度和管理措施、标准化的护理程序、标准与指南等。舒缓疗护需要由医务人员、社会学者、心理学者、伦理学者、律师、志愿人员和宗教人士等共同参与,是一个立体化和多元性的社会服务机构。相关的行政机构和学科系统仍有待进一步建立。

（三）法律法规和制度政策方面支持不足

目前，我国有关舒缓疗护的法律法规、质量标准还未完善，舒缓疗护还处在无法可依和无章可循的初步阶段。政府对舒缓疗护的管理和制度政策的缺失，使不少开设舒缓疗护服务的医疗机构陷入了尴尬的境地。

（四）各地发展不平衡

目前，我国舒缓疗护的发展主要集中在一线城市。只有综合医院和大城市里的一些社区医院设有临终关怀服务，大多数医院尚未开展舒缓疗护。有些医院领导还没有认识到开展舒缓疗护的重要性和必要性，或虽然知道，但因没有政府、法律支持，而没有付诸实践。

（五）相关标准界定不明确

目前，我国对舒缓疗护对象的收治还缺乏统一的标准，对临终关怀服务项目的收费也缺乏明确的规定。这就使得一些弱势群体，比如缺少医保的人群、下岗职工和低收入者等很难得到帮助，从而影响临终关怀服务的公平性和普及性。

（六）中医药研究缺乏

近年来，舒缓疗护在各医疗机构内广泛开展，但对于在中医思想与理论引导下，整合相关中医医疗资源，将系统的中医药特色服务理论与实践方法应用于舒缓疗护的探索性研究基本处于空白状态。

第四节　中国对舒缓疗护的重大需求

一、中国人口老龄化趋势

中国长期的低生育率，伴随着人口老龄化高潮期的到来，其迅猛的趋势将一直持续到21世纪中叶，这个总体趋势不仅表现为老年人口总体规模的膨胀，还突出地表现为老年人口内部年龄结构的快速老化，使未来中国社会中照料者（即劳动年龄人口）和被照料者（即少儿人口和老年人口）之间的数量比关系处于不断变化之中。老年赡养比呈现出持续大幅攀升之势，将于2023年左右突破30%。预计到21世纪中叶，老龄化人口将达到峰值，预测老龄人口数将达

4.87 亿人，占总人口的 35%。人口老龄化最严重的时候，是 1.5 名在职职工需供养 1 名退休职工。

更为严重的是，现阶段中国老年人口中有近一半是空巢老人。其中，单独一人居住的老年人占老年人口总数的 10%，与配偶同住的老年人则占老年人口总数的 41.9%。一方面，家庭内部代际结构日益简化。当今中国，无论在城市还是在农村，三代、四代同堂而居的家庭已不多见，二代户和一代户已成为当下主流的家庭类型，家庭规模变小及内部代数的减少，直接导致家庭内部可长期提供老年人照护的人力资源严重萎缩，家庭传统的养老照料功能明显削弱。另一方面，家庭居住的离散化使得家庭关系日益松散疏离，面对激烈的社会竞争和快速的生活节奏，子女为了谋生和获得更好的发展，不得不长期在外学习、工作，从而与父母两地分居，即使与父母居住较近的子女，也大多迫于现代生活的沉重压力，不能常常照顾父母。这导致中国事实上的空巢老人规模非常庞大，舒缓疗护面临的将是这样一个庞大的群体。

二、中国人口的病死率

中华人民共和国成立以来，我国人口抽样调查病死率总体上呈降幅不断缩小的非线性下降趋势。1980 年以后进入低病死率时期，病死率有所波动，但平均病死率维持在 6.67% 左右，2020 年病死率为 7.07%。卫健委老龄健康司于 2021 年 10 月 15 日发布的《2020 年度国家老龄事业发展公报》指出，截至 2020 年 11 月 1 日零时，全国 60 周岁及以上的老年人口为 26402 万人，占总人口的 18.7%；全国 65 周岁及以上的老年人口为 19064 万人，占总人口的 13.5%；全国老年人口抚养比为 19.7%，比 2010 年提高 7.8%。这说明中国需要照顾的面临死亡的人群大部分是老年群体。

三、相关病种与需求人群分析

根据全国死因监测疾病谱系排序及其构成的报告，与舒缓疗护有关的死因排序在前几位的主要疾病为心脑血管疾病、恶性肿瘤、呼吸系统疾病、帕金森综合征、阿尔茨海默病、糖尿病、肝硬化、结缔组织病等。从上述与舒缓疗护主要相关病种的病死率和构成来看，主要病种人数占 60 岁及以上总死亡人数的比例：心脑血管疾病 54.02%，慢性阻塞性肺疾病 11.70%，糖尿病 2.55%，帕金森综合征和阿尔茨海默病 1.18%，肝硬化和结缔组织病 0.85%。对于那些患无法治愈的重病或疼痛不已的老年人，第三期中国健康与养老报告追踪调查数据显示：78.9% 的 60 岁及以上人群自报患有至少一种医生诊断的慢性病，由此推算约有 1.84 亿老年慢性病患者。这些慢性病在全民医保的条件下，理论上均获得了不同程度的治疗。但因临床对舒缓医疗新理念的整合和培训的缺乏，使老年慢性病患者不能享受舒缓疗护服务如老年慢性病的各种综合评估和诊治，各种有效的护理、心理照护及社会志愿者服务等。

当今肿瘤已经成为威胁人类生命与健康的重要疾病，据世界卫生组织估计，在未来 20 年中，全球癌症例数可能会增加 60%，防控形势不可松懈。世界卫生组织/国际癌症研究署发布的《2020 全球癌症报告》显示，2018 年全球新发癌症例数为 1810 万，其中 45% 发生在极高人类发展指数（human development index，HDI，是衡量预期寿命、教育水平和生活质量的综合指标）国家，36% 发生在高 HDI 国家，中、低 HDI 国家分别为 15% 和 4%。按性别分组后，男性年龄标准化发病率高于女性，且均随着 HDI 的上升而迅速升高。预计到 2040 年，全球癌症新发例数将超过 2700 万，中、低 HDI 国家增幅较大，达到 75% 和 100%。中国为高 HDI 国家，2015 年中国癌症发病例数为 393 万，城市发病例数（235.2 万）高于农村发病例数（157.7 万），男性发病率（206.49/10 万）高于女性发病率（168.45/10 万）。2018 年，全球癌症死亡例数约 955 万，较 2014 年增加 72 万，其中高 HDI 国家死亡例数最多，共 402 万，主要发生在中国（290 万）。国内外的报道显示，肿瘤成为人类死亡的重要因素。随着现代模式的转变，晚期肿瘤患者生命期在逐渐延长，心理问题也日益受到重视，生命期不仅取决于病情和医疗措施，而且与患者自身的精神状态密切相关。半数以上肿瘤患者会出现不同程度的疼痛，晚期癌痛大约占 75%，其中，中重度疼痛为 40%~50%，剧痛为 25%~30%。晚期肿瘤患者的紧张、恐惧、绝望等负面情绪，严重影响其生活质量。为改善肿瘤患者的生命质量，舒缓疗护成为一种迫切需要。

第五节　中西医结合在肿瘤舒缓疗护中的机遇

中医是我国五千年璀璨文明的瑰宝，中医学是自然科学的主体，与人文科学、社会科学相融合，并吸收古代哲学与宗教的思想及观念，对人体生老病死有着独特的理解。中医学的理论和经验与中国古代哲学（如阴阳学说、精气学说等）相融合，在理论基础上揭示了生命的内涵。中医学认为，生命质量是最可贵的，注重生活、人与自然的和谐，这是一种"以人为本"的生命观念，完全符合舒缓护的基本原则。与传统的医疗模式相比，舒缓疗护是重视生命质量、维护患者生命尊严及权利的全人照顾。因此，对患者多进行非药物舒缓治疗，可使患者的身体舒适、情绪放松，也可以通过传统的医疗手段，如针灸推拿来减轻病痛，舒缓身心。

中医传统文化源远流长、博大精深。中医药疗法内容丰富、手段多样，在舒缓疗护中发挥独特的优势与特色，具有很高的临床应用价值，可通过整合中医药资源，构建具有中医药特色的舒缓疗护体系。中医在舒缓疗护实践中，不断形成和发展了一些综合运用中医哲学思维的简、便、验的适宜技术，主要包括外治疗法、内治疗法、综合疗法，在治疗肿瘤患者的癌因性疲乏、失眠及疼痛、便秘、恶心、呕吐等方面应用广泛。目前已经明确物价收费的中医服务项目共50余项，涉及穴位贴敷、点穴、穴位注射、中药涂擦、中药封包、熏洗蒸浴、针刺、拔罐、灸法、推拿、刮痧、气功等疗法，在舒缓疗护领域均发挥重要作用。美国国立综合癌症网络发布的恶性肿瘤临床实践指南中明确推荐针灸疗法缓解癌症相关疼痛和疲劳；中药敷脐和针灸疗法均能止呕；针刺、穴位敷贴、中药热奄包、温通刮痧法、中医定向透药、耳穴贴压等疗法是镇痛常用护理技术；对于无法正常服药或身体不便的患者，药浴是一种缓解病痛的有效疗法；在实施按摩、抚触疗法时，专业服务人员需采取柔和的手法，同时向患者及家属讲解、答疑，使其感觉舒适、满足。中医适宜技术的联合应用也发挥着独特的优势，如艾灸疗法联合穴位敷贴疗法、艾灸疗法联合推拿按摩、艾灸疗法联合桃核承气汤及穴位敷贴疗法联合推拿按摩均能有效治疗腹胀便秘；五行音乐疗法联合药膳、针刺、耳穴贴压疗法等能够有效改善癌症患者的失眠、抑郁症状。

中西医结合舒缓疗护在肿瘤患者的治疗中优势显著，可提高舒缓疗护服务质量，推进中医与舒缓疗护的融合，具有很好的临床推广前景。

第二章

舒缓病房的管理

第一节　制度

一、舒缓病房管理工作制度

(一)舒缓疗护患者就诊制度

(1)危重症患者来医院就诊,医务人员应立即接诊,态度和蔼,用语文明,并先行救治。

(2)向患者及其家属做好以下解释工作:患者的病情及疾病的进展;疾病的不良预后;治疗计划;治疗的预期结果;初步估计的住院费用;其他有助于患者及其家属做出住院决定的信息。

(3)门诊服务台应打电话通知病房做好收治准备。对年老、体弱、行动不便者,协助办理入院手续,护送入院。

(4)护送患者时应注意安全、保暖,体现人文关怀,途中密切观察病情变化,对骨折、疼痛患者,注意保持体位,减少痛苦。

(5)患者入院后,根据患者病情给予合适的体位,有骨转移、椎体转移者,安排硬板床,给骨折患者做好骨折部位的固定。对疼痛剧烈患者,先控制疼痛,再进行入院检查治疗。

(二)舒缓疗护治疗制度

1.舒缓疗护的适宜对象

(1)Ⅲ、Ⅳ期癌症患者已接受过支持治疗,疾病进展、症状不能控制者。

(2)与癌症的诊断和治疗相关的中度到重度的痛苦。

(3)生存期预计≤12个月。

(4)行为状态评分差,如美国东部肿瘤协作组体力状况评分≥3分,或卡诺夫斯基功能状态评分≤50分。

(5)伴明显的预后不良因素:高血钙、脑或脑脊液转移、上腔静脉压迫综合征、恶病质、胆红素≥2.5 mg/dL、肌酐≥3 mg/dL。

(6)严重的躯体并发症。

(7)患者或家属关注疾病的进展和治疗决策。

(8)患者或家属要求舒缓疗护。

2. 舒缓疗护的原则

(1)缓解疼痛及其他造成痛苦的症状。

(2)肯定生命并把死亡看成一个正常的过程。

(3)不延迟也不促进死亡。

(4)对患者全身心地关注,使其尽可能主动地生活。

(5)给家属提供一个支持系统,妥善地照顾患者,正确处理后事。

(6)提高生活质量。

(7)舒缓疗护应尽早地用于疾病的早期,与放射治疗联合化学治疗(简称"放化疗")相结合。

3. 舒缓疗护的方式

(1)支持治疗。

(2)对身心并发症的适当治疗。

(3)对各种治疗的协调。

(4)症状管理。

(5)进一步治疗的规划。

(6)社会心理及精神支持。

(7)人文关怀。

(8)社会支持。

(9)对要求停止生命维持治疗的回应。

4. 舒缓疗护的效果评价

(1)患者对治疗的反应表示满意。

(2)疼痛和症状控制满意。

(3)患者/家庭悲痛减轻。

(4)患者及家属理性接受疾病。

(5)看护人员压力减轻。

（6）人际关系增强。

（7）患者生活质量改善。

（8）患者生存意义提高与增强。

5.善后处理

（1）对患者家庭及其陪护人员进行即刻关怀、丧亡支持。

（2）对医务人员进行心理支持。

6.舒缓疗护的操作流程

舒缓疗护操作流程图如图2-1所示。

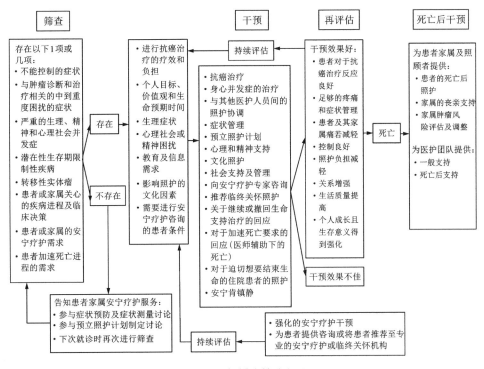

图2-1 舒缓疗护流程图

二、舒缓病房医疗管理工作制度

（一）首诊负责制

（1）首诊科室是指患者就诊的第一个科室，首诊医生是第一个接诊患者的医生。首诊负责制是指首诊医生不得以任何理由拒诊患者。

(2)首诊负责制包括科学诊断的责任、有效治疗的责任、联系会诊的责任、联系转科的责任、报告相关部门的责任、隔离控制的责任、流行病学调查的责任。

(3)首诊医生诊查患者后，确定为其他科室疾病时，应当进行必要的处理，邀请相关科室会诊或提出转科申请，不得擅自更改分诊科别。若病情复杂、涉及多种疾病，须报告上级医生或科室负责人协助处理或组织会诊。

(4)在患者诊断不明时，首诊科室和首诊医生应先承担诊治责任，及时邀请有关科室会诊，在未确定接收科室前，首诊科室及首诊医生要对患者全面负责。

(5)经会诊确定为他科患者后，首诊医生应及时完成所在科室病情记录和交接班注意事项的记录，向接收科室医生交接班。

(6)患者如需住院，须待病情稳定、允许转送时，在上级医生指导下，由首诊医生负责安排并与有关科室联系，落实好接收科室。病情稳定的患者如需转院，可与其沟通，直接建议前往相应医院就诊。

(7)若患者不理解或病情较重，需要帮助，可征得上级医生和本科室负责医生同意，同时报告医务部和医院行政总值班室，按《患者转运制度》中相关条款执行。

(8)患者如需抢救时，首诊医生首先抢救并及时通知上级医生、科主任主持抢救工作，不得以任何理由拖延和拒绝抢救，按《抢救制度》中相关条款执行。

(二)三级医师查房制度

1.科主任查房

(1)科主任每周查房1~2次，全科医生、进修医生、实习医生、护士长和有关人员参加。

(2)查房前准备：确定查房患者，准备病例资料，如病历，X线片、CT、MRI、病理报告和体格检查所需器材，并通知参加人员。查房时科主任走在前面，其他主任医师或副主任医师跟在后面，以后依次为副主任医师、主治医师、总住院医生、护士长、住院医师及进修医生、实习医生。

(3)查房时科主任站在患者病床右侧，管床的住院医师和主治医师站在患者病床左侧，其他人员分开依次站立。

(4)管床的住院医师汇报简要病史，并提出查房需要解决的问题，由主治医师或本组上级医生补充。

(5)科主任根据情况询问病史及体格检查，其他医生可补问病史或体格检查。

(6)查看患者后回医生办公室讨论,各级医生根据病情踊跃发言,最后科主任提问发言,做病情分析和总结,并作出明确指示。管床的住院医师及总住院医生做好记录,经上级医生及科主任签字后归档。

(7)查房内容:①解决疑难病例、审查新入院及危重患者的诊疗计划,决定重大手术及特殊检查、新的治疗方案;②抽查医嘱、病历及护理质量,发现错误时,应改正,并指导实践;③利用典型、特殊病例进行教学查房。

2. 主任医师(副主任医师)查房

(1)主任医师每周查房1~2次,应有本组主治医师、住院医师、进修医师、实习医生参加。

(2)查房前准备病例资料,如病历,X线片、CT、MRI、病理报告和体格检查所需器材。

(3)查房时主任医师(副主任医师)走在前面,以后依次为主治医师、总住院医师、住院医师及进修医生、实习医生。

(4)查房时主任医师(副主任医师)站在患者病床右侧,管床的住院医师和主治医师站在患者病床左侧,其他人员分开依次站立。

(5)管床的住院医师汇报简要病史,并提出查房需要解决的问题,主治医师或本组上级医生补充。

(6)主任医师(副主任医师)根据情况询问病史及体格检查,其他医生可补问病史或体格检查。

(7)查看患者后回医生办公室讨论,各级医生根据病情踊跃发言,最后主任医师(副主任医师)提问发言,进行病情分析和总结,并作出明确指示。

(8)管床的住院医师及总住院医生做好记录,经上级医生及科主任签字后归档。

(9)查房内容:①解决疑难病例、审查新入院及危重患者的诊疗计划,决定重大手术及特殊检查、新的治疗方案;②抽查医嘱、病历及护理质量,发现错误时,应改正,并指导实践;③利用典型、特殊病例进行教学查房。

3. 主治医师查房

(1)每日须有主治医师查房,确定诊断、治疗方案、手术方式和进一步检查措施,了解病情变化并进行疗效评定。

(2)对危重患者,应随时进行巡视检查和重点查房。对诊断不明或治疗效果不好的病例,进行重点检查与讨论,查明原因;对疑难危急病例或特殊病例,应及时向科主任汇报。

(3)认真检查病历和各项医疗记录,并及时签名。详细了解诊疗进度和医嘱执行情况,严密观察治疗效果等,及时发现问题和处理问题。避免和杜绝医疗差错事故的发生，签发会诊单、特殊检查申请单、特殊药品处方、输血申请单，检查病历首页并签字。

(4) 对异常检查结果应督促复查，决定患者是否出院，对疗效不好、诊断不清的患者，在出院前进行查房。

4. 住院医师查房

(1) 对所管的患者坚持每日上午、下午、晚上(包括节假日)查房，并在病历中每日至少记录1次。危重患者、新入院患者及手术患者重点查房，并增加巡视次数，发现病情变化时，及时给予处理并在病历中记录。

(2) 对危急、疑难的新入院病例和特殊病例，及时向上级医生汇报。

(3) 检查化验报告单，分析检查结果，提出进一步检查或治疗意见。

(4) 检查当天查看医嘱执行情况。

(5) 给予必要的临时医嘱并开具特殊检查医嘱。

(6) 认真记录上级医生查房内容，并落实上级医生查房或会诊时提出的指导性意见。

(7) 检查患者饮食情况。

(8) 主动征求患者及家属对医疗、护理、生活等方面的意见和建议，并向有关部门反映。

(三) 疑难病例讨论制度

1. 临床病例(临床病理)讨论

(1) 医院应选择适当的在院病例举行定期或不定期的临床病例(临床病理)讨论会。目的在于及时发现问题、明确诊断，以便实施正确的治疗方案，确保临床诊疗和病理检查质量。

(2) 临床病例(临床病理)讨论会可以在一个科室举行，也可以数个科室联合举行；可与病理科联合举行，亦可请兄弟医院同专业的人员参加。

(3) 举行医院临床病例(临床病理)讨论会前必须做好准备，收治科室应将有关材料加以整理，尽可能做出书面摘要，发给参加讨论的人员，做好发言准备。

(4) 讨论时由主管医生汇报病历，科主任或医疗组组长主持，介绍及解答有关病情、诊断、治疗等方面的问题并提出分析意见，会议结束时由主持人做总结。

(5) 临床病例(临床病理)讨论会应有记录，可以全部或摘要归入病历内。

2. 疑难、危重病例讨论

(1) 疑难、危重病例讨论适用于以下情况：入院1周以上诊断不明或者疗效较差；住院期间相关检查的重要发现（可能导致诊疗方案的重大改变）；病情复杂疑难或者医院首次发现的罕见疾病；病情危重或者需要多科协作抢救及科室认为必须讨论的其他病例。

（2）讨论应由各医疗组提出或者科主任指定，科主任或医疗组长主持，本科室（组）医生、护士长及责任护士参加，必要时邀请相关科室专家参加，特殊情况也可邀请职能部门人员、医院领导参加，或者由医院组织全院性讨论。

（3）讨论前由经管医生将相关医疗资料收集完备，必要时提前将病例资料整理提交给参加讨论的人员；讨论时由经管医生简明介绍病史、病情及诊疗经过；主治医师、副主任医师应详细分析病情，提出开展本次讨论的目的及关键的难点、疑点等问题；参加讨论的人员针对该案例充分发表意见和建议；最后由主持者进行总结，并确定进一步诊疗方案。讨论由经管医生负责记录和登记。

（4）讨论情况应指定专人翔实记录在病历（必须有讨论主持者签名）和疑难危重病例讨论登记本内。

3. 死亡病例讨论

（1）凡死亡病例均应在科室内进行讨论，一般要求在患者死亡后 1 周内完成；特殊病例即时完成；尸检病例待病理报告做出后 2 周内完成。

（2）讨论应由科主任或医疗组组长主持，科室（或医疗组）全体医生（需要时请护士长和责任护士）参加，必要时请医务部人员及分管副院长参加。

（3）讨论中应由主管医生简明介绍病情、病史、治疗与抢救经过及死亡原因（急诊死亡病例由当时负责抢救的值班医生介绍，参加抢救的其他医生予以补充），本组上级医生（主治医师、主任医师）可酌情补充并做详尽的分析论证。参加讨论人员应本着科学严谨的态度，对诊疗意见、死亡原因、抢救措施进行详尽分析，借鉴国内外对本病诊治的先进经验进行总结。讨论由经管医生负责记录，并在死亡病例讨论登记本中如实登记。

（4）讨论情况及结论应由经管住院医师翔实记录在病历中，讨论主持者须审核、签名。

4. 出院病例讨论

（1）各科可根据自身实际情况，定期或不定期组织出院病例讨论。目的是总结医疗护理过程中的经验教训，抽查住院病案质量，持续改进医疗护理质量。

（2）出院病例讨论会由科主任或医疗组组长主持，科室全体医生、护士参加。

（3）出院病例讨论会对某段时间内出院的病例依次进行审查，内容包括：

记录内容有无错误或遗漏，出院诊断和治疗结果是否正确，诊疗措施是否存在不当之处，取得哪些经验教训。

（4）对出院诊断不明和发生医疗护理差错或事故的出院病例应重点讨论。

（5）讨论情况应指定专人翔实记录在出院病历讨论记录本上。

（四）多学科团队会诊制度

（1）凡肺癌、乳腺癌、淋巴瘤、胃癌、大肠癌、肝癌、头颈部肿瘤确诊的初治患者入院完善相关检查后，由经治医生携带病历资料和患者前往相关综合治疗组参加会诊以明确下一步治疗方向。

（2）未确诊的患者，入院经完善各项检查明确诊断后，必须由经治医生携带病历资料和患者前往相关综合治疗组参加会诊以明确下一步治疗方向。

（3）门诊患者经首诊医生完善相关检查明确诊断后，可申请参加相关综合治疗组会诊（除肺癌、乳腺癌直接预约相应多学科联合门诊外），会诊前应准备好相关的病历资料，患者本人应至会诊现场。

（4）参加综合治疗组会诊人员要求是从事本专业且具有副高以上职称的医生。

（5）会诊的专家如因公外出或休假时，应委托本科室或本专业具有高级职称的人员参加会诊。

（6）医务部根据会诊专家的出勤情况进行工作考核，对于迟到、早退、无故缺席且未委托符合资质的其他专家者，按医院考勤制度给予相应处罚，包括扣发奖金等。多次出现以上情况并严重影响会诊秩序的专家，将取消其会诊资格。

（五）患者抢救/不抢救制度

（1）急危重患者的抢救工作，由科主任或正（副）主任医师负责组织并主持抢救工作，非医疗区域内急危重患者由首先发现的人员通知医务部。一般情况下，医务部会指定急诊科主任负责。科主任或正（副）主任医师不在时，由职称最高的医生主持抢救工作，但必须及时通知科主任或正（副）主任医师，特殊患者或需多学科协同抢救的患者，应及时报告医务部、护理部和主管院长，以便组织有关科室共同进行抢救工作。

（2）对急危重患者严格执行首诊负责制，不得以任何借口推迟抢救，必须全力以赴，分秒必争，各种记录应及时、全面地完成，根据患者病情邀请有关科室共同参与抢救。

（3）参加急危重患者抢救的医务人员必须明确分工，紧密合作，各司其职，坚守岗位，要无条件服从主持抢救人员的指挥。

（4）参加抢救工作的护理人员应在护士长领导下，执行主持抢救人员的医嘱，并严密观察病情变化，随时将医嘱执行情况和病情变化报告主持抢救者；执行口头医嘱时应重复确认一遍，并与医生核对药品后方可执行，并于抢救6 h内完善医嘱录入和病情记录，所用药品的空安瓿瓶经二人核对后方可丢弃，各种抢救药品、器械用后应及时清理、消毒、补充，物归原处。日常抢救设备、器械、药品应定期检查、保养并确保处于备用状态。

（5）严格执行交接班制度和查对制度，各班应有专人负责，对病情抢救经过及各种用药要详细交班。

（6）需多学科协作抢救的危重患者，原则上由医务部或医院副院长等组织抢救工作，并指定主持抢救人员。参加多学科抢救患者的各科医生应运用本科室专业特长，团结协作致力于患者的抢救工作。

（7）对于病危、病重患者要填写病危、病重通知单，一式3份，一份放入病历中，一份交患者家属，一份交医务部。要及时、认真地向患者家属讲明病情及预后，填写病情告知书，以期取得家属的配合。

（8）抢救工作中，药房、检验科、放射科或其他辅助科室及后勤部门，应满足临床抢救工作的需要，保障抢救绿色通道运行正常。

（9）在紧急抢救中，如患者经济困难，医院应先组织抢救，后续医疗费用由医务部和科室与患方进行协商处理。

（六）医疗技术准入制度

（1）新医疗技术分类：①探索使用技术，指医疗机构引进或自主开发的在国内尚未使用的新技术；②限制使用技术（高难、高新技术），指需要在限定范围内和具备一定条件下方可使用的技术，以及难度大、技术要求高的医疗技术；③一般诊疗技术，指除国家或省级卫生行政部门规定限制使用外的常用诊疗项目，具体是指在国内已开展且基本成熟或完全成熟的医疗技术。

（2）新技术应按国家有关规定办理相关手续后方可实施。根据相关法律法规规定，对医院的医疗技术实行三类管理，二类新技术、三类新技术必须按照相关规定经过国家卫健委或省卫健委规定的有关部门审核准入，一类新技术由医院医务处组织审核准入。

（3）实施者提出书面申请，填写《开展新业务、新技术申请表》，提供理论依据和具体实施细则、风险预测及对策，科主任审阅并签字同意后报医务部。

（4）医务部组织学术委员会专家进行论证，提出意见，报主管院长批准后方可开展实施。

(5)新业务、新技术的实施须同患者签署相应协议书,并应履行相应告知义务。

(6)新业务、新技术在实施过程中由医务部负责组织专家进行阶段性监控,及时组织会诊和学术讨论,解决实施过程中发现的一些较大的技术问题。日常管理工作由相应控制医生和监测医生完成。

(7)新业务、新技术完成一定例数后,科室负责及时总结,并向医务部提交总结报告,医务部召开学术委员会会议,讨论决定新业务、新技术是否在临床全面开展。

(8)科主任应直接参与新业务、新技术的开展,并做好科室新业务、新技术开展的组织实施工作,密切关注新项目实施中可能出现的各种意外情况,积极妥善处理,做好记录。

(七)医患沟通制度

(1)患者拥有医疗权、自主权、知情同意权、保密权和隐私权等基本权利,故医务人员有向患者或家属提供必需的信息、取得患者自愿同意、保守秘密和保护隐私的义务。

(2)所有损伤性诊断、治疗及麻醉、手术和输血等均应事先向患者或直系家属交代病情及可能发生的并发症等相关问题并让其签字。

(3)手术及治疗过程发现与术前讨论有出入,需要调整手术治疗方案,而原谈话又未涉及时,须及时通知患者或家属,征得其同意并重新签字,并在病历中记录。

(4)应将病重、病危患者病情、治疗抢救情况及可能的预后告知患者家属并在病重病危通知单上签字。

(5)重要的检查和治疗及患者病情变化时应告知患者或患者家属,使其知情同意。

(6)门诊患者就诊时,接诊医生对患者的初步诊断及所需做的检查必须详细告知患者家属,并告知所开药品的用法、不良反应。

(7)对住院患者告知医院的规章制度和病室的管理制度并签字。

(8)严格按照医疗文书所要求的谈话记录执行,不得随意修改。

(9)严禁未取得执业医师资格、进修、实习人员代理谈话签字记录。

(10)对医保患者还须严格执行医保谈话签字制度。

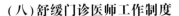

（八）舒缓门诊医师工作制度

（1）门诊工作人员必须遵守医德医风和各项规章制度。增强工作责任心，要做到既坚持原则，又有良好的服务态度，接待热情，解释耐心，检查细致。全心全意为患者服务。

（2）坚持首诊负责制，认真书写病历，填写门诊日志。

（3）医生要熟练掌握临终关怀和缓和医疗的基本理论、基础知识、基本操作技能、生存期评估技术，为患者和家属提供临终关怀的咨询和心理辅导。若有评估不清者，应及时请上级医生会诊。

（4）严格执行消毒隔离制度，防止交叉感染。

（九）舒缓病房医师工作制度

（1）准时上班，仪表端庄，挂牌上岗。上班时不吸烟，不擅自离岗。因故离开，须报告行踪。

（2）严格执行三级查房制度，住院医师每日查房 2 次，主治医师每日巡视病房 1 次，主任医师每周查房 1 次。

（3）严格执行技术操作规范，认真观察病情，做好交接班记录。

（4）为医清廉，做到"三不"，即不开人情方、不以权牟利、不接受患者钱物。

三、住院病历管理制度

（一）目的

规范住院病历管理，防范医疗、护理风险。

（二）定义

住院病历是指医务人员在医疗活动过程中形成的文字、符号、图表、影像等资料的总和。在患者住院期间，住院病历由所在病室负责集中，统一保管。病历柜及时落锁，班班交接钥匙。

（三）标准

（1）在患者住院期间，每个患者的病历资料应固定放置于病历柜，用后复原。

（2）病室应当在收到住院患者的化验单（检验报告）、医学影像检查资料等检查结果后 24 h 内归入住院病历。

(3)严格病历管理,严禁涂改、伪造、隐匿、销毁、抢夺、窃取病历。

(4)除涉及对患者实施医疗活动的医院人员及医疗服务质量监控人员以外,其他任何人不得擅自查阅病历。因科研、教学需要查阅病历时,需经主管领导同意后查阅,阅后应当立即归还,不得擅自携出病室,不得泄露患者隐私。

(5)当患者、患者亲属、公安部门、保险部门申请复印或复制有关病历资料时,凭有效证件经医疗机构医疗服务质量监控部门同意,出具同意证明后,方可指定专人将需要复印或复制的病历资料送达指定地点,并在申请人在场的情况下复印,任何人不得私自复印病历。

(6)提供复印的病历资料仅限于客观病历资料:住院时的入院记录;三测单;医嘱单;化验单(检验报告);医学影像检查资料;特殊检查(治疗)同意书;手术同意书;手术及麻醉记录单;病理报告;护理记录及出院记录。

(7)当发生医疗事故争议时,医疗机构医疗服务质量监控部门人员应当在患者或其他代理人在场的情况下封存死亡病历讨论记录、疑难病历讨论记录、上级医生查房记录、会诊意见、病程记录等病历资料原件或复印件,并交医疗机构医疗服务质量监控部门保管。

(8)住院病历因医疗活动(特殊检查或治疗、转科、手术等)或复印、复制等需要带离病室时,应当由病室指定专门人员携带和保管。

(9)患者出院、死亡后的住院病历,应当按出院病历排列顺序整理,交医疗机构病案室统一保管。

(10)病历的保存期限按原卫生部《医疗机构病历管理规定》执行。

四、电子病历管理制度

(一)目的

规范医院电子病历的使用行为,以满足信息的需求,并确保其在法定范围内规范使用。

(二)范围

适用于医院各科室。

(三)定义

电子病历是指由医务人员记录的、要进入患者病案的各类电子文书,包括医生或护士书写的各种记录、检验检查报告、知情同意书、麻醉医生及其他治疗人员书写的各种医疗记录。

(四)标准

1.使用资质

电子病历的使用资质由医务部确定,使用人员资质发生改变后,医务部应及时通知信息中心更改人员权限。信息中心应保留使用人员的浏览痕迹。

2.系统使用认证

登录系统后,要及时更改系统分配的默认密码,密码应超过6位数。如果离开了所操作的计算机,必须及时退出;因未及时退出而引起的纠纷,由初始登录系统的人员负责。

3.书写和管理

(1)电子病历的格式和书写时限严格按照《病历书写基本规范》和医院相关规定执行,一旦进行病案审签后,不允许本级医生进行修改,只能通过上级医生修改或经医务部审批修改。即使已通过系统进行电子签名,也必须打印后再进行手写签名,才可进行病案归档。

(2)质控部门通过系统对电子病历进行实时检查,提醒责任医生及时书写和修改,对未按时完成、病历内容有逻辑性错误、缺少规定书写项目的电子病历进行自动评分,并根据医院规定进行处罚。

(3)严格根据使用人员的级别权限来划分可使用的系统功能,杜绝超限使用和违规电子病历的出现。

4.安全管理

(1)电子病历的存储和管理由信息部负责,统一存放于医院信息部的服务器中,不允许存放于各类客户端,文件归档后,不可进行修改。电子病历永久保存。

(2)任何员工不得私自向他人传播电子病历。除临床医务人员可打印在院病案,病案室人员可复制或打印出院病案外,其他人禁止备份、复制、打印或保留患者的电子病历。只允许系统授权的员工查阅电子病历。

5.教育

医务部、护理部、信息部对所有新进员工在上岗前进行电子病历使用管理制度的培训,对全院所有员工每年进行电子病历使用管理制度培训1次。

6.监控措施

医务部、护理部、信息部等相关职能部门定期对电子病历使用管理制度落实情况进行监控,不定期进行抽查,发现落实不到位的及时纠正,并定期反馈检查结果,作为质量改进监测指标及年终绩效考核依据。

五、舒缓病房护理管理工作制度

(一)护理质量管理制度

1. 舒缓护理质量管理

舒缓护理质量标准是护理质量管理的基础，是护理实践的依据，是衡量整个工作单位及个人的工作数量、质量的标尺和砝码。护理质量标准应是依工作项目或管理要求、管理对象而分别确定的。护理质量标准是根据若干的质量特性群所设立的，由若干的质量关键项和点所组成的质量标准体系。它们彼此间有纵横联系、互为依据、相互衔接和相互制约的整体效能。

2. 基础护理质量

(1)观察病情仔细、及时，做到"五掌握"(掌握诊断、掌握病情、掌握治疗、掌握检查结果、掌握护理)。

(2)保持患者床单位清洁整齐；保持患者卧位舒适；保持各种引流导管引流畅通。

(3)"六洁"：口腔清洁、头发清洁、皮肤清洁、手足清洁、会阴清洁、肛门清洁。

(4)"三无"：无褥疮、无烫伤和无坠床。

(5)"四及时"：巡视病室及时、观察病情及时、报告医生及时、处置及时。

(6)收集患者资料全面、准确，护理诊断确切，护理措施具体恰当。

(7)护理病历书写及时、清晰，准确反映患者的护理计划。

3. 舒缓护理质量保证

(1)舒缓护理应有正式的书面文件。

(2)院方有书面文件说明，并规范舒缓护理团队专业人员职责范围。

(3)有完善的病史整理系统。

(4)正确统计并分析舒缓护理过程中的数据，如院内感染率、意外事件发生率等。

(5)所有舒缓护理程序项目的过程均有完善详细的书面记录。

(6)有对舒缓护理专业人员定期、定量、定性考核的书面材料。

(二)护理安全管理制度

(1)护士长为科室护理质量安全负责人，负责全科护理质量与安全，督促护士遵守基本医疗护理制度和操作规程，认真履行岗位职责。发现、处理护理缺陷和违规行为，并及时上报主管部门。

（2）护理部、科室每个月至少召开 1 次质量分析会议，对安全隐患提出整改和防范措施并落实。

（3）发生医疗护理不良事件，应积极补救，防止事态扩大。

（4）保持病区各种设施设备及环境安全。

1）电器、门窗、玻璃、床架等应定期检查，如有损坏，及时维修。

2）治疗室、换药室、备药室、处置室、库房的门应随时上锁。

3）危险物品及药品妥善保管，尤其是毒、麻、剧、限、高危、贵重药品，防止过期、流失、变质、失窃。

4）抢救器材和抢救药品固定放置，随时处于备用状态。

5）严格执行住院病历管理制度，病历柜随时上锁。

6）注意消防安全，有应急疏散线路图，保证消防安全通道通畅。任何人、任何时间内不能阻塞消防通道。

7）用氧有安全标识，做到防火、防震（中心供氧防震则为防堵塞）、防油、防热，室内禁止吸烟。

8）注意用电、用火安全，微波炉、煤气灶有使用说明，定位放置。

9）灭火设备及易燃、易爆物品定位并妥善保管。

（5）对缺乏自我保护能力的患者，加强安全防护，严防坠床、烫伤、跌倒、误吸、导管脱出等。

（6）患儿玩具应选用较大、不易误吞的橡胶或塑料制品，禁止玩弄刀、剪、玻璃及易破损的物品，任何针头、刀、剪、玻璃等锐器在操作完毕后必须清点检查，不能遗留在病室内，工作人员工作服上不使用大头针、别针等，以免刺伤患儿。

（7）严格查对，加强关键流程和操作前患者身份的识别。

1）对无法有效沟通的患者要特别注意对腕带的识别，如昏迷、神志不清、无自主能力、重症监护、手术、急诊抢救、新生儿等患者。

2）腕带填入的识别信息必须经二人核对后方可使用，若损坏需更新时需再次经二人核对。

3）多途径、多类型管道应根据情况设管道警示标识，以防识别误差。

（8）加强医护之间的有效沟通，准确核对和正确执行医嘱，落实危急值报告制度。

（9）加强病房巡视，密切观察病情变化，发现异常及时报告、及时处理。

（三）值班、交接班制度

1.护士值班、交接班制度

（1）护士必须实行 24 h 连续的轮班制，严格遵守医院规定的工作时数与护士长排班制度。

(2)护士必须坚守岗位,严守劳动纪律,做到"四轻"(说话轻、走路轻、操作轻、开关门窗轻)、"十不"(不擅自离岗外出、不违反护士仪表规范、不带私人用物入工作场所、不在工作场所内吃东西、不做私事、不打瞌睡或闲聊、不接待私人会客和打私人电话、不与患者及探陪人员争吵、不接受患者馈赠、不利用工作之便牟利)。

(3)按时交接班,提前做好接班前的准备工作,阅读交班报告、护理记录,在未交接清楚之前,交班者不得离开岗位。

(4)值班者必须在交班前完成本班的各项工作,写好交班报告及各项护理记录,处理好用过的物品。遇到特殊情况应详细交代,与接班者共同做好交接班工作方可离去。白班应为夜班做好物品准备,以便于夜班工作。

(5)掌握病室动态及患者的病情与心理状态,保证各项治疗及护理工作准确、及时地完成。

(6)严格执行"十不交接":衣着穿戴不整不交接;危重患者抢救时不交接;患者出、入院或转科、死亡未处理好不交接;皮试结果未观察、未记录不交接;医嘱未处理完不交接;床边处置未做好不交接;物品、麻醉药品数目不清时不交接;清洁卫生未处理好不交接;未为下一班做好准备不交接;护理记录未写完不交接。

(7)对患者实行逐个床头交接,如发现病情、处置交代不清,物品数目不清和患者不在病房时须立即查问。接班时发现的问题应由交班者负责,接班后发现的问题应由接班者负责。

2. 交接班的内容

(1)病室患者的动态。

(2)患者的一般情况,医嘱执行情况,重症患者护理记录,各种检查标本采集完成情况及尚待继续完成的各项工作。

(3)查看重症和生活不能自理患者的基础护理完成情况,检查皮肤情况,各种管道的护理,术后患者病情及伤口情况等。

(4)常规备用的贵重、毒、麻醉、限制药品的数量,抢救仪器及物品的备用状况;环境的整洁与安全,各项物品的处置情况。

(5)交接班形式:集体早交班(医护集中、分开、集中与分开交替等形式酌情选用)、床头交班、口头交班、书面交班。集体早交班应在 15 ~ 30 min 完成。

(四) 分级护理制度

1. 护理分级

根据患者病情和自理能力, 护理可分为特级护理、一级护理、二级护理和三级护理 4 个级别。

2. 分级方法

(1)患者入院后应根据患者病情严重程度确定病情等级。

(2)根据患者 Barthel 指数确定自理能力等级(表 2-1)。

(3)将病情等级和/或自理能力等级进行评定, 确定患者护理分级。

(4)临床医务人员应根据患者的病情和自理能力的变化, 动态调整患者护理分级。

表 2-1　自理能力分级

自理能力等级	Barthel 指数得分范围	需要照护程度
重度依赖	≤40 分	完全不能自理, 全部需他人照护
中度依赖	41~60 分	部分不能自理, 大部分需他人照护
轻度依赖	61~99 分	极少部分不能自理, 部分需他人照护
无需依赖	100 分	完全能自理, 无需他人照护

3. 分级依据

(1)具备以下情况之一, 可确定为特级护理: ①维持生命, 实施抢救性治疗的重症监护患者; ②病情危重, 随时可能发生病情变化, 需要进行监护、抢救的患者; ③各种复杂或者大手术后、严重创伤或大面积烧伤的患者。

(2)具备以下情况之一, 可确定为一级护理: ①病情趋向稳定的重症患者; ②病情不稳定或随时可能发生变化的患者; ③手术后或者治疗期间需要严格卧床的患者; ④自理能力重度依赖的患者。

(3)具备以下情况之一, 可确定为二级护理: ①病情趋于稳定/未明确诊断前, 仍需观察, 且自理能力轻度依赖的患者; ②病情稳定, 仍需卧床, 且自理能力轻度依赖的患者; ③病情稳定或处于康复期, 且自理能力中度依赖的患者。

(4)具备以下情况之一, 可确定为三级护理: ①一般慢性病、轻症、术前检查准备阶段的患者; ②正常孕妇; ③各种疾病或术后恢复期的患者。

4. 自理能力分级

(1)分级依据: 根据测量日常生活活动能力的 Barthel 指数得分, 确定自理能力等级。

（2）分级：根据 Barthel 指数得分，将自理能力分为重度依赖、中度依赖、轻度依赖和无需依赖 4 个级别，详见表 2-1。

（3）实施要求：①临床护士应根据患者的护理分级和医生制订的诊疗计划，为患者提供基础护理服务和护理专业技术服务；②应根据患者护理分级安排相应的护士；③护理分级应与护士人力合理配置相结合，并纳入绩效考核等管理体系；④医院应根据本标准的要求，完善分级护理的规章制度，加强住院患者的分级护理管理。

5. 分级标识

（1）特级护理为橙色标识。

（2）一级护理为红色标识。

（3）二级护理为绿色标识。

（4）三级护理为白色标识。

六、舒缓病房健康教育制度

（1）患者入院后，责任护士应在本班内完成入院健康教育工作，重点包括环境、卫生、安全宣教，并宣传与鼓励患者参与医疗安全活动，告知提供真实的病情和有关信息对保障诊疗服务质量与安全的重要性，将评估重点和教育效果认真交班。

（2）认真履行告知义务，充分尊重患者的知情权，结合患者身体状况、文化程度等逐项落实入院健康教育计划。评估患者心理状况，并给予心理疏导，提高其康复信心。

（3）在患者住院不同阶段，根据患者的病情、治疗、检查、用药、对疾病知识的需求及心理变化，制订健康教育计划。重点内容包括：疾病相关知识，正确用药及注意事项，特殊检查及治疗的注意事项，饮食及营养指导，术前准备及意义，术前、术后适应行为训练，康复技巧等。

（4）采用多种方式进行患者的健康教育指导，可使用宣传栏图片、健康教育处方、小册子形式，适时为患者提供心理疏导和行为指导。

（5）出院健康教育从疾病康复期开始进行。评估患者住院期间健康教育知晓情况，并结合疾病和康复知识掌握情况、恢复情况、心理状态等，确定出院健康教育内容并落实。

七、医嘱查对制度

（1）医嘱应做到班班查对、每日总对，包括医嘱单、执行卡、各种标识（饮食、护理级别、过敏、隔离等），设总查对登记本并签名。单线班处理的医嘱，由下一班负责查对。

（2）各项医嘱处理后，应核对并签名。

（3）临时执行的医嘱，须经第二人查对无误后方可执行，并记录执行时间，执行者签名。

（4）抢救患者时对医生下达的口头医嘱，执行者须大声复述一遍，确认后再执行，抢救完毕，医生要补开医嘱并签名，安瓿瓶留于抢救后再次核对。

（5）对有疑问的医嘱须经核实后，方可执行。

八、执行医嘱制度

（1）医生开出医嘱后，值班护士必须认真阅读医嘱内容并按规定处理医嘱。医嘱必须由医生书写并签名方可执行。如发现医嘱有可疑之处，及时向医生提出，不得盲目执行。

（2）严格执行查对制度。确认医嘱准确无误后方可执行，医嘱执行后，应由执行者签执行时间和姓名。

（3）准确执行医嘱，不得擅自更改；严格遵守操作规程，防止差错发生。

（4）严格按医嘱时间给药，长期医嘱执行时间一般安排如下。

Qd	8：00					
Bid	8：00	16：00				
Tid	8：00	12：00	16：00			
Qid	8：00	12：00	16：00	20：00		
Q4 h	8：00	12：00	16：00	20：00	24：00	4：00
Q6 h	8：00	14：00	20：00	2：00		
Q8 h	8：00	16：00	24：00			

（5）除抢救患者外，一般不执行口头医嘱。抢救患者时对医生下达的口头医嘱，护士应当复述一遍确认无误再执行。抢救结束后，督促医生即刻据实补记医嘱。

（6）因故未能按时执行医嘱时，应及时补上。因故不能执行医嘱时，应及时报告医生处理并记录。

（7）密切观察治疗效果和不良反应，发现异常情况及时报告医生处理并记录。

九、护理病例讨论制度

(一)危重疑难病例讨论

(1)凡遇危重疑难病例包括各种复杂、大、新手术,护士长均应组织科室护理人员进行讨论,必要时申请全院护理会诊。护士长主持,召集有关人员参加,认真进行讨论,确定存在的护理问题,制定护理措施。

(2)负责护士必须事先做好准备,将有关材料整理完善,写出病历摘要及存在的护理问题,做好发言准备。

(3)负责护士应做好书面记录,并将讨论结果记录于危重疑难病例讨论记录本。记录内容包括讨论日期、主持人及参加人员、病情摘要、根据病情及存在的护理问题制定护理措施、参加人员发言内容、主持人总结。确定性或结论性意见记录于护理病历中并遵照执行。

(二)死亡病例讨论

(1)凡医院内死亡的病例均需进行死亡病例讨论,护士长及负责护士必须参加医生组织的死亡病例讨论。

(2)护理死亡病例讨论应于患者死亡后 1 周内进行。

(3)护理死亡病例讨论应由护士长或具有副主任护师及以上专业技术职务任职资格的人员主持,参加人员包括全科护士。

(4)护理死亡病例讨论程序:讨论前负责护士或当班护士必须完成抢救护理记录;讨论时负责护士或当班护士汇报病情摘要、简要治疗、护理及抢救过程。

(5)护理死亡讨论记录:各科建立专用死亡讨论记录本,在进行死亡病例讨论时,指定人员在死亡讨论记录本上按要求进行记录;死亡讨论记录本由护士长专管,未经主管院长或护理部同意,科室外任何人员不得查阅或摘录。

十、护理查房制度

(1)护理部及科室每个月组织护理业务或教学查房 1 次,做好记录及资料保管。

(2)各科室护士长及教学秘书根据护理部的安排,做好查房的准备工作。

(3)各科室护士长组织护理查房,安排各级护理人员做好查房准备。

(4)查房的多种形式。

1）临床业务查房，选择较为典型、诊断明确、病情复杂的危重病例，罕见病例，疑难病例，特殊病例及新业务、新技术和护理工作中经常遇到的问题等为主要内容的护理查房。

2）护理教学查房，选择病种单纯、诊断明确的危重病例或具有专科特点的病例或某一问题为重点教学内容的护理查房。

3）常规评价性查房，评价护士在实施护理程序时应进行正确和效果的查房，以提高护理质量为主要内容。

（5）查房的要求。

1）明确查房的目的，确定查房的内容，做好查房的准备工作。

2）按查房的程序进行，查房过程体现护理程序的工作方法，坚持以患者为中心的思想，查房内容体现护理新进展及疾病治疗的新方法。

3）参加查房的人员必须按时到位，查房科室全体护士（包括实习护士、进修护士）均要求参加。

十一、护理会诊制度

（1）根据患者病情、诊断和治疗需要，病房负责护士有权向护士长提出申请或护士长发现符合会诊条件的病例时，应联系相关护理专家会诊。

（2）请会诊须说明简要病史、检查结果、会诊原因、是否需紧急会诊等。

（3）负责护士汇报会诊患者的护理病历、原有的护理问题、护理措施效果，提出所需会诊的目的，即需要专家解决的护理问题。

（4）会诊专家确定。

1）会诊护理专家应为主管护师或以上级别，有舒缓疗护相关专业经历；专科病房担任护士长5年以上或专科护士10年以上；对危重患者有组织、抢救、指挥能力；有丰富的理论知识，本科或大专文凭，有5年以上临床工作经验者。

2）根据病情需要可以进行指名会诊。

（5）会诊专家必须做到以下几点。

1）仔细阅读护理病历。

2）询问相关病史并做相应护理体检。

3）会诊者对已实施的护理措施加以评价，对需解决的护理问题用科学的护理理论予以解释，用丰富的临床护理经验加以指导。

4）认真填写会诊意见。

5）必要时直接与负责护士及主管医生进行交流。

6）责任护士关注患者是否在规定时间内得到会诊。

十二、消毒隔离制度

(1)加强组织领导,成立预防院内感染管理小组,各科设兼职质控员。

(2)保持室内外清洁卫生,采用湿式打扫,打扫卫生间、配餐室、病室、办公室等。各区域清洁卫生工具要严格分开使用,有标识、分类悬挂。

(3)无菌操作时严格遵守无菌操作规程。

1)操作前洗手、戴口罩,每操作及护理一人后用速干手消毒剂消毒。

2)使用各种医疗用具,一人一份不共用,用后按规定处置。

3)一切无菌物品保存在清洁干燥密闭的柜子内,柜子离地面 25 cm,离天花板 50 cm,离墙 5 cm。

4)肌内注射稀释液开瓶后可保留 1 d,静脉用稀释液开瓶后限当班使用(4 h),瓶罩同时更换。

5)一人一针一管,一人一支体温表,一人一根压脉带,一人一手垫。

6)输液管、注射器等一次性医疗用品使用后消毒浸泡,统一回收销毁。

7)全院所有物品集中消毒供应:①护理做到一床一毛巾,湿式刷床,一桌一抹布清洁床头柜,用过的毛巾和抹布浸泡消毒后再清洗、晾干备用,或清洗后高压消毒,床刷每日消毒 1 次,患者出院或死亡后按要求做好床单位的终末料理;②对免疫力低下患者应采取保护性消毒隔离措施;③对特殊感染和传染病患者应采取相应的特殊消毒隔离措施;④洗手设施符合要求,有软皂液、非手触式水龙头和干手的设备(一次性纸巾或干手机);⑤不准穿工作服进食堂、会议室、商场等;⑥定期做好病区空气、物表、医务人员手消毒效果等环境卫生学监测。

十三、舒缓病房护士工作制度

(1)患者入院后舒缓病房护士应热情接待患者,认真做好新患者入院介绍。

(2)在患者入院后舒缓护士与患者签订协议书,并在 24 h 内完成舒缓护理生理与心理的评估,包括各项症状、日常生活能力、饮食、禁忌、过敏等;对病情认知及需求情况;预计存活期;与家属的联系及沟通情况;宗教信仰及对生命意义的认识。

(3)完成护理诊断及患者的舒缓护理计划。

(4)专职舒缓护士担任每日的护理工作,做到每日 6~8 h 深入病房对患者进行舒缓护理工作。

(5)舒缓护士每日必须掌握患者的生理、心理状况,并做好记录。严格观察病情变化及生命体征,及时掌握病情,对患者存在的症状给予有效的控制和缓解。

十四、护理工作会议制度

1. 护理部部务会

由护理部主任主持,护理部全体成员参加,每个月至少 2 次。传达有关会议精神及上级指示,讨论、分析、总结和部署工作。

2. 护士长例会

由护理部主任主持,护理部副主任、科护士长及全院护士长参加,每个月 1~2 次。三级医院科护士长管辖的护士长例会,由科护士长主持,大科内全体护士长参加,每个月至少 1 次。会议主要内容:小结、讨论、分析和讲评护理工作,对护士绩效进行评定,传达相关会议精神,护士长管理培训,布置工作等。

3. 护理单元护士会

由护士长主持,全体护士参加,必要时请护理部主任、科护士长、主任等参加,每个月 1 次,小结、讨论、分析和讲评护理工作,对护士绩效进行评定,传达相关会议精神,组织各类学习,沟通交流思想,布置工作等。

4. 护理单元早会

由护士长主持,全体护士参加,总结前一日护理工作,布置当日工作重点;就病区近期使用的新药物、开展的新技术及疑难重症患者护理等内容进行提问与讲解。

5. 病区护患沟通会

由护士长或指定专人主持,收集患者对护理服务的意见与建议,进行患者健康教育。

十五、护理在职教育管理制度

(1)护理部主任指定护理部成员任护理在职教育主要负责人,建立在职培训管理委员会。

(2)护理部制定全院护理人员在职培训计划并组织实施,培训计划应遵循全员培训与重点培训相结合、当前需要与长远需要相结合、人文知识与专业知识相结合、培训内容与培训人员层次和能力相适应的原则。

(3)各科室(部门)根据本专科特点和临床实际制定本科室护士培训计划并组织实施,即对护士进行分层次、分岗位、分专科、多样化、针对性的培训。

(4)培训形式包括在职学历教育、外出进修、短期轮训、业务学习、专题讲座、学术交流讨论、岗前教育、新入职护士规范化培训、专业技术学习班、专科培训、疑难病例讨论会、护理业务与教学查房、操作示范等。

(5)培训内容包括"三基知识"(基本理论、基本知识、基本技能)、专科知识、急救知识、新业务、新技术、相关法律法规、操作技能、医院感染预防与控制、护理管理知识、科研论文写作等。培训的时间、内容、授课教师、培训对象、培训后考试成绩等要有记录,资料归档。

(6)根据培训计划,护理部组织全院护士学习不少于 10 次/年;科内组织具有专科特点的业务学习每个月至少 1 次;新护士实行规范化培训,培训时间不少于 1 周;护理管理人员应接受省级卫生行政主管部门指定或认可的相应卫生管理岗位培训,护理部组织护士长管理岗位培训每年至少 1 次;全院护士院内培训率达到 100%,外出学习年培训率不低于 20%。

(7)培训考核分院、科两级进行,各科室成立由护士长担任组长的考核小组,负责监督科室培训计划落实、组织考核,护理部在职培训管理委员会督查培训效果。发现培训中存在的问题,及时反馈和整改。

1)学习后及时考核,以增强培训效果。院级考核由护理部组织,要求护士"三基知识"、专业疾病知识或护理技术操作考核参考率达 100%,理论考核合格率达 100%,护理技术操作考核合格率大于 95%。

2)护理部加强组织撰写论文及护理科研的培训,提高护理人员科研能力。

(8)建立护士在职培训档案(含护士个人业务档案),逐步实行学分制管理,考核成绩与晋升晋级挂钩。

(9)加强护理人员学习、培训及进修管理。

(10)加强专科护士培训。

1)专科护理小组:是指由数名专科护理领域的专科护士组成的,对某专科护理领域护理技术熟练掌握,并能解决该护理领域的疑难护理问题的护理团体。

2)专科岗位护士:专科岗位护士即专科护理小组成员,每个临床科室均应设置一定数量的专科岗位护士及人数不等的专科小组组员。

3)组织成立专科岗位护士培训领导小组。

组长:主管副院长。

副组长:护理部主任。

成员:护理部成员及专科小组组长、小组秘书。

秘书:培训干事。

职责:负责宏观掌握各专科小组发展方向和协助制定各小组年度工作和培训计划,并协调保证工作和培训计划顺利实施。

4)专科岗位护士培训体系和培训方案:为满足日益繁重的专科护理任

务的需求，各专科护理小组应制定相应的培训体系，以不断培育各专科小组的新生力量。该培训体系具备完整的培训方案，包括培训对象、培训时间、培训地点、培训方式、培训内容、培训目标、具体课程设置及学时安排和培训师资等。其中，具体课程设置应为全年专科培训课程，并提供分层级的培训设置。

5) 专科岗位护士培训后应具备的能力：具备解决临床护理难题、进行专科领域护理的能力；掌握本专科领域护理最新动态及学术前沿，引领专科发展方向。

十六、护理人员学习、培训及进修管理制度

(1) 根据医院相关文件规定和科教部有关规定，护理人员外出学习和参加各类会议回院后，根据具体情况，进行院内传达培训。

(2) 护理部根据工作需要选拔护理人员外出学习和参加各类会议。

(3) 被选拔的护理人员必须填写《护理人员外出学习审批表》，由护士长、护理部、所属支部书记审批，最后报主管院长审批，方可外出学习和参会。

(4) 护理人员外出学习和参加各类会议回院后，将学习资料交护理部备案，并向护理部主任汇报学习情况。

(5) 护理部将学习情况和学习内容向护理人员进行传达和培训。

(6) 外出学习人员回院后向护理部汇报学习情况，填写《外出参加学习回院汇报情况表》。交由护理部主任签署意见后报护理部审批备案，再予以报销各项外出学习和参会费用，并进行学习内容成果转化或推广。

十七、护理教学管理制度

(1) 成立护理教学管理小组，有专职人员分管舒缓疗护教学工作，选拔有丰富舒缓疗护专科知识、临床经验及教学能力的教师，定期组织教师学习舒缓疗护领域新知识、新业务，提高教学水平和专业能力。

(2) 新承担教学任务的理论授课老师，须进行授课前的预讲，经过教学管理小组评议通过后方能授课。临床实践带教老师须符合科室选拔条件，经评议后方能参与临床带教。

(3) 根据舒缓疗护特点和临床实际制定科室教学方案及各层级人员教学计划。

(4) 根据各院校实习大纲及进修护士、舒缓疗护专科护士教学要求，结合科室情况，制定护理教学与临床实践具体安排，包括授课内容、出科考核及出科鉴定。

(5)教学内容包括医学基础知识、舒缓疗护专科知识、临终患者护理技术操作、新业务、新技术、相关法律法规、医学伦理准则等。

(6)定期开展具有舒缓疗护专科特点的小型授课、护理病例讨论、护理教学查房、专科护理操作演示等教学活动，采用工作坊、讨论会等多形式的教学活动。

(7)科室成立由护士长担任组长的教学考核小组，定期组织教学质量评估、反馈，并改进教学中存在的问题。

(8)定期召开教学工作座谈会，征求实习护士、进修护士、舒缓疗护专科护士、教学老师的意见，总结经验，及时改进。

十八、护理科研管理制度

(1)在护理部领导下，成立护理科研管理小组，由护理部指定具有较强科研能力的护理部成员负责该项工作。

(2)护理科研管理小组负责制定年度舒缓疗护科研计划，对立项科研课题开展情况进行督促、检查和评价。

(3)承担院级以上科研课题或得到资助的项目应有详细的科研计划并定期上报进展情况，科研课题完成及通过鉴定后半个月内交科研部门登记归档。

(4)科研资料应分类、妥善保管，记录完整、真实，有据可查，科研设备、仪器专管专用，科研使用的剧毒药、易燃品应符合安全规定。

(5)遵守科研道德伦理准则，实事求是，不得剽窃他人成果。

(6)严守保密制度，凡未公开的科研项目及未鉴定或发表的科研成果不得私自转让或对外公布其设计方案、技术路线，每项重大的科研成果均应经上级有关部门鉴定和批准后方可推广。

(7)将科研人员的科研成果纳入其技术档案和职称晋升考核中。

(8)护理部及时掌握本学科领域内外发展动态，定期组织舒缓疗护专科学术讲座，积极开展新技术、新项目。

(9)鼓励护士撰写学术论文，对已完成的科研论文进行鉴定、评估，并对优秀科研论文给予奖励。

(10)合理使用科研经费，专款专用，开支手续应完备、符合规定。严禁挪用或以各种借口截留。

第二节　人员

一、管理层

(一)科主任任职资格与岗位职责

1.任职资格

(1)具有医师执业资格证、本学科相关医学专业的副主任医师及以上专业技术职称。

(2)有从事舒缓疗护或肿瘤科、疼痛科等工作经历。

(3)具有敬业奉献精神、团队合作意识、组织协调能力及良好的职业道德。

(4)对舒缓疗护、肿瘤等临床专业及行政管理工作具有全面的组织管理能力。

2.岗位职责

(1)在院长/分管院长的领导下,负责本科室医疗、教学科研及行政管理工作。

(2)科主任是本科室医疗质量与安全管理和持续改进的第一责任人。定期讨论在贯彻医院(医疗方面)的质量方针和落实质量目标、执行质量要求过程中存在的问题,提出改进意见与措施,并有反馈记录。

(3)根据医院的工作计划,制定本科室工作计划,组织实施,定期检查、总结汇报。

(4)领导本科室人员完成患者的诊治和院内外会诊。应按照临床诊疗规范(常规)指导诊疗活动,可采用临床路径规范诊疗行为。落实临终患者的症状管理、舒适照护、社会支持、心理与灵性关怀、死亡教育。

(5)定期查房,组织临床病例讨论,研究解决危重疑难病例诊断、治疗问题。

(6)组织科室人员学习、运用国内外医学先进经验,开展新技术、新业务及科研工作,不断总结和创新。

(7)贯彻执行医院的各项规章制度和技术操作常规。制定具有本学科特点、符合本学科发展的制度流程,经医院批准后执行。严防并及时处理医疗差错。

(8)按手术(有创操作)分级管理原则,决定各级医生手术(有创操作)权限,并督促实施。

（9）确定医生轮换、值班、会诊、出诊。指导对口医疗机构的技术工作，提高基层医务人员医疗技术水平。

（10）组织本科室人员的基本技能、基本理论、基本知识培训和继续教育，定期评价医务人员的业务技术能力，提出升、调、奖、惩意见，妥善安排进修、实习人员的培训，组织并承担临床教学工作。

（11）参加或组织院内外各类突发事件的应急救治，接受和完成医院指令性任务。

（12）定期沟通协调舒缓疗护团队工作，对舒缓病房医生、护士、志愿者、社工、家属等进行舒缓疗护专业指导，参加或组织患者的家庭会议。

（13）自觉遵守与职责有关的法律法规、规章制度、政策、伦理准则等，坚持依法执业、廉洁行医，保证医疗质量和安全。

（二）护士长任职资格与岗位职责

1. 任职资格

（1）注册护士、主管护师及以上专业技术职称。

（2）经护士长管理岗位培训，取得培训合格证书。

（3）接受舒缓疗护专科培训，取得培训合格证书。

（4）具有从事舒缓疗护相关工作（肿瘤科、老年科、疼痛科、急诊科、ICU等）经历。

（5）具有敬业奉献精神、团队合作意识、组织协调能力。

2. 岗位职责

（1）在护理部主任和科护士长的领导及科主任的指导下，负责病区的护理行政、业务、质量管理。

（2）根据医院、护理部工作计划，制定科室计划并组织实施。及时布置和完成各项工作，定期向护理部汇报。

（3）坚持"以患者为中心"的服务理念，实施连续、无缝隙的责任制整体护理，及时了解患者及家属心理动态，对患者实行人性化护理，做好临终期患者优逝教育及家属哀伤辅导。

（4）掌握病区动态，对病区工作做到"九知道"，即当日住院患者总数、入院患者、出院患者、危重患者、当日手术（检查）人数、次日手术（检查）人数、特殊检查与治疗患者、情绪不稳定患者及需要特殊护理患者情况。有计划地参加各组护理工作，根据患者病情、护理难度及技术要求合理安排和调整护士的工作。

（5）了解医院及本科室质量改进项目，把好护理环节质量及终末质量关。

主持核心小组会议每个月 1 次，每个月对病区护理质量进行讲评、分析，持续改进护理质量。

（6）尊重患者及家属权利、信仰，落实临终期患者的护理评估、症状护理、舒适照护、死亡教育，组织召开患者家庭会议，充分发掘社会支持资源。

（7）指导各级护士的工作，参加、指导危重疑难患者护理及复杂护理技术操作。

（8）组织病区护理查房和护理会诊，积极开展舒缓疗护的新业务、新技术及护理科研。每周参加科主任和/或主治医师查房 1 次，参加疑难病例会诊及死亡病例讨论。

（9）制定、实施本病区护理人员培训计划，组织科内护士进行舒缓疗护知识培训，提高护士舒缓疗护核心能力。安排进修、实习、见习护士在本病区进修、实习和见习，指定有经验和教学能力的护师以上职称人员承担教学工作。

（10）每个月召开护患沟通会 1 次，主动收集意见，对意见进行整改和反馈。

（11）根据护理工作量、技术难度、护理质量、患者满意度等要素对护士进行绩效考核。

（12）指定专人保管和定期检查本病区药品、仪器、设备、器材、被服和办公用品等，遇有损坏或遗失应查明原因，提出改进措施。

（13）督促指导卫勤人员做好相关工作。

（14）对志愿者、社工、家属进行专业指导。

（15）定期与舒缓疗护团队及相关部门做好沟通协调工作。

（16）自觉遵守与职责有关的法律法规、规章制度、政策、伦理准则等，坚持依法执业、廉洁行医，保证医疗质量和安全。

二、医护

（一）舒缓疗护医生

1. 岗位设置

常规应配置 1 名肿瘤内科方向主任医师作为上级管理人员，1 名肿瘤内科副主任医师、1~2 名内科方向主治医师，每 10 张床位至少配备 1 名执业医师，可根据科室实际情况设置相关岗位。

2. 人员配备

（1）人员数量：根据收治对象的疾病情况，可以聘请相关专科的兼职医生进行定期巡诊，处理各专科医疗问题。

（2）学历结构：具有医师执业资格证，临床医学、医学相关专业大专及以上学历。

（3）职称要求：至少有1名具有副主任医师以上专业技术职务任职资格的医生。

3. 职业素质

（1）理念与服务宗旨：维护生命，认同死亡是正常过程，既不加速死亡，也不延迟死亡；以照护为主，控制疼痛及其他不适症状，关注患者精神、心理及社会问题，让患者舒适、安详、有尊严地离世，同时给予家属哀伤辅导。

（2）业务素质：由多功能的执业团队对面临威胁生命疾患的患者及其家属提供整体的关怀，通过各种临床措施进行早期识别，积极和整体地评估，以预防和缓解患者身心的痛苦，聚焦在缓解疼痛和控制其他的痛苦症状上，包括躯体的、心理的和社会的痛苦症状，改善患者和家属的生命质量。

（3）行为规范。

1）舒缓疗护中心应当制定并落实管理规章制度，执行国家制定公布或者认可的技术规范和操作规程，明确工作人员岗位职责，落实各项安全管理和医院感染预防与控制措施，保障医疗质量和患者安全。

2）接待患者时语言亲切、态度和蔼，不怠慢患者，着装整洁，举止端庄，佩戴胸牌，按时上岗。

3）严格执行首问、首诊负责制，不推诿患者。

4）重视舒缓疗护医疗安全，必要的签字和告知义务必须履行，防范并扼制差错事故及医疗纠纷产生的苗头。

5）医疗活动联系快捷、有效，科室之间、员工之间相互配合，团结协作，牢固树立团队精神。

（二）舒缓疗护护理人员

1. 岗位设置

常规应配置1名副主任护师任护士长，3名有3年以上肿瘤专业工作经验的护师。按照护理岗位的工作职责合理配备符合相应要求的注册护士。包含护理管理岗位、临床护理岗位、其他护理岗位。

2. 人员配置

（1）人员数量：每10张床位至少配备4名护士，并按照护理员：护士为1∶3的比例配备护理员。可根据实际需求配置适宜的药师、技师、临床营养师、心理咨询师、康复治疗师、中医药专业人员、行政管理者、后勤人员、医务社会工作者及志愿者。

(2)学历结构：护士长学历要求本科及以上；副主任护师学历要求大专及以上；主管护师、护师、护士学历要求中专及以上。

(3)职称要求：至少配备1名具有主管护师及以上专业技术职务任职资格的注册护士。其他人员可根据科室病床数量分别配置专业技术初级职称护师、护士及护理员等。

3. 职业素质

(1)理念与服务宗旨：舒缓疗护团队应秉着全人照顾、全家照顾、全程照顾、全队照顾的理念服务好每位生命末期的患者。通过减轻患者痛苦和控制不适症状，提高生命质量，帮助患者舒适、安详、有尊严地离世。

(2)业务素质。

1)具备扎实的医学基本理论、基本知识、基本技能和全面的专科知识；熟悉本专科常见疾病的病因病理、临床表现、诊疗方法及护理；熟练掌握本专科常用药物及抢救药物的作用、不良反应、效果观察及注意事项。

2)具有娴熟的操作技能，熟练掌握并正确运用本专科常用护理技术及危重患者抢救技术；熟练掌握本专科常见仪器设备的应用与管理。

3)具有敏锐的观察能力和机智的应变能力，及时发现病情变化，准确处理问题。

4)具有较强的综合分析能力，按照护理程序为患者提供整体护理。

5)具有科学的管理能力、组织能力。

(3)行为规范。

1)奉行救死扶伤的人道主义精神，履行维护生命、减轻痛苦、预防疾病、增进健康的服务宗旨。

2)衣帽整洁，仪表端庄，淡妆上岗，佩戴胸牌手表，头发前不过眉、后不过肩，不戴首饰，不留长指甲，不涂指甲油。

3)诚实谦让，文明礼貌，不穿工作服进食堂，不穿工作服边走边吃。

4)遵守院纪院规，坚守岗位，不迟到、早退，不擅自换班。

5)恪守护理制度和规程，履行岗位职责，工作严谨，慎独，对个人护理判断及执业行为负责。

6)服务热情主动，对患者一视同仁，关心患者，保护患者隐私，维护患者的健康权益。

7)工作中互相尊重，团结协作，不闹纠纷。

8)关心集体，爱护公物，不牟利，不假公济私，不弄虚作假。

9)服从安排，有意见按医院程序提出，如一时尚未解决，不得因此影响工作。

三、学生

舒缓疗护是提供高质量医疗健康服务的理想模式，真正体现了"以患者为中心"的医学本质，彰显了医务工作者"医者仁心"的职业素养，其理念与隐性职业素养有很高的契合度，是各医学专科中最接近医学本质的学科。因此，以舒缓疗护理念作为医学职业素养教育的核心内涵，将舒缓疗护的理念从理论到实践全方位地整合在医学生职业素养教育中，既可以系统、完整地呈现医学职业素养的要素，又能够通过触动医学生心灵的案例和临床实践，引导学生体验和思考如何在未来的学习和实践中培养良好的职业素养，把培养职业素养作为一个主动行为，从中更好地体会职业价值，获得个人成长，积极而快乐地工作。

(一) 对医学职业素养的解读

通过理论讲授、舒缓疗护的临床案例分析和小组讨论的方式，解读医学职业素养定义的内涵和外延，思考和探讨在医疗环境下，医学生应该具备怎样的职业素养，引导学生审视自己的医学职业素养现状，找到问题，确定进一步学习和提高的方向。

(二) 对医学职业素养的要素解读

通过开放式的讨论，引导学生归纳总结出符合中国国情的本土化、多元化医学职业素养要素，通过情景模拟、小组讨论的方式让学生体验临床工作，加深对于医学人文、职业道德的正确理解和反思。

(三) 促进学生个人健康

医疗专业服务提供者自身的状态非常重要，以往的医学教育中缺乏引导学生自我觉知、自我应对的教学，致使学生在走向工作岗位后常常陷入无助、慌乱，甚至"职业耗竭"的状况，无法胜任临床工作。采用渐入式的情景模拟和小组讨论，使学生发现自己内在的积极力量，学习和掌握自我分析、自我应对的思维体系和内在机制，使其获得职业价值感和成就感。

(四) 医学职业胜任力的培养

低年级医学生尚未进入临床实习，没有真正接触到患者，只是通过已有的就医经历和授课老师的讲授去思考和想象可能遇到的负面因素和困境。因此，需要通过理论授课、小组讨论，并安排实习来让学生真正感知和评估自己的职业胜任力，思考在未来的临床工作中如何更好地实现自我价值。

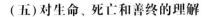

(五)对生命、死亡和善终的理解

受中国传统文化影响，对死亡的忌讳已经成为普遍的社会现象，医学生也不例外。但医学实践的主体是"生命"，作为医生，临终和死亡是无论如何也绕不过去的话题。通过引导医学生对死亡的本质进行积极思考和讨论，启发和帮助他们正视自己和他人的死亡，珍视生命、追寻生命的意义和价值，教他们懂得作为医者如何帮助和支持临终患者善终。只有这样，医学生才能在未来的医学实践中敬畏生命，感知患者的痛苦，呵护尊严。

四、队伍发展

队伍人员包括心理咨询师、麻醉师、营养师、社会工作者、志愿者。芳香师、茶艺师、宗教人士等视情况邀请。

(一)心理咨询师

1.岗位配置

舒缓病房应设置心理咨询师岗位。在此岗位工作的护士可以晋升护士系列职称。

2.人员配备

(1)人员数量：20张及以下病床的病房配备 1 名心理咨询师；21~40 张病床的病房配备 2 名心理咨询师；41 张及以上病床的病房配备 3 名心理咨询师。

(2)学历结构：具有医学、护理学、精神病学、心理学本科及以上学历。

(3)职称要求。

1)具有护师及以上职称的护士，应当持有国家心理咨询师三级或二级资格证书。

2)具有医学相关专业背景，持有以下任意一项执业证书：国家心理咨询师三级或二级资格证书、中国心理学会注册心理师或助理心理师证书、精神医学医师资格证。

3.职业素质

(1)理念与服务宗旨。

1)理念：以人为本，以舒缓病房患者和家属的心理需求为导向，满足他们的合理需求。

2)服务宗旨：用包容、真诚与耐心对待患者和家属，尊重他们，注意保护患者隐私。

(2)业务素质。

1）具有扎实的医学或心理学知识，具有较为丰富的文化科学知识，特别是社会学、人类学等人文科学知识。

2）心理素质好，有助人之心，善于与人交流思想和情感；乐观、开朗，具有一定的情绪感染力；真诚、坦率，容易取得患者和家属的信任。

3）具有同理心，社会阅历较为丰富，能对患者和家属的悲欢离合、辛酸与痛苦感同身受。

4）当患者出现负面情绪时，心理咨询师应以个别、小组或家庭会议等形式提供心理辅导和治疗，让患者身心舒缓。如果家属在患者离世后，在哀伤期中出现严重的适应困难，心理咨询师应为其提供深入的哀伤辅导，协助家属重新适应新生活。

（3）行为规范。

1）心理咨询师要有良好的职业道德和团队合作精神。遵纪守法，品行端正，身心健康，无不良行为记录。

2）心理咨询师要让患者及家属明白心理咨询与心理治疗工作的保密原则和他们自身的权利。

3）心理咨询师应本着对患者及家属负责的精神进行工作，全面详细地了解他们的情况，理解他们的需求。

4）心理咨询师应努力保持与患者及家属之间客观的治疗关系，一旦关系超越客观界限，应立即终止这种治疗关系。

5）心理咨询师应明确了解自己的能力界限，不做超越自己能力和职责范围的事情，对于自己不适合咨询的个案应及时转介或转诊。

6）心理咨询师的工作原则是为患者及家属提供合适的心理支持，以舒缓他们的情绪压力，并协助他们面对患病后遇到的各种心理问题。

（二）麻醉师

1. 任职资格

（1）具有医师执业资格证，并具有临床医学、麻醉学等相关专业大专及以上学历。

（2）熟练掌握麻醉专业知识，各项麻醉、舒缓疗护技能操作及危急重症处理流程。

（3）能够分析心电图、胸片，熟悉呼吸机、心电图机等常见仪器的使用。

（4）熟练掌握镇痛、镇静治疗及麻醉药品管理制度与应用。

（5）具有高度的责任心、良好的职业道德和严谨的工作态度。

（6）具有良好的沟通能力和团队合作意识。

2.岗位职责

(1)在科主任领导下,参与手术患者的麻醉及疼痛患者的镇痛、镇静治疗。

(2)了解科室质量改进项目,参与质量与安全管理,认真执行各项规章制度和技术操作常规,严防差错事故。

(3)做好手术患者术前访视、麻醉评估、手术麻醉、术后随访工作。

(4)合理规范使用麻醉药品,采用介入等多形式的镇痛、镇静治疗,做好终末期患者的疼痛与镇静管理。

(5)积极参加科室业务学习与继续教育,学习新业务、新技术,参与临床教学工作。

(6)对舒缓病房护士、志愿者、社工、家属进行专业指导。定期与舒缓疗护团队沟通协调,参加患者的家庭会议。

(7)了解患者的心理动态和病情变化,尊重患者信仰,做好终末期患者的症状管理、舒适照顾、灵性关怀与死亡教育。

(8)自觉遵守与职责有关的法律法规、规章制度、伦理准则等。

(三)营养师

(1)负责根据患者病情、年龄、身体等情况,制定饮食方案,推荐饮食搭配和营养供给。对患者及家属提供饮食营养知识教育和咨询。

(2)营养师对于舒缓疗护个案有提供免于饥饿及补充体力的目的。临终个案照护团队可针对有营养照护需求的个案,经由医生、专科护理师等会诊,通知营养师进行临终关怀。营养师于完成会诊后当面与医生及护理师等进行医护沟通,讨论个案目前饮食情况与建议饮食医嘱等。供应舒缓个案优质饮食,帮助临终个案度过生命末期的饮食照护,并设计相关营养教育文宣,教导陪伴临终患者的家属或看护正确的饮食观念与制备。

(3)为完整提供舒缓疗护患者之照护,每个月定期召开舒缓疗护团队会议,届时营养师必参与其中讨论,针对临终个案之后续追踪关怀情形,完整提报个案当时的饮食咨询与生活质量建议等相关信息。

(4)营养师借由舒缓疗护团队会议,讨论临终个案的追踪情形,提报个案之饮食咨询内容与生活质量建议等相关信息。冀望对于舒缓疗护患者有合宜的饮食建议,达成优质的临终个案营养照护。

(四)社会工作者

1.岗位设置

负责协调患者及家属与医务人员的沟通;参与医护团队的常规查房和病例讨论;为患者及家属提供人文关怀,帮助患者尽可能实现临终愿望;开展对患者及家属的生命教育，协助组织召开家庭会议，协助磋商与疾病相关的家庭问题；协助患者及家属申请其他公共服务，如申请医疗保险、贫困经济补助等；对家属开展哀伤辅导；指导和培训志愿者等。

2.人员配备

（1）人员数量：每个舒缓病房至少配备一名专职的医务社工，或由医院医务社工部指派人员从事医务社工工作。

（2）学历结构：具备社会学、心理学、精神病学或医学本科及以上学历。

（3）执照要求：参加全国社会工作者职业水平考试，并获得初级以上资格证书。

3.职业素质

（1）理念与服务宗旨：医务社工是舒缓疗护团队中的重要组成部分。舒缓疗护以照顾患者特定的生理症状为出发点，并重视患者情绪、家庭、朋辈、网络及社会环境等因素，努力实现完整的"五全"照顾。

（2）业务素质：医务社工需要熟悉舒缓疗护领域相关知识，对患者的身体、心理、社会、精神等状况进行全方位的评估，通过个案、小组和社区等方法，为患者及家庭提供心理和社会支持。以患者为中心，在工作中重视与医疗团队和家属的沟通，参与共同医疗决策。同时重视社会福利政策，努力为患者链接社会资源，积极向社会宣传和倡导舒缓疗护理念。

（3）行为规范。

1）遵纪守法，热爱工作，忠于职守，具有高度的社会责任感和敬业精神。

2）坚持以患者为中心、以人为本、清正廉洁、服务社会的原则。

3）重视医疗团队成员间的配合和相互支持。

4）以科学的态度和方法了解服务对象的需要，制定服务目标，提供有效服务，做好服务记录。

5）注意保护服务对象的个人隐私和其他应予保密的信息资料等。

（五）志愿者

1.志愿者招募

舒缓疗护服务志愿者自身的素质和品格非常重要，这决定了志愿服务的质量。招募志愿者时应重视多种来源和自愿原则。社会上关注舒缓疗护患者的热心人士，如学生、患者家属、职员、心理咨询师、宗教人员和具有专长的退休人员等都可以加入。但为确保服务的质量，所有志愿者都需要接受面试选拔，并提交相关资料，签署协议书。

2. 管理制度

(1) 志愿者管理应由舒缓疗护团队专职人员负责。

(2) 负责志愿者的登记、组织与协调，发给志愿者纪念证书。

(3) 建立志愿者个人档案，统一管理。负责志愿者人员标识制作与发放。

(4) 向新闻媒体推荐经志愿者本人同意的志愿者事迹。

(5) 定期总结和完善志愿者对于舒缓疗护的作用与功能。

(6) 定期对志愿者进行培训教育，提高义工队伍的素质和业务水平。

3. 职业素质

(1) 理念与服务宗旨：志愿服务是舒缓疗护工作的重要补充。志愿者遵循自愿、无偿、平等、诚信、合法的原则，为患者、家属、医疗机构提供公益服务。服务对象不仅包括舒缓疗护患者和家庭，还包括舒缓病房。志愿服务需要科学有序地进行，服务过程坚持督导和反思原则。

(2) 业务素质：志愿服务有服务专业化的内在要求。志愿者需要具备热情、善良、积极向上等心理品质。服务前应做好身心和技能、技巧等多方面准备。服务过程中结合自身的专业素养、特长等，选择适合自己、凸显服务成效的服务项目，并不断反思，努力提升志愿服务水平，增强服务成效。

(3) 行为规范。

1) 自觉弘扬"奉献、友爱、互助、进步"的志愿精神。

2) 严格遵守国家法律法规和志愿服务机构的各项制度与要求，服从工作安排和所在团队的管理，积极主动地开展工作。

3) 认真参加培训，熟知并准确掌握自己的职责、工作标准、流程、业务知识、信息、技能、组织联络体系、应急预案及各项相关管理规定。

4) 维护志愿者的公众形象，保持仪表整洁、举止文明、态度亲和。只在工作时间或上下岗途中穿着志愿者服装。

5) 对所有的服务对象保持尊重、平等、热情的态度，按照职责规定提供志愿服务。

6) 成员之间相互尊重、关心和鼓励，团结协作，共同完成服务任务。

7) 遇到特殊问题，及时与舒缓疗护团队成员沟通，共同应对。

第三节　文书

一、舒缓疗护病房入院告知书

（一）书写内容及要求

（1）入院告知书是护士在接待新入院患者时向患者及家属所做的入院介绍，应在 8 h 内完成。

（2）责任护士用通俗易懂的语言向患者及家属介绍科室医务人员、环境制度、安全注意事项、患者权利和责任等。

（3）护士应着重强调以下内容：患者及家属在医院范围内应遵守医院规定，对拒不遵守规定者，按照医院规定可以拒绝收治；探视人员应遵守医院的探视规定，否则护士有权拒绝探视；向患者强调药物有储存条件要求，不接受自带输液、注射药品；详细告知患者的权利与义务，保障患者的利益；向患者及家属解释医院为教学医院，进修、实习医务人员会在老师指导下对其进行相关操作；患者有接受或拒绝进修、实习医务人员为其提供诊疗服务的权利。

（4）如患者签署入院告知书前未签订授权委托书，应将所有情况向患者本人及家属说明，并要求患者本人及家属签名，联系电话应是能最快、最便捷地联系上患者的电话。

（5）告知护士在完成入院告知后应签上患者姓名。

（6）入院告知书应填写完整，不得有空项或漏项。

（二）参考样例

舒缓疗护病房入院告知书如下。

舒缓疗护病房入院告知书

感谢您对我院的信任，医院将为您提供热情、周到、安全的服务，并请您对我们医院的服务随时提出宝贵意见和建议。为了让您在住院期间得到安全有效的治疗和护理，早日康复，请您仔细阅读以下内容，请您理解并积极配合。

尊敬的病友及家属：

1.病室及医务人员介绍

科主任：　　　　　　　　科室护士长：

主管医生：　　　　　　　责任护士：

科室电话：

2.环境制度介绍

(1)我们为您配备了床上用品、床头呼叫器，请您保持病室及床单整洁，尽量不要携带贵重物品入病房，如果有需要我们可以临时为您保管。

(2)为了保证病室有一个安静、清洁、安全的环境，请勿在病房大声喧哗，不向窗外、地面倒水或扔垃圾，治疗时间不要在病房内进行娱乐活动。

(3)常规治疗护理时间为8：00~12：00，14：30~17：30，在这期间请您不要离开病房，以免影响您的治疗及护理措施的实施。

(4)医院探视时间为每日16：00~20：00，请告知您的亲人及朋友，非探视时间请勿探视。

(5)患者是否需要留陪护由主管医生根据病情决定，陪护人员应持陪护证进出并遵守医院有关规定。

(6)我院为无烟医院。患者及家属在医院范围内应遵守医院禁烟规定，如有吸烟者请到大楼外专用吸烟区吸烟。对拒不遵守规定者，按照医院规定可以拒绝收治。

(7)我院提供订餐、送餐服务，有营养师制定营养食谱，如您有需要也可以联系营养食堂送餐。

3.安全告知

(1)防坠床：您躺在床上时请将两边的床栏提起扣紧，以防坠床。

(2)防跌倒：注意地面，以防滑倒。不能攀爬窗台和阳台。步行不稳者有运动障碍时，要有家属陪同。

(3)防烫伤：使用冷热水时应先调节好水温，冷水龙头为蓝色标示，热水龙头为红色标示，先开冷水，再开热水。

(4)用药及静脉滴液安全：请不要自行请医院外的医生诊治和擅自使用药物，我院不接受自带输液、注射药品。

(5)防交叉感染：病房内每日开窗通风2次，每次30 min左右，请尽量减少互串病房，以防交叉感染。

(6)防火、防爆、防盗：请留意病区走廊和病房门背后的紧急疏散通道示意图，发生火险时请按紧急疏散通道示意图上的指示进行疏散，火警发生时切勿使用电梯。禁止携带易燃、易爆危险物品，不得在病房内使用电炉、电饭煲、电热杯等电器。因床头设有中心供氧装置，故请勿吸烟及点燃明火。您的贵重物品和现金请妥善保管，随身携带，不要随意委托他人看管，以免丢失。如果有陌生人或可疑人员进入病房，请及时报告医务人员。

4.您的权利和义务

(1)享有获得医疗救治的权利。

（2）享有知情同意权、医疗决策参与权、隐私保护权、申述权（且其诊疗不能因为申诉而受到影响）、人身安全和财产保护权、宗教和文化受到尊重的权利等，可向病室医务人员了解有关患者的病情、诊断、治疗、护理等情况。并有权在本院和外院寻求第二种专家的意见，而无须担心影响目前的治疗。

（3）为了保证您的治疗及时进行，请您及时缴纳住院费用，您的费用情况可随时在病房设置的"费用自助查询"系统查询，如果您有疑问请及时与病室医务人员联系。

（4）您必须向医院提供您的真实个人信息及与健康有关的一切情况。如冒用他人信息就医发生的医疗费用及纠纷或因隐瞒病情造成延误诊治的后果均将由您本人承担。

（5）您有尊重医务人员的人身权、人格权的义务。

（6）请您积极配合医务人员的各项治疗护理（包括生活、饮食和康复），当医生通知您出院时，请按出院程序办理出院结账手续。

（7）如对我们有任何投诉建议等，您可以通过拨打医务部、护理部、院总值班电话与我们联系。

5. 其他

（1）不论种族、宗教、国籍、性别、年龄或疾病类别都能获得同样的治疗。

（2）请您不要随意触碰消防器材，以免引起消防报警和喷水。

（3）我院为教学医院，您住院期间会有实习、进修医务人员在老师指导下对您实施医疗护理服务，希望得到您的理解和配合。

（4）医院在为您进行一般性的治疗和处理时，医生会详细解释告知，您有主动了解这些信息的责任。一般性的治疗和处理在医生详细告知后将不会另行书面签字。这些项目包括体格检查、X线片、B超、心电图、肺功能、非增强的CT、MRI等；大、小便及各种血液、体液标本检验；血液采集；肌内注射、静脉滴注、皮下注射、皮内注射等；针对病情开具的一般性治疗药物；监测生命体征等。

（5）因为医院条件有限，您如有隐私保护需求，请告知医务人员，我们将竭诚为您提供隐私保护。

6. 医院严禁医务人员收受红包、礼金。

您对我们工作的理解和支持，是对我们最好的鼓励。谢谢您的信任、理解、支持和配合。祝您早日康复！

患者签字：_____ 日期：_____年_____月_____日

家属签字：_____ 关系：_____

二、舒缓疗护病房住院协议书

(一)书写内容及要求

(1)患者入住舒缓疗护病房前,应签署住院协议书。

(2)详细向患者及家属解释舒缓疗护病房的照护理念、模式及内容,做到知情同意。

(3)详细向患者及家属解释在舒缓疗护病房住院期间的权利和义务,以及出院和转院标准,取得其理解。

(4)主管医生和负责护士应在住院协议书上签姓名和时间。

(5)住院协议书应填写完整,不得有空项或漏项。

(6)舒缓疗护病房住院协议书可不放入归档病案,由科室保存2年。

(二)参考样例

舒缓疗护病房住院协议书如下。

舒缓疗护病房住院协议书

患者_____患者家属(监护人)_____与患者关系_____。您在我们详细解释说明后,已充分了解并同意,承诺执行下列项目:

1.舒缓疗护以完整的医疗措施及护理方法,尽可能地缓解患者的身心痛苦,并提高患者的生存质量。

2.舒缓疗护以完整的医疗团队,如医生、护士、社会工作者、宗教人员及义工等,提供患者及家属所需要的照顾。

3.为避免增加患者临终时的折磨及痛苦,因此您同意放弃:

☞胸外心脏按压　　☞强心药物　　　☞呼吸兴奋剂

☞静脉补液　　　　☞升血压药物

为了使舒缓疗护团队能够给患者及家属提供更完善的医疗和照顾,请患者和家属务必做到:

(1)患者确定知道自己的病情及严重程度:( )是( )否。

(2)患者接受临终关怀舒缓疗护模式:( )是( )否。

(3)家属接受临终关怀舒缓疗护模式:( )是( )否。

(4)在患者住院期间,家属和亲友应共同参与照顾、关心患者。

4.作为舒缓疗护病房,我们主要收治预期生存期为3个月以内及难治性癌痛患者。若住院时间超过2周的患者且病情又相对稳定,则患者须配合出院,我们将联系或提供社区或居家舒缓服务。

5.在患者住院期间，由于医院管理或患者病情发生变化而进行床位变动，患者及家属须配合。

患者/家属(监护人)签字：_____ 身份证号码_____

联系电话：_____ 联系地址_____

医生：_____ ____年____月____日

护士：_____ ____年____月____日

三、舒缓疗护病房护理记录单

1. 意识

根据患者意识状态选择填写：清醒、嗜睡、昏睡、浅昏迷、深昏迷。如患者使用镇静剂无法判断意识状态，可在意识栏记录"镇静状态"。

2. 体温

单位为"摄氏度(℃)"，直接在"体温"栏内填入测得数值，不需要填写单位。

3. 脉搏

单位为"次/min"，直接在"脉搏"栏内填入测得数值，不需要填写单位。

4. 呼吸

单位为"次/min"，直接在"呼吸"栏内填入测得数值，不需要填写单位。

5. 血压

血压的单位为"毫米汞柱(mmHg①)"，直接在"血压"栏内填入测得数值，不需要填写单位。

6. 血氧饱和度

直接在相应栏目内填写测得数值。

7. 瞳孔

瞳孔的观察包括大小和对光反射。记录以患者解剖学位置的方向为准，大小用数字记录，单位为"毫米(mm)"，记录于瞳孔标识的正下方。对光反射存在用"+"表示、对光反射迟钝用"±"表示、对光反射消失用"−"表示，记录于瞳孔标识的正上方。两侧瞳孔等大时，在瞳孔标识之间用"="表示，如"0=0"；两侧瞳孔不等大时，在瞳孔标识之间用">"或"<"表示，如"0>0"表示右侧瞳孔大于左侧瞳孔。一侧眼球摘除用"X"表示，如左侧摘除以"0-X"表示。

8. 恶心

可记录为"有""无"，恶心次数可在病情观察栏内描述。

---

① 注：1 mmHg≈133.32 Pa。

9. 呕吐

可记录为"有""无"，呕吐次数、内容物的量及性状可在病情观察栏内描述。

10. 腹胀

可记录为"有""无"，具体情况可在病情观察栏内描述。

11. 水肿

可记录为"有""无"，水肿部位及程度可在病情观察栏内描述。

12. 肢体活动

根据患者肢体活动的情况填写"自如""受限""不能活动"，具体情况可在病情观察栏内描述。

13. 皮肤

根据患者皮肤出现的异常情况选择填写，如压疮、出血点、破损、水肿等，在病情观察栏内描述皮肤破损面积、深度等。

14. 自理程度

可记录为"照料""协助""自理"，具体情况可在病情观察栏内描述。

15. 饮食

可记录为"拒食""吞咽困难""少食""正常"，具体情况可在病情观察栏内描述。

16. 睡眠

可记录为"失眠""入睡困难""间断睡眠""早醒""正常"，具体情况可在病情观察栏内描述。

17. 大便

可记录为"腹泻""便秘""便床""正常"，具体情况可在病情观察栏内描述。

18. 小便

可记录为"失禁""潴留""便床""正常"，具体情况可在病情观察栏内描述。

19. 病情观察、护理措施及效果

简要、客观记录护士通过看、问、听、查、交流等方法了解的患者病情状况（主要记录阳性症状与体征），以及根据医嘱和患者实际情况采取的护理措施及效果。需要具体记录的其他内容，如发热、输液、压疮等，可在"病情观察、护理措施及效果"栏内描述。舒缓疗护病房护理记录单如表2-2所示。

表2-2　舒缓疗护病房护理记录单

日期	生命体征					血氧饱和度	瞳孔	恶心	呕吐	腹胀	水肿	肢体活动	皮肤	自理程度	饮食	睡眠	大便	小便	病情观察及护理措施	签字
	意识	体温	脉搏	血压	呼吸															

四、专科评估标准及常用评估量表

评估贯彻于护理工作的各个环节。本书提供了疼痛评估、心理痛苦评估、跌倒/坠床评估、压疮评估、日常生活自理能力评估、身体功能状态评估、生存期评估、生存质量评估、社会支持评估等评估量表作为指导工具，旨在规范临床护士的评估行为，保障相关评估工作全面、准确。本书提供的评估工具不属于强制性护理文书范畴，各医院可根据实际情况做出相应的要求。

(一)疼痛评估

1.评估标准

(1)简明疼痛评估量表为对患者进行全面疼痛评估的工具,需在患者入院24 h 内完成评估。疼痛患者需在 2 h 内完成评估。

(2)密切关注患者疼痛情况,告知患者,疼痛时及时告知护士。

(3)疼痛数字评分法评分≥4 分,需立即告知医生进行处理。

(4)告知患者止痛药物的不良反应及预防措施。

(5)按要求进行动态评估:1~3 分,每日评估记录 1 次;4~6 分,每 6 小时评估记录 1 次;7~10 分,每 1 小时评估记录 1 次;静脉、肌内注射止痛药物后,30 min 内评估;口服止痛药或物理治疗后,60 min 内评估。

(6)一般患者使用疼痛数字评分法进行评估,儿童可使用面部表情法,昏迷患者使用 CRIES 评分法。

2.简明疼痛评估量表

简明疼痛评估量表如表 2-3 所示。

表 2-3 简明疼痛评估量表

(1)大多数人一生中都有过疼痛经历(如轻微头痛、扭伤后痛、牙痛)。除这些常见类型的疼痛外,现在您是否还感到有其他类型的疼痛?

 A. 是 B. 否

(2)请您在下图中标出您的疼痛部位,并在疼痛最剧烈的部位以"X"标出。

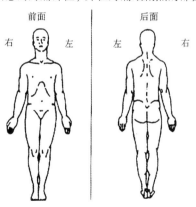

(3)请选择下面的一个数字,以表示过去 24 h 内您疼痛最剧烈的程度。

0 1 2 3 4 5 6 7 8 9 10

(无痛) (能够想象的最剧烈疼痛)

续表 2-3

(4)请选择下面的一个数字，以表示过去 24 h 内您疼痛最轻微的程度。

0   1   2   3   4   5   6   7   8   9   10

(无痛)   (能够想象的最剧烈疼痛)

(5)请选择下面的一个数字，以表示过去 24 h 内您疼痛的平均程度。

0   1   2   3   4   5   6   7   8   9   10

(无痛)   (能够想象的最剧烈疼痛)

(6)请选择下面的一个数字，以表示您目前的疼痛程度。

0   1   2   3   4   5   6   7   8   9   10

(无痛)   (能够想象的最剧烈疼痛)

(7)您希望接受何种药物或治疗控制您的疼痛？

(8)在过去的 24 h 内，由于药物或治疗的作用，您的疼痛缓解了多少？请选择下面的一个百分数，以表示疼痛缓解的程度。

0   10%   20%   30%   40%   50%   60%   70%   80%   90%   100%

(无缓解)   (完全缓解)

(9)请选择下面的一个数字，以表示过去 24 h 内疼痛对您的影响。

a. 对日常生活的影响

0   1   2   3   4   5   6   7   8   9   10

(无影响)   (完全影响)

b. 对情绪的影响

0   1   2   3   4   5   6   7   8   9   10

(无影响)   (完全影响)

c. 对行走能力的影响

0   1   2   3   4   5   6   7   8   9   10

(无影响)   (完全影响)

d. 对日常工作的影响(包括外出工作和家务劳动)

0   1   2   3   4   5   6   7   8   9   10

(无影响)   (完全影响)

e. 对于他人关系的影响

0   1   2   3   4   5   6   7   8   9   10

(无影响)   (完全影响)

f. 对睡眠的影响

0   1   2   3   4   5   6   7   8   9   10

(无影响)   (完全影响)

g. 对生活兴趣的影响

0   1   2   3   4   5   6   7   8   9   10

(无影响)   (完全影响)

（二）心理痛苦评估

1. 评估标准

（1）使用心理痛苦温度计及问题列表进行评估。

（2）新入院患者在 24 h 内评估，住院期间每周需对患者心理状况进行动态评估。对于情绪不稳定或严重心理问题者，需要随时注意其心理状况。

（3）使用心理痛苦温度计评估患者心理状态时，有的患者会有意隐瞒自己的心理状况，不能当场揭穿或指出患者的刻意隐瞒。

（4）患者在住院期间，护理人员可通过观察患者日常情绪变化、非肢体语言判断患者的心理状况。

（5）心理状况评估结果可作为护理人员初步干预的依据，也是转介心理咨询师的依据。

（6）心理痛苦评分<4 分者为无显著心理痛苦，可以由病房护理人员及家人共同予以患者心理支持缓解压力；心理痛苦评分≥4 分者为显著心理痛苦，需进行问题列表的评估，查找患者心理痛苦的原因，并由病房护理人员申请心理专业人员进行会诊，由专业人员进行评估及干预。

（7）记录评估结果，必要时报告医生。

2. 常用评估量表

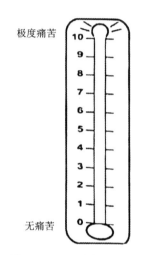

图 2-2 心理痛苦温度计

（1）心理痛苦温度计：自然数由 0 到 10 表示痛苦程度。0 代表无痛苦，10 代表心理极度痛苦。请您选出最能体现您近期心理痛苦程度的数字，并在相应数字上打"√"。心理痛苦温度计如图 2-2 所示。

（2）患者心理评估单：下面列举了您可能存在的一些问题，请逐个浏览每个分类下的所有项目，并根据您个人的具体情况，如果存在相应的问题，请在"有"的一栏上打"√"；如果不存在相应的问题，请在"无"的一栏上打"√"。患者心理评估单如表 2-4 所示。

表2-4 患者心理评估单

心理痛苦分数: ___分		评估日期: ___		是否初筛 口是 口否		
1. 躯体方面的问题		**2. 实际方面的问题**		**4. 家庭方面的问题**		
相关因素	有 无	相关因素	有 无	相关因素	有	无
外表改变	□ □	照顾孩子	□ □	与配偶沟通	□	□
物质滥用	□ □	外出交通不便	□ □	与子女沟通	□	□
记忆/注意力	□ □	持家(料理家务)	□ □	与父母沟通	□	□
沐浴/穿衣	□ □	工作/学习	□ □	生育有无问题	□	□
呼吸状况	□ □	医疗费用问题	□ □	**5. 精神/宗教信仰的问题**		
恶心/反胃	□ □	治疗决策	□ □		□有	□无
排尿改变	□ □	**3. 情绪方面的问题**				
鼻腔干燥充血	□ □	相关因素	有 无			
便秘	□ □	抑郁	□ □			
疼痛	□ □	紧张	□ □			
腹泻	□ □	恐惧	□ □			
性欲/性功能	□ □	对日常活动失去兴趣				
进食	□ □		□ □			
皮肤干燥/发痒	□ □	悲伤	□ □			
疲乏	□ □	担忧	□ □			
睡眠状况	□ □					
肢体肿胀	□ □					
手脚麻刺感	□ □					
发热	□ □					
病后活动困难	□ □					
护士签名: _____ 工号: _____				_____年___月___日___时___分		

注:"有"计1分,"无"计0分。

(三)跌倒/坠床风险评估

1. 评估标准

(1)根据患者实际情况进行跌倒/坠床风险评估,临床常使用约翰霍普金斯跌倒风险评估量表。

(2)记录评估结果,根据评估结果采取相应的护理措施并记录。

(3)评估结果为高风险时,应每日进行跌倒风险评估,建立警示标识,并班班交接。

(4)发生跌倒时需上报护理不良事件。

2.常用评估量表

评估跌倒/坠床风险时，常用的评估量表是约翰霍普金斯跌倒风险评估量表（表2-5）。

表2-5　约翰霍普金斯跌倒风险评估量表

第一部分	低风险	高风险		如果患者情况不符合量表第一部分的任何条目，则进入第二部分的评定
	昏迷或完全瘫痪	住院前6个月内有>1次跌倒史	住院期间有跌倒史	
第二部分	项目	评估指标	分值/分		评分
	年龄/岁	60~69	1		
		70~79	2		
		≥80	3		
	大小便排泄	失禁	2		
		紧急和频繁地排泄	2		
		紧急和频繁地失禁	4		
	携带管道数/根	1	1		
		2	2		
		≥3	3		
	跌倒史	最近6个月有1次不明原因跌倒经历	5		
	高危药物	高危用药如镇痛药（患者自控镇痛和阿片类药）、抗惊厥药、利尿药、催眠药、泻药、镇静剂和精神类药数量	1个高危药物	3	
			2个及以上	5	
			24 h内有镇静史	7	
	活动能力	患者移动/运动、行走时需要辅助或监管	2		
		步态不稳	2		
		视觉或听觉障碍而影响活动	2		
	认知能力	定向力障碍	1		
		烦躁	2		
		认知限制或障碍	4		
合计/分					

3.评估说明

(1)评分说明。

1)第一部分：根据患者是否有下列4种情况直接进行跌倒风险分类。判定标准：患者昏迷或完全瘫痪为低风险；住院前6个月内有1次以上跌倒史、住院期间有跌倒史为高风险。如果患者情况不符合量表第一部分的任何条目，则进入第二部分的评定。

2)第二部分：由7个条目组成，内容包括年龄、大小便排泄、携带管道数、跌倒史、高危药物、活动能力、认知能力。其中，活动能力和认知能力两个条目为多选题，其余为单选题，计分方式为各选项分值累计相加，如果条目选项未被选中，该条目得分为0分。第二部分得分范围为0~35分，分为3个等级：6分以下为低度风险，6~13分为中度风险，13分以上为高度风险。

(2)评分内容。

1)失禁：指控制大小便的器官完全或部分失去控制能力。比如先天因遗传导致括约肌松弛或丧失对大小便排泄的控制，后天因惊吓过度，身体受刺激过度，车祸或衰老导致的括约肌松弛、受损。

2)步态不稳：步态不稳是一种步态异常，表现为步态不稳或动作不灵活，步行时双腿间距宽，或不能走直线、忽左忽右；或步距短小，双上肢无前后摆动，初走时缓慢，随后愈来愈快。多由中枢、锥体外系统、小脑、下运动神经元、肌肉等病变造成。常见于小脑病变、帕金森综合征、小儿脑性瘫痪、腰椎间盘突出症、小儿高磷酸酶血症等。

3)定向力障碍：是意识障碍的一种，指对周围环境(时间、地点、人物)和自身状况(本人姓名、年龄、职业等)判断或认识错误的病理现象。多见于症状性精神病及脑器质性精神病伴有意识障碍时。

(3)定向障碍分类。

1)时间定向障碍：指患者分不清具体时间，如分不清上午、下午等。

2)地点定向障碍：指患者分不清自己所在的具体地点，如把医院认为是自己的家、把工厂认为是学校等。

3)人物定向障碍：指患者分不清周围其他人的身份及与患者的关系，如把教师认为是医生、把儿子说成是孙子等。

4)自身的定向障碍：指患者对自己的姓名、年龄等分不清，如一个76岁的老人认为自己45岁，一个农民认为自己是一个优秀的医生等。

5)双重定向障碍：指患者认为自己同时在两个不同的地点，多见于精神分裂症。如一精神分裂症患者，认为自己既在医院，又在工厂。

(4)认知限制或障碍：认知是机体认识和获取知识的智能加工过程，涉及学习、记忆、语言、思维、精神、情感等一系列心理和社会行为。认知障碍指与上述学习记忆及思维判断有关的大脑高级智能加工过程出现异常，从而引起严重的学习、记忆障碍，同时伴有失语、失用、失认或失行等改变的病理过程。

(四)压疮风险评估

1.评估标准

(1)根据患者实际情况进行压疮风险评估，临床常使用 Braden 压疮评估表，具体见风险评估表。

(2)患者有下列情形之一的，需进行压疮风险评估：年龄≥80 岁、肥胖患者(BMI≥28 kg/m²)、瘫痪、意识模糊、昏迷、极度消瘦、强迫体位、运动障碍、依赖轮椅、卧床不起、大小便失禁、中至重度水肿、手术及病重病危患者。

(3)评估得分≤16 分，通知医生开压疮预防医嘱，采取相应的预防措施并记录。评估得分≤12 分，需上报高危压力性损伤，并持续监测至患者风险解除。

(4)患者入院时患有或住院后发生压力性损伤，需及时上报压力性损伤，同时开压疮护理医嘱。首次发现压力性损伤者，需在护理记录单上详细记录压力性损伤情况，比如皮肤表现、压疮分期、采取的措施等。

2.常用评估量表

评估压疮风险时，常用 Braden 压疮风险评估量表(表 2-6)。

表 2-6　**Braden 压疮风险评估量表**

项目	评分			
	1分	2分	3分	4分
感知 机体对压力所引起的不适感的反应能力	**完全受限** 对疼痛刺激没有反应(没有呻吟、退缩或紧握)；或者绝大部分机体对疼痛的感觉受限	**大部分受限** 只对疼痛刺激有反应，能通过呻吟、烦躁的方式表达机体不适；或者机体一半以上的部位对疼痛或不适感感觉障碍	**轻度受限** 对语言刺激有反应，但不是所有时间都能用语言表达不适感；或者机体 1~2 个肢体对疼痛或不适感感觉障碍	**没有改变** 对语言刺激有反应，机体没有对疼痛或不适的感觉缺失

续表2-6

项目	评分			
	1分	2分	3分	4分
潮湿 皮肤处于潮湿状态的程度	**持久潮湿** 由于出汗、排尿等原因皮肤一直处于潮湿状态，每当移动患者或给患者翻身时就可发现患者皮肤是湿的	**经常潮湿** 皮肤经常但不总是处于潮湿状态，床单至少每班换1次	**偶尔潮湿** 每日大概需额外换1次床单	**很少潮湿** 皮肤通常是干的，只需要按常规换床单即可
活动能力 机体活动的能力	**卧床不起** 限制在床上	**局限于轮椅活动** 行动能力严重受限或者没有行走能力	**可偶尔步行** 白天在帮助或无须帮助的情况下偶尔可以走一段路，每日大部分时间在床上或椅子上度过	**经常步行** 每日至少2次室外行走，白天醒着的时候至少每2小时行走1次
移动能力 改变控制躯体位置的能力	**完全受限** 没有帮助的情况下，不能完成轻微的躯体或四肢的位置变动	**严重受限** 偶尔能轻微地移动躯体或四肢，但不能独立完成经常的或显著的躯体位置变动	**轻度受限** 能经常独立地改变躯体或四肢的位置，但变动幅度不大	**不受限** 独立完成经常性的大幅度体位改变
营养 平常的食物摄入模式	**重度营养摄入不足** 从来不能吃完一餐饭，很少能摄入所给食物量的1/3，每日能摄入2份或以下的蛋白量(肉或者乳制品)，很少摄入液体，没有摄入流质饮食；或者禁食和(或)清流摄入或静脉输入大于5 d	**营养摄入不足** 很少吃完一餐饭，通常只能摄入所给食物的1/2，每日蛋白摄入量是3份肉或乳制品。偶尔能摄入规定食物量；或者可摄入低于理想量的流质或者管饲	**营养摄入适当** 可摄入供给量的1/2以上。每日4份蛋白量(肉或者乳制品)，偶尔拒绝肉类，供给食物通常会吃完；或者管饲或TPN能达到绝大部分的营养所需	**营养摄入良好** 每餐能摄入绝大部分食物，从来不拒绝食物，通常吃4份或更多的肉和乳制品，两餐间偶尔进食，不需补充食物

续表2-6

项目	评分			
	1分	2分	3分	4分
摩擦力和剪切力	**有此问题** 移动时需大量的帮助，不可能做到完全抬空而不碰到床单，在床上或椅子上经常滑落。需要在大力帮助下重新摆体位。痉挛、挛缩或躁动不安通常导致摩擦	**有潜在问题** 躯体移动乏力或者需要一些帮助，在移动过程中，皮肤在一定程度上会碰到床单、椅子、约束带或其他设施。在床上或椅子上可保持相对好的位置，偶尔会滑落下来	**无明显问题** 能独立在床上或椅子上移动，并且有足够的肌肉力量在移动时完全抬空躯体，在床上或椅子上总是保持良好的位置	—

（五）日常生活自理能力评估

1.评估标准

（1）根据患者的病情及评估的实际情况在每个相对应的项目上打"√"，计算出自理能力得分确定自理级别，然后根据患者的病情、自理能力的级别、护理级别及存在的护理问题给予相应的基础护理、生活护理、康复指导及相应的护理措施。

（2）在患者入院后8 h内，责任护士与患者或家属进行详细的交流和沟通，评估患者的实际生活自理能力情况。

（3）评估患者的进食情况、洗澡、修饰、穿脱衣裤、控制大便、控制小便、如厕、床椅转移、平地行走、上下楼梯10项自理项目。

（4）总分≤40分为重度依赖，全部需他人照护；总分为41~60分为中度依赖，大部分需他人照护；总分为61~99分为轻度依赖，少部分需他人照护；总分100分，无需他人照护。

（5）记录评估结果，必要时报告医生。

2.常用评估量表

评估日常生活自理能力时，常用的评估量表是Barthel指数评定量表（表2-7）。

表 2-7　Barthel 指数评定量表

项目	内容说明	分值/分	得分/分
进食	完全独立	10	
	需部分帮助	5	
	需极大帮助	0	
洗澡	完全独立	5	
	需部分帮助	0	
修饰	完全独立	5	
	需部分帮助	0	
穿脱衣裤	完全独立	10	
	需部分帮助	5	
	需极大帮助	0	
控制大便	可控制	10	
	偶尔失控	5	
	完全失控	0	
控制小便	可控制	10	
	偶尔失控	5	
	完全失控	0	
如厕	完全独立	10	
	需部分帮助	5	
	需极大帮助	0	
床椅转移	完全独立	15	
	需部分帮助	10	
	需极大帮助	5	
	完全依赖	0	
平地行走	完全独立	15	
	需部分帮助	10	
	需极大帮助	5	
	完全依赖	0	
上下楼梯	完全独立	10	
	需部分帮助	5	
	需极大帮助	0	
总分/分			

3. 评估说明

根据 Barthel 指数评定量表对患者日常生活活动的功能状态进行评估，个

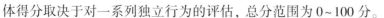

体得分取决于对一系列独立行为的评估,总分范围为0~100分。

(1)评估患者进食情况,指用合适的餐具将食物由容器送到口中,包括用筷子、勺子或叉子取食物,对碗/碟的把持、咀嚼、吞咽等过程,完全独立评10分,需部分帮助评5分,需极大帮助评0分。

(2)评估患者洗澡情况,准备好洗澡水后,可自己独立完成评5分,在洗澡过程中需他人帮助评0分。

(3)评估患者修饰能力,包括洗脸、刷牙、梳头、刮脸等,完全独立评5分,需他人帮助评0分。

(4)评估患者穿衣能力,包括穿/脱衣服、系扣子、拉拉链、穿/脱鞋袜、系鞋带等,完全独立评10分,需部分帮助评5分,需极大帮助评0分。

(5)评估患者控制大便情况,可控制评10分,偶尔失控评5分,完全失控评0分。

(6)评估患者控制小便情况,可控制评10分,偶尔失控评5分,完全失控评0分。

(7)评估患者如厕情况,包括擦净、整理衣裤、冲水等过程,完全独立评10分,需部分帮助评5分,需极大帮助评0分。

(8)评估患者床椅转移情况,可独立完成评15分,需他人搀扶或使用拐杖评10分,较大程度上依赖他人搀扶和帮助评5分,完全依赖他人评0分。

(9)评估患者行走能力,可独立在平地上行走45 m评15分,需他人搀扶或使用拐杖、助行器等辅助用具评10分,较大程度上需他人搀扶或帮助评5分,完全依赖他人评0分。

(10)评估患者上下楼梯能力,可独立上下楼梯评10分,需扶楼梯、他人搀扶或使用拐杖评5分,完全依赖他人评0分。

(六)身体功能状态评估

1.评估标准
(1)根据患者的病情及实际情况进行评分。
(2)得分越高,健康状况越好;得分越低,健康状况越差。根据身体功能状况,护理人员给患者制定个性化的照护计划。
(3)记录评估结果,必要时报告医生。
2.常用评估量表
评估身体功能状态时,常用的评估量表是卡压功能状态评分量表(表2-8)。

表 2-8　卡压功能状态评分量表

序号	体力状况	评分/分
1	正常，无症状和体征	100
2	能进行正常活动，有轻微症状和体征	90
3	勉强可进行正常活动，有一些症状或体征	80
4	生活可自理但不能维持正常生活和工作	70
5	生活能大部分自理，但偶尔需要别人帮助	60
6	常需人照料和经常的医疗护理	50
7	生活不能自理，需要特别照顾和帮助	40
8	生活严重不能自理	30
9	病重，需要住院和积极的支持治疗	20
10	重危，临近死亡	10
11	死亡	0

（七）患者生存期评估

1.评估标准

（1）护士按项逐条打分，评估时间是入院当日、入院后 1 周、入院后 1 个月，以后每满 1 个月再评估。

（2）入院评分<25 分，每 3 分预计生存时间为 1 d；入院评分 25~35 分，每 5 分预计生存时间为 1 d；入院评分 36~50 分，每 2 分预计生存时间为 1 d；入院评分>50 分，每 1 分预计生存时间为 1 d。

（3）入院患者如病情不稳定，须待病情症状改善后再进行评估。

（4）注意评估警示标志的假象，如高热、感染、脱水、颅内压升高等症状。

（5）记录评估结果，必要时报告医生及时处理，制定最优照护方案。

2.常用评估量表

评估患者生存期时，常用的评估量表是临终患者病情（生存期）评估表（表 2-9）。

表 2-9 临终患者病情(生存期)评估表

项目评估	级差比例					评估时间		
	100%	50%	30%	20%	10%	入院	1周	1个月
摄入	平时正常量(18分)	平时半量以下仅半流(9分)	少量流质(5分)	少量啜饮(3分)	仅口唇蠕动*(1分)			
体能生活	自主行走全自理(18分)	搀扶走大部分自理(9分)	大多卧床自行用餐(5分)	卧床能坐靠、能交流(3分)	仅能肢体徐动、吞咽*(1分)			
年龄	<50岁(10分)	50~69岁(5分)	70~79岁(3分)	80~90岁(2分)	>90岁(1分)			
呼吸	正常(10分)	活动后气促(5分)	平卧时气促(3分)	>30次/min或<10次/min*(2分)	张口点头样#(1分)			
神志	正常(10分)	淡漠、眼神呆滞(5分)	嗜睡或烦躁(3分)	浅昏迷*(2分)	深昏迷或见回光返照#(1分)			
收缩压	正常(6分)	<平时值的20%(3分)	<100 mmHg(2分)	<80 mmHg*(1分)	<70 mmHg#(0.5分)			
脉搏	正常(6分)	>100次/min或不齐(3分)	>120次/min或<60次/min(2分)	>160次/min或<50次/min*(1分)	<45次/min#(0.5分)			
营养状态	无消瘦(6分)	略有消瘦(体重下降>10%)(3分)	轻度消瘦(体重下降>20%)(2分)	中度消瘦(体重下降>30%)(1分)	重度消瘦(体重下降>40%)(0.5分)			
脏器状况	无损伤(4分)	非重要脏器损伤(2分)	1个重要脏器损伤(1.5分)	2个重要脏器损伤(1分)	3个以上重要脏器损伤(0.5分)			
腋下体温	正常(4分)	>37.1℃(2分)	>38℃(1.5分)	>39℃或<36.2℃*(1分)	>40℃或<35.7℃#(0.5分)			
尿量	正常(4分)	略减,>700 mL/d(2分)	减少,>400 mL/d(1.5分)	少尿,<400 mL/d*(1分)	无尿,<100 mL/d#(0.5分)			

续表2-9

项目评估	级差比例					评估时间		
	100%	50%	30%	20%	10%	入院	1周	1个月
水肿	无 (4分)	下肢水肿 (2分)	全身水肿 (1.5分)	伴胸腹水 (1分)	胸腹水伴 呼吸限制 (0.5分)			

注：符合"＊"内容3项以上或符合"#"内容2项以上，提示预计生存时间为1~3 d。

(八) 生存质量评估

1. 评估标准

(1) 能自行完成评估(理解能力、阅读能力允许)的患者，可由患者自行完成问卷评估，也可由护理人员进行询问式评估。

(2) 护士应与患者建立信任沟通的关系，必须以尊重、无条件积极关注的方式接纳患者。

(3) 评分结果作为患者生存质量的评估依据，必须和症状控制、心理支持、社会支持和精神慰藉结合起来，必要时请相关专业人员会诊。

(4) 记录评估结果，必要时报告医生。

2. 常用评估量表

评估生存质量时，常用的评估量表是 McGill 生存质量量表(表 2-10)。

表 2-10　McGill 生存质量量表

请您依"过去两天"的感受，回答下列所有的问题：

第一部分：考虑我生活中身体、情绪、社会、精神和经济的各方面，在过去的这两天里，我的生活质量是：

0　1　2　3　4　5　6　7　8　9　10

糟透了　　　　　　　　　　　　　　　非常好

第二部分：身体症状

(1) 第①~③题，请您列出过去两天对您造成最大困扰的身体症状(如头痛、疲倦、虚弱、恶心、呕吐、便秘、腹泻、睡眠困扰、呼吸短促、缺乏食欲、冷汗、不能移动等)，如果有需要，您可以自由填写其他症状。

(2) 请依据您过去这两天的感受，圈出下列每一个问题中最能表达对您造成困扰程度的数字。

(3) 假如过去这两天，您没有或只有1~2个下列身体症状，请在多出来的题目上填写"没有"，并继续回答第④题。

续表 2-10

①在过去两天里，最困扰我的症状发生：(写下第一困扰的症状)

0 1 2 3 4 5 6 7 8 9 10

没有问题   非常困扰的问题

②在过去两天里，第二困扰我的症状发生：(写下第二困扰的症状)

0 1 2 3 4 5 6 7 8 9 10

没有问题   非常困扰的问题

③在过去两天里，第三困扰我的症状发生：(写下第三困扰的症状)

0 1 2 3 4 5 6 7 8 9 10

没有问题   非常困扰的问题

④在过去这两天里，我觉得体力：

0 1 2 3 4 5 6 7 8 9 10

非常差   非常好

第三部分：请在下列各项中，圈出过去两天最能描述您感受和想法的数字。

(1)在过去这两天里，我变得抑郁：

0 1 2 3 4 5 6 7 8 9 10

一点都不会   非常抑郁

(2)在过去这两天里，我会紧张或担心：

0 1 2 3 4 5 6 7 8 9 10

一点都不会   非常紧张或担心

(3)在过去这两天里，我会觉得伤心难过：

0 1 2 3 4 5 6 7 8 9 10

从未如此   总是如此

(4)在过去这两天里，当我想到未来，我会感到：

0 1 2 3 4 5 6 7 8 9 10

不会害怕   非常害怕

(5)在过去这两天里，我觉得我的生活：

0 1 2 3 4 5 6 7 8 9 10

极度没有意义和目标   非常有意义和目标

(6)在过去这两天里，当我想到我整个人生时，我觉得在达到人生的目标方面：

0 1 2 3 4 5 6 7 8 9 10

一点都没有进展   有进展且完全实现

(7)在过去这两天里，当我想到我的人生时，我觉得我活到现在是：

0 1 2 3 4 5 6 7 8 9 10

完全没有价值   非常有价值

续表 2-10

(8)在过去这两天里，我觉得我自己：

0   1   2   3   4   5   6   7   8   9   10

无法掌握自己的人生　　　　　　　　　　完全能掌握自己的人生

(9)在过去这两天里，我觉得自己过得很好：

0   1   2   3   4   5   6   7   8   9   10

完全不同意　　　　　　　　　　　　　　完全同意

(10)对我而言，过去这两天是一种：

0   1   2   3   4   5   6   7   8   9   10

拖累　　　　　　　　　　　　　　　　　福气

(11)在过去这两天里，这个世界是：

0   1   2   3   4   5   6   7   8   9   10

一个冷酷无情没有人性的地方　　　　　会关心和满足我的需要

(12)在过去这两天里，我感觉到被支持：

0   1   2   3   4   5   6   7   8   9   10

一点都没有　　　　　　　　　　　　　　完全被支持

注：第一部分，评估患者对自我生活质量的认知；第二部分，评估患者症状困扰情况及体力情况；第三部分，评估患者情绪、未来、生活、目标等情况。

第四节　设施

一、床位

舒缓病房的床位设置数应根据当地实际需求、资金情况等设置，舒缓疗护中心床位总数应在 50 张以上，舒缓病房床位数应为 20 张以上。

二、科室要求

(一)临床科室

舒缓疗护中心临床科室至少设内科、疼痛科、临终关怀科，舒缓疗护住院病区应当划分病房、护士站、治疗室、处置室、谈心室(评估室)、关怀室(告别室)、医务人员办公室、配膳室、沐浴室和日常活动场所等功能区域。

(二)医技和相关职能科室

医技和相关职能科室至少设药剂科及医疗质量管理、护理管理、医院感染管理、病案管理部门,以及医学影像、临床检验及消毒供应服务等,可以由签订协议的其他具备合法资质的机构提供。

(三)建筑要求

舒缓疗护中心的建筑设计布局应当满足消防安全、环境卫生学和无障碍要求,如患者活动区域和走廊两侧应当设扶手,房门应当方便轮椅、平车出入等。

(1)科室设有病房、护士站、治疗室、处置室、医务人员办公室、配膳室等区域。

(2)设有患者室内、室外活动等区域,设有谈心室(评估室)、关怀室(告别室)等区域。

(3)可根据医院的实际情况增加心理心灵艺术治疗室,每间病房设有淋浴房、坐便器、空调、电视、暖气。可根据实际情况在走廊设爱心凳、扶手、便民箱、爱心伞和轮椅、健康教育栏、医患心连心园地、许愿树等。

(4)病房每床净使用面积不少于 5 m²,每床间距不少于 1.5 m。两人以上房间,每床间应当设有帷幕或隔帘,以利于保护患者隐私。每床应配备床旁柜和呼叫装置,并配备床挡和调节高度的装置。每张病床配备陪护床、座椅、床头桌等物品,病房装饰有摄影作品、绿植等。

(5)每个病房应当设置卫生间紧急呼叫装置,卫生间地面应当满足无障碍和防滑的要求。病区设有独立洗澡间,配备扶手、紧急呼叫装置。充分考虑临终患者的特殊性,配备相适应的洗澡设施、移动患者设施和防滑倒等安全防护设施。

(6)设有室内、室外活动等区域,且应当符合无障碍设计要求。患者活动区域和走廊两侧应当设扶手,房门应当方便轮椅、平车进出;功能检查用房、理疗用房应当设无障碍通道。活动室可用于召开家庭会议、晤谈、社工办公、小组活动等。

(7)设有关怀室(告别室),考虑民俗、传统文化需要,尊重民族习惯,体现人性、人道关爱的特点,配备满足家属告别亡者需要的设施。告别室内除了单人病房设置,还配有折叠椅,方便家属陪伴和休息,留有 10 m² 空间满足部分家属为患者做祈祷和告别仪式使用。

(8)医院可根据自己舒缓病房的实际情况配置"交谊厅""空中花园""卫生教育天地",可通过各种装饰展示关爱,比如绿植、艺术画、手工艺品、国学字画和积极乐观的温馨话语、图片等;在活动室、阅读室、艺术治疗室中利用沙盘游戏，芳香疗法，音乐播放、绘画等艺术疗法来教导患者进行心灵放松。

(四)设备

1. 基本设备

病房常规配备听诊器、血压计、温度计、身高/体重测量设备、呼叫装置、墙壁给氧装置和负压吸引装置、吸痰装置、防压疮气垫、治疗车、晨晚间护理车、病历车、药品柜、心电图机、心电监护仪、血氧饱和度仪、输液泵、注射泵、超声雾化机、空气压缩雾化泵、血糖检测仪、轮椅、护理转运车等。

2. 护理信息系统

科室具备医嘱处理系统、文书书写系统和不良事件上报系统。

3. 其他设备

病房每张床的其他设备，如为卧床患者提供的洗头机、一体式洗澡机、吹风机等。

第五节　环境

南丁格尔认为，人、环境、健康、护理相互影响，但环境是主要因素。环境影响人体，同时她认为人体有能力对抗疾病，而护理人员有责任改善环境因素，护理的目标是把患者放置在最佳的环境中，使健康成为自我恢复的过程。

一、空间

(一)房型

在一些国家的急症护理环境中，单人间病房趋势越来越明显，单人间可以改善患者的安全和隐私，降低医院感染率，减少医疗差错和减少照顾者的负担等。Taylor 等研究表明，单人间可以改善沟通、控制感染、减少噪音、提高睡眠质量。Lu 等对159 名参与者进行调查，探讨病房设计和护理单元配置等特征如何影响患者对隐私的感知。参与者认为病房的床位数更少、床面积更大、步行到护士站距离更长的病房更有隐私。私人空间的缺乏也会阻碍患者家属悲伤情绪的表达，造成家属的情绪负担。有研究报告，可通过设置不同的床位朝向（视线不一致）、隔帘、活动隔板或家具等改善病房的隐私条件。同伴疗法已被证明可改善患者的心理健康(孤独、抑郁等)，与同伴互动可以满足患者情感及社交的需要。因此，部分患者愿意选择多人间，少数患者表示会根据他们的病

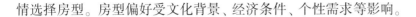

情选择房型。房型偏好受文化背景、经济条件、个性需求等影响。

(二)功能区域

临终关怀护理单元除了舒缓病房还有其他公共社交活动空间,如弥留室、冥想室、音乐室、沐光室、谈心室、配膳室等。医院往往没有允许家属近身陪伴及照顾的空间,导致很多家属不能在患者临终前见到患者最后一面,造成患者与家属的遗憾,影响丧亲家属的生活质量。舒缓疗护病房根据需要会特别设置套间病房作为弥留室,或为看护家属提供住宿。功能区域内置沙发、茶几、小桌子、图书、电视、绿植、装饰画、钢琴、游戏玩具、视听设备、音响、冰箱、饮水机等设施。根据空间用途进行不同的布置,打造舒适、亲和的环境。

(三)病房布局与装饰

临终护理环境可以通过空间的布局将病房设计成一个像家一样的环境。住院后的疏离感和患者对疾病及未来的不确定性,会加重患者的恐惧心理。支持患者偏好的环境特征,以及患者能够根据自己的个人喜好对自己的日常生活行使选择权的环境特征有利于缓解患者对病房环境的疏离及恐惧。Tishelman 等让临终患者拍摄病房周围环境中对他们有意义的物品的照片,再对他们进行访谈;Kellehear 等拍摄了患者带入临终护理环境中的物品进行研究分析。两项研究结果均表明,患者将个人物品带入临终护理环境强烈地表达了患者希望部分重建家庭功能的愿望,以保持他们入院前身体和社会功能的连续性。对周围环境(照明、噪音、温度等)、通信(电话、护士呼叫系统、互联网等)和日常活动(食物、个人卫生、睡眠、娱乐、探视等)进行个人控制是确保患者自主性的关键因素。Tan 等研究结果表明临终护理环境会影响患者的精神表达。给患者提供与宗教、哲学等相关的物品,给予患者特定的空间(冥想室、祷告室)进行与宗教相关的精神实践是满足患者灵性需求的方法。

二、温湿度、通风

终末期癌症患者病房环境温度以 22℃～25℃、湿度以 50%～60%为宜,温湿度过高或过低会加重患者肾脏或呼吸系统的负担,影响患者的康复。结合舒缓疗护指南,在病房配置温度计、湿度计、空调、加湿器及通风设备是提高终末期癌症患者住院体验的重要因素。

三、声音

病房环境中声音包括影响患者睡眠及情绪的噪音及使患者平静的音乐。在危重患者中，噪音已被证实是引起觉醒和睡眠障碍的原因。安静的环境有助于睡眠，嘈杂、忙碌的环境会加重谵妄。谢辉等研究对综合医院病房声环境进行改造，将病房内部原有石膏板吊顶更换为吸音性能良好（降噪系数 NRC 0.75）的抗菌矿棉顶吊顶，改造后病房室内混响时间相比改造前降低了 27%～47%。郑焕娇等研究提示，调低病室各种运行仪器设备的运行噪声可以改善患者睡眠。因此，声音维度内容设置包括减少噪音（降噪）的环境支持，如声学面板、优化报警声及张贴"静"的标识。Iyendo 建议将愉悦的自然声音（包括歌唱的鸟，柔和的风和海浪）干预方式在日常护理中实施，改善患者身心健康。因此，病房中添置音响，以满足患者对音乐的需求。Reimnitz 等研究结果表明在没有药物干预的情况下，现场音乐是一种首选的、有效的即刻减轻疲劳和疼痛的干预方法。Liao 等研究表明五行音乐疗法可以改善癌症患者焦虑和抑郁。Warth 等采取"生命之歌"（song of life，SOL）（SOL 定义为具有特别高的传记性，并具有唤起积极记忆和强烈情感共鸣潜力的歌曲）的音乐干预疗法，结果表明"生命之歌"是一种可行的和可接受的干预手段，用于解决接近生命终点患者的情感和精神需求。Farrehi 等研究使用声学面板来扩散噪声，走廊放置 4 个定制的声学面板干预 72 h，结果表明声学面板可以扩散噪声。通过改进设备设计和病房布置，可以消除或减少大部分噪声。

四、光线

在物理环境的研究中，光线与患者的健康结果有关，光照通过神经系统、激素和免疫系统的机制作用对患者产生影响，光照通过调节褪黑素的分泌从而影响患者的昼夜节律。光线的设计包括对灯光亮度及开光的独立控制、柔和的光线及不同色调灯光的搭配使用、良好的采光设计及良好的夜间照明。控制感是患者对自我能力的认同感，患者希望对周围环境进行控制。Hadi 等研究表明，早晨长达 2 h 的中等强度（3000～10000 Lux）阳光照射，晚上长达 4 h 的中等强度阳光照射，以及全天低强度（3000 Lux）阳光照射均可以改善患者的睡眠质量。Choi 等研究表明，室内日光环境可能影响患者的住院时间。Canazei 等研究表明，日光环境可能改善患者的抑郁情绪。张帆等研究建议采用显色性高的 LED 灯光与色彩进行搭配设计，营造家庭的温馨感。前期研究结果中，患者均表达了他们对阳光的渴望，因此，病房环境设计上要利于采光。Feikema 研究中表示，自然采光好的环境下，患者的睡眠、抑郁症状得到改善，大窗户、玻璃门、天窗等利于病房的自然采光。除了自然光线，人工光源也能改善患者的健康状态。Johnson 等将癌症患者分为两组，分别采用明亮白光和暗红色光每日干预 30 min，干预 4 周，结果表明明亮白光干预能更大程度地改善癌症患

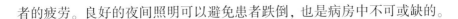

者的疲劳。良好的夜间照明可以避免患者跌倒，也是病房中不可或缺的。

五、色彩

以自然的色彩和轻松宁静的照明设计为特色的临终关怀设施可以提高个人的生活质量。大多数患者喜欢具有温馨感的暖色调和家居化的木色。如上海临汾社区卫生中心舒缓病房使用粉色；陕西慈善医院舒缓病房中大面积使用暖色调，采用木色材质装修，使环境温暖而有亲和力。色彩元素的设计贯穿整个医疗保健环境，从墙壁颜色到灯照色彩和家具颜色。张帆等从国内综合医院病房环境设计的现状出发，建议色彩搭配颜色不宜超过 3 种且比例要合适。创建宁静、安详、温暖的环境背景色可采用米色、浅绿色、浅蓝色，家具门窗等可采用原木色和乳白色，窗帘被罩、装饰物等选用浅绿色、浅蓝色进行搭配。Feikema 为临终关怀设施设计 3 种颜色：黄色代表太阳，给人温暖的感觉；蓝色代表天空和海洋，给人精神的享受；绿色代表自然，给人生机与活力的感受。

六、装饰

装饰内容设置上包括利用家具装饰营造家的氛围，采用暖色调的色彩、艺术品装饰的摆放、绿植等与大自然相关的装饰及患者个人物品等对病房进行装饰。病房环境装饰的目的是为患者营造像家一样的感觉。病房物理环境中颜色、艺术品、自然及个人物品等装饰的设计能满足终末期住院患者良好的感官刺激、分散患者的注意力、营造个性化的居家氛围。杨贤的研究亦表明病房内软装饰影响临终患者视、触、嗅、听方面的舒适感，需全方位、多层次地设计病房装饰环境。

七、艺术品

患有绝症的人可能会承受强烈的心理痛苦。利用艺术品可以营造出一种充满"希望"的氛围。"希望"可以提高一个人承认、接受和战胜绝症的信心。面对绝症，患者可以继续心怀"希望"。"希望"有很多种表达方式，包括对治愈的渴望，承认和接受自己的死亡，希望与所爱的人度过最后的时光等。Boehm 等研究表明艺术干预可能有益于乳腺癌患者的焦虑。研究中，艺术治疗采取视觉美术欣赏和动手绘画的形式，根据患者的感觉、认知和行为来评估艺术治疗的效果。在治疗过程中，70% 的患者在情绪状态上感觉非常放松，51% 的患者在身体状态上感觉非常好。Lin 等研究亦证实临终关怀中心的癌症末期患者通过视觉艺术欣赏及创作艺术作品，从艺术治疗中获益。Collins 等在安养院中安置"希望树"，参与者把自己的心愿挂在"希望树"上，对参与者的希望进行编码，研究结果表明"希望树"能够改善临终环境中患者、家属及工作人员内心希望的表达。

八、自然

通过观看自然场景，可以减轻患者对疼痛、焦虑的感觉，提高患者对护理质量的感知。Emami 等将 80 名癌症患者分为自然组和非自然组，结果表明住院患者在观看自然风景时的焦虑和疼痛均少于未观看自然风景的癌症住院患者。学者建议选用主题为水、风景、花卉等具象的自然元素。Blaschke 等质性研究发现，癌症患者可利用自然环境进行重要的感官刺激，参与、利用自然环境进行个人空间和自由的探索，利用自然环境的景观来分散注意力和提供舒适感，利用自然环境进行身体活动和运动。在国外，自然环境已成为姑息关怀环境中的重要元素。

第六节　药品

一、舒缓疗护临床用药原则

(1)通过指导临床合理使用药物，改善疾病终末期患者躯体症状和/或精神心理症状，有效减轻患者身心痛苦，提高其生活质量。

(2)通过指导临床合理使用药物，改善临终患者的躯体症状和/或精神心理症状，有效减轻患者身心痛苦。

(3)通过指导临床医生和/或临床药师权衡药物使用的利弊，避免因适应证不适宜、遴选的药品不适宜、药品剂型或给药途径不适宜、无正当理由不首选国家基本药物、用法用量不适宜、联合用药不适宜、重复给药、有配伍禁忌或不良相互作用、其他用药不适宜情况造成的不合理用药，导致患者用药依从性下降、不良反应增加，甚至引发药源性疾病和医药资源浪费等情况。

二、舒缓疗护临床用药流程

舒缓疗护患者的预生存期较短，部分患者处于濒死期。临床用药要着重于不增加患者身心负担的前提下，改善临终期患者的身心痛苦，不去刻意延长患者的死亡过程。舒缓疗护的临床合理用药必须首先明确诊断，然后按照下列步骤制定临床用药方案。

1. 评估

舒缓疗护多学科团队应评估患者的病史、用药史及诱因等。

2. 沟通

舒缓疗护多学科团队应针对评估内容，如症状的发病机制、药物选择等方面，充分征求患者及家庭成员的意见，并进行详细的解释和说明，尊重其知情权和自主选择权。

3. 个体化用药方案

舒缓疗护多学科团队应根据症状的发病机制、药物的药效学和药动学、患者自主决定需要优先治疗的症状顺序等因素，与患者共同制订个体化用药方案。

4. 用药管理

舒缓疗护多学科团队应定期对用药效果及患者的自我感受进行评估，以便及时调整用药方案，减少药物的不良反应和/或药物的相互作用，提升患者用药依从性，达到有效改善患者躯体和精神心理症状及提高生活质量的目的。

三、舒缓疗护临床用药管理意义

(1)有助于医务人员及时发现、管理和预防不良反应。

(2)有助于帮助患者在药物治疗中最大限度地获益。

(3)有助于减少药物导致的各种不良反应。

(4)有助于提高临床疗效、提高患者生活质量和降低住院率。

(5)有助于优化治疗方案、减少药物浪费。

四、舒缓疗护临床用药注意事项

(1)在舒缓疗护用药过程中，医务人员和临床药师应督促并帮助患者认真执行既定用药方案，定期对疾病进行评估，注意具体用药细节，实施动态监测，及时修订和完善用药方案。

(2)患者因使用多种药物，可能会增加药物的不良反应，对患者造成伤害，故用药应尽量"少而精"。临床医生应严格掌握适应证，与临床药师开展合作，力争使用最少的药物达到治疗目标，减少药物对患者机体功能的干预和影响，保证用药的安全性和有效性。

(3)当患者出现无法耐受的不良反应时，应注意权衡利弊，以尊重患者为原则，使患者处于舒适状态即可，而不是必须使症状完全消失。

(4)临床医生和/或临床药师需详细注明用药方法，并做好用药交代，以便患者及家庭成员正确执行。舒缓疗护临床用药应尽量使用更方便的剂型、更合适的剂量，提高患者的依从性，改善临床症状，确保患者的舒适和尊严。

第七节　风险

一、用药安全风险管理

(一)药物过敏性休克的防范与应急处理

1.定义

药物过敏性休克是指用药导致的特异性过敏原作用于机体,引起以急性周围循环灌注不足为主的全身性速发性变态反应。

2.防范措施

(1)用药前详细询问用药史、过敏史、家族史,已知对某种药物过敏的患者,禁止做此类药物的过敏试验(破伤风抗毒素行脱敏注射除外)。

(2)皮试时携带过敏药物专用抢救盒于患者处,严格执行"三查八对"制度,用药过程中,护士严密观察患者反应。

(3)对药物过敏试验阳性的患者,通知医生停用该药物,同时在病历牌、医嘱单、床头卡、门诊卡、注射卡及手腕带上醒目的位置标注药物阳性标识,并告知患者及家属以后不能使用该药物。

3.应急处理措施

(1)发现患者出现药物过敏性休克时,立即停止给药,就地抢救,同时报告医生和护士长,保持患者呼吸道通畅,吸氧,做好抢救前准备工作。

(2)遵医嘱皮下注射0.1%肾上腺素0.5~1 mg,更换药品及输液器,迅速建立静脉通路。

(3)呼吸受抑制时,立即给予简易呼吸器维持呼吸,必要时遵医嘱肌内注射尼可刹米或者洛贝林等呼吸兴奋剂,喉头水肿的患者配合医生行气管插管或者气管切开。

(4)遵医嘱使用抗过敏药物:静脉注射5~10 mg地塞米松,根据病情给予升压药等,密切观察病情并做好详细记录,注意保暖,安抚患者家属情绪。

(5)患者病情稳定后告知患者及家属,今后避免使用同类或者相似药物,并在病历上及手腕带上注明对本药物过敏。

(6)填写药物不良反应报告单上交有关部门。

(7)将剩余药物、给药器具等上交医院相关部门,如有争议则应于医患双方在场时进行封存。

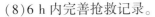

(8)6 h内完善抢救记录。

4.注意事项

(1)用药后严密观察患者的生命体征，询问患者的感受。

(2)发现患者出现药物不良反应时立即停止给药，并与患者/家属沟通，取得配合。

(3)医患双方对药品有争议时，将相关器具及剩余药物送检，配合有关部门做好取样工作。

(二)输液反应的防范与应急处理

1.定义

输液反应是指当静脉输液时，致热源、药物、杂质、药液温度过低、药液浓度过高及输液速度过快等因素引起的发热反应。临床表现主要为发冷、寒战、面部和四肢发绀，继而发热，体温为41℃~42℃。可伴恶心、呕吐、头痛、头昏、烦躁不安、谵妄等，严重者可有昏迷、血压下降、出现休克和呼吸衰竭等症状而导致死亡。

2.防范措施

(1)严格执行"三查八对"制度及无菌操作技术，遵医嘱给药，保障给药安全。

(2)遵循密闭式静脉输液技术操作流程，确保穿刺成功，妥善固定，调节正确滴速，交代注意事项，根据情况进行健康教育。

(3)及时观察有无不适症状，再次核对记录。

3.应急处理措施

(1)评估患者输注的药物、输注的时间、发生反应时间。一旦发生输液反应，立即停止输液，更换输液器，使用0.9%氯化钠溶液维持静脉通路。出现高热症状患者，遵医嘱予以物理降温或者药物治疗，遵医嘱抽血做血培养及药物敏感试验。

(2)评估患者生命体征、皮肤/黏膜组织症状、气道阻塞症状、胃肠道反应症状。

(3)评估患者的气道、呼吸、循环及意识水平，取合适体位。

(4)患者出现急性肺水肿时，应立即减慢或者停止输液，取端坐位，双腿下垂，减少静脉血液回流，减轻心脏负担，给予高浓度氧气30%~50%乙醇湿化给氧，降低肺泡表面张力，改善缺氧症状。

(5)当患者出现过敏反应的任何一项临床表现时，遵医嘱注射肾上腺素；若患者出现心动过缓，立即静脉注射阿托品；若患者出现严重低血压或心脏骤停，可遵医嘱给予肾上腺素静脉注射。

(6)实施液体复苏:前5 min以5~10 mL/kg快速滴注0.9%氯化钠溶液1~2 L,然后缓慢输注20 mL/kg的大剂量晶体或胶体溶液。

(7)按要求进行巡视与动态评估输液反应和治疗效果,保留原有药液与输液器。

(8)记录生命体征及抢救过程。

(9)根据不良事件上报流程上报医院主管部门。

4. 注意事项

(1)评估患者的伴随疾病,如慢性呼吸道疾病、心血管疾病、肥大细胞增多症或克隆性肥大细胞病,评估是否使用增加风险的药物(如β受体拮抗剂、血管紧张素转化酶抑制剂等)。

(2)正确判断过敏反应:当出现以下标准中的任何一个时,极有可能发生过敏反应。

1)急性起病(几分钟至数小时),主要表现为皮肤/黏膜组织症状(如荨麻疹、全身瘙痒/发红、口唇水肿),同时伴有以下至少1种症状:气道阻塞,如出现呼吸困难、喘息/支气管痉挛、喘鸣、最大呼气流速下降、低氧血症症状;血压降低或晚期器官功能障碍相关症状(如肌张力减退、昏厥、失禁等)。

2)暴露于过敏原后迅速(几分钟至数小时)出现2种及2种以上的症状:皮肤/黏膜组织症状(如荨麻疹、全身瘙痒/发红、口唇水肿);气道阻塞(呼吸困难、喘息/支气管痉挛、喘鸣、最大呼气流速下降、低氧血症症状);血压降低或晚期器官功能障碍相关症状(如肌张力减退、昏厥、失禁);持续的胃肠道反应(如痉挛性腹痛、呕吐)。

3)暴露于过敏原后迅速(几分钟至数小时)出现血压下降:成人收缩压<90 mmHg或较基础血压下降>30%,并评估其生命体征。

(3)在任何1种输液反应事件发生后,医务人员应根据促发药物及输液反应的特点采取相应措施预防复发,另外,由于1%~20%的过敏患者存在双相反应,在第1次症状缓解后的8~72 h有可能再次发作,过敏反应缓解后应密切观察一段时间。

(三)输血反应的防范与应急处理

1. 定义

输血反应是指在输血过程中或输血结束后患者出现原发疾病不会出现的症状与体征。临床上按照不良反应体征与症状将输血反应划分为4种类型,即细菌污染反应、发热反应、溶血反应及过敏反应,临床比较常见的反应为过敏与发热反应。

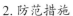

2.防范措施

(1)严格执行"三查十一对"制度及无菌操作技术,保障输血安全。

(2)输血通常不需要加温,如果需要大量的输血则应对输血肢体进行加温,如果输血量超过 2000 mL 或输血速度大于 5 mL/min 则应根据医嘱进行加温,在实际输血之前,应轻轻混匀血袋当中的成分,避免剧烈震荡。血液当中不能够添加 0.9%氯化钠溶液之外的任何药物。

(3)血液出库后在 30 min 内输注,保证在 4 h 内输注完毕,不能够自行储血,血小板收到后应尽快输注,1 个治疗量单采血小板要在 20 min 内输完,新鲜冰冻血浆和冷沉淀融化后应尽快以患者可耐受速度输注,一般 20 mL 血浆 20 min 内输完,1 U 冷沉淀在 10 min 内输完。

(4)遵循密闭式静脉输血技术操作流程,确保穿刺成功,妥善固定,调节正确滴速,交代注意事项,根据情况进行健康教育。

(5)输血过程中注意下列输血不良反应的观察:①发热性非溶血性输血反应;②过敏性输血反应;③溶血性输血反应;④细菌性输血反应;⑤输血相关循环负荷过重;⑥输血相关性急性肺损伤。

输血后到输血 24 h 内注意下列输血不良反应的诊治:①溶血性输血反应;②输血相关性急性肺损伤。

输血 24 h 至 2 周内注意下列输血不良反应的诊治:①输血相关性急性肺损伤;②输血相关性移植物抗宿主病;③输血后紫癜。

(6)及时观察有无不适症状,再次核对记录。

(7)输血完毕,血袋送回输血科冰箱,在 2℃~6℃保留 24 h。

3.应急处理措施

(1)正确评估输血反应:输血反应包括发热反应、溶血反应、与大量输血有关的反应:①循环负荷过重;②出血倾向;③枸橼酸钠中毒反应、空气栓塞等。

(2)评估患者输血前是否预防性使用抗过敏药物、血液的种类、输注的时间、发生反应时间。

(3)输血过程中出现过敏反应时,应立即对症处理,轻者减慢输液速度,继续观察,重者应立即停止输血,呼吸困难患者给予吸氧,严重喉头水肿者行气管切开,循环衰竭者应给予抗休克治疗,根据医嘱给予 0.1%肾上腺素 0.5~1 mg 皮下注射,或用抗过敏药物和激素如异丙嗪、氢化可的松或者地塞米松等。

(4)输血过程中出现溶血反应时,应:①抗休克:静脉输入血浆、低分子右旋糖酐或同型新鲜全血以纠正休克,改善肾血流灌注;②保护肾功能:血压稳定时静脉输注 20%甘露醇 0.5~1 g/kg 或呋塞米(速尿)10~60 mg,必要时每 4 小时重复 1 次,直到血红蛋白尿基本消失为止,静脉滴注 5%碳酸氢钠

250 mL以碱化尿液，促进血红蛋白结晶溶解，防止肾小管阻塞；③维持水电解质与酸碱平衡；④防治弥漫性血管内凝血；⑤如果输入的异型血量过大或症状严重时可考虑换血治疗；⑥发生少尿、无尿时按急性肾衰竭处理。

(5)动态观察，及时记录。

(6)给予患者心理护理，缓解患者紧张情绪。

4.注意事项

(1)输血过程中的"三查"即查血液有效期、质量、包装是否完好，"十一对"即对科室、床号、姓名、性别、年龄、住院号/门急诊卡号、血袋编码、血液剂量、血液成分、血型(Rh血型)及交叉配血结果。

(2)发热性非溶血性输血反应：主要指在输血过程中或输血后1~2 h，体温升高1℃或以上，并排除其他可能导致体温升高的原因时的一种输血不良反应，其发生频率较高，严重情况甚至危及生命，易发生于有基础疾病及输血史的老年患者及生理机能减退、免疫力下降并多次输血患者。采用白细胞过滤器处理，去除悬浮红细胞中的白细胞，可预防发热性非溶血性输血反应。

(3)洗涤红细胞适用于悬浮红细胞过敏的患者及并发肝肾功能障碍、高钾血症、自身免疫性溶血性贫血患者。

(4)在任何1种输液反应事件发生后，医务人员应根据促发药物及输液反应的特点采取相应措施预防复发，另外，由于1%~20%的过敏患者存在双相反应，在第1次症状缓解后的8~72 h有可能再次发作，过敏反应缓解后应密切观察一段时间。

(5)血液辐照技术适用于免疫抑制、免疫缺陷的患者。

(6)对于需要反复输血的患者，不规则抗体的产生随着输血次数的增加而增加，抗体阳性会使患者交叉配血的时间显著延长，使输血反应发生率增加，输血前应对其进行抗体筛查和尽量减少其输血次数，预防产生输血反应。

(四)用药错误的防范与应急处理

1.定义

用药错误是指合格药品在临床使用过程中出现的、任何可以防范的用药不当，通常发生在药物选择、处方、调配、标签、包装、发药、服用和监测过程中。

2.防范措施

(1)完善给药制度、流程、应急预案，并加以落实。

(2)加强安全用药护理知识培训，加强医生、护士、药师之间的沟通，杜绝不规范处方与口授处方(非紧急情况下)。

(3)严格落实"三查八对"制度，规范静脉用药、身份识别、口服药的管理，

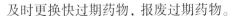

及时更换快过期药物,报废过期药物。

(4)交接班内容中纳入电脑医嘱执行情况项目交接,以规避高危时段(节假日、夜班)给药风险。

(5)新特药使用中增加处置人员资质要求,以规避高危人群给药风险。

(6)完善高危药品、易混淆药品、超说明书药品、近有效期药品管理制度,有条件者使用移动护理系统和条形码,减少用药错误。

3.应急处理措施

(1)一旦发生用药错误,立即停药,并通知医生;评估患者药物使用种类、剂量、时间,注意观察患者的生命体征和药物反应,遵医嘱使用补救措施,将药物危害降到最低,必要时请求紧急医疗协助。

(2)保留剩余药物备查。

(3)按要求进行巡视与动态评估,重点关注生命体征、相关症状,观察至症状缓解。

(4)有效沟通,取得理解和配合。

(5)记录与上报:患者使用的药物、剂量、使用方法、相关病史、过敏史、合并用药、生命体征、处理措施、症状缓解时间、患者反应等内容。

(6)及时上报不良事件,并对案例进行分析、改进。

4.注意事项

(1)用药错误防范与处理:强调给药过程中的评估、核对和沟通,发现用药错误后及时采取干预措施降低对患者的不良影响。

(2)用药错误分级参照美国国家用药错误报告及预防协调委员会标准分为A~I共9级:A级,客观环境或条件可能引发错误(错误隐患);B级,发生错误但未发给患者,或已发给患者但未使用;C级,患者已使用,但未造成伤害;D级,患者已使用,需要监测错误对患者的后果,并根据后果判断是否需要采取措施预防和减少伤害;E级,错误造成患者暂时性伤害,需要采取预防措施;F级,错误对患者的伤害可导致住院或延长患者住院时间;G级,错误导致患者永久性伤害;H级,错误导致患者生命垂危;I级,错误导致患者死亡。

根据对患者伤害情况进行分析,A级为差错隐患;B~D级为轻型用药错误;E~I级为严重型用药错误。

(五)针刺伤(锐器伤)的防范与应急处理

1.定义

针刺伤是指由注射针头、缝合针、各种穿刺针等医疗锐器导致的皮肤损伤。

2. 防范措施

(1)建立健全职业安全和预防针刺伤发生的管理制度,加强职业防护专项培训,建立考核评价标准。

(2)医务人员在采光充足、宽敞的环境中进行穿刺操作,严格遵守操作规范和流程。进行穿刺操作时戴手套,手术中需传递锐器时,避免徒手传递,应将锐器置于防刺破的容器中进行无接触式传递。

(3)各类穿刺针具使用过程中,如必须回套针帽,应使用辅助工具单手回套针帽。

(4)配备足量锐器回收容器,放置在护理人员操作可及区域。各类穿刺针用后不可故意弯曲、折断、分离注射器针头。严禁针头回套针帽、严禁徒手分离和二次分拣使用后的注射器和针头。

(5)操作者应立即将使用后的各类穿刺针放入锐器回收容器,防护标准按医疗废物处理。

(6)锐器回收容器应防刺破且防渗漏,尺寸以能容纳各种锐器为宜,并按照管理标准执行。

(7)移出存放污染锐器的容器前应先评估,若有发生穿透或渗漏的可能,应将其放入第二层密闭、防穿刺、防渗漏的容器中。

3. 应急处理措施

(1)发生针刺伤后,立即脱去手套,由近心端向远心端尽可能多地挤出伤口部位的血液。

(2)用流动水冲洗伤口,必要时可用肥皂水,清洗时间5 min,黏膜部位则用0.9%氯化钠溶液冲洗,然后涂碘伏、乙醇消毒,待干后使用无菌敷料包扎伤口。

(3)及时向主管部门汇报并填写锐器伤害登记表,请院内有关专家评估刺伤情况并指导处理。

(4)患者及受伤者抽血做血液检测,受伤者 HBSAg(+)或 Anti-HBS(+)不需进一步处理。

(5)患者 HBSAg(+),受伤者 HBSAg(-)或 Anti-HBS(-)未注射疫苗,24 h 内注射 HBIG 并注射乙肝疫苗,受伤者在6个月、1年做血液检测。

(6)患者 Anti-HCV(+),受伤者 Anti-HCV(-),受伤者3个月后抽血测 Anti-HCV、肝功能。

(7)患者 Anti-HIV(+),应及时向 HIV 职业暴露安全储备点报告,进行风险评估,确定用药的必要性和方案,处理情况向主管行政部门报告,并定期检测 HIV 抗体;伤者 Anti-HIV(-),请专家评估预防用药,在6周、3个月、6个月、12个月抽血查 Anti-HIV。

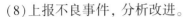

(8)上报不良事件,分析改进。

4.注意事项

(1)加强职业防护培训,严格执行无菌操作原则及标准预防原则,预防针刺伤的发生。

(2)针刺伤发生后,对针刺部位清洗、消毒应彻底,根据具体检测结果进行疫苗的接种及抗病毒药物的使用,并按不良事件上报流程上报。

(3)定期检测,随访,保障执业安全。

二、一般安全风险管理

(一)导管脱落的防范与应急处理

1.定义

导管脱落又称非计划性拔管,是指插管意外脱落或未经医务人员同意,患者将插管拔出,也包括医务人员操作不当所致拔管。一旦发生导管脱落,可能造成患者机体组织损伤,增加患者痛苦并危及患者生命。

2.防范措施

(1)评估引流管的位置及作用,正确连接各引流装置,严格无菌操作,护理动作轻柔,引流瓶(袋)放于合适的位置,在引流管上贴标签,标明导管名称,帮助患者取合适体位。

(2)加强对高危患者的观察,作为重点交接班内容。严格床头交接,加强巡视,倾听患者主诉,及时检查伤口及管道引流情况,妥善固定引流管,防止脱出或受压。

(3)外周中心静脉导管置管穿刺时应避开肘窝,使用透明敷料妥善固定,更换敷料时避免将导管带出体外。

(4)加强培训,提高护士防导管脱出、移位的风险意识。

(5)做好心理护理及健康教育,向患者、陪护讲解留置导管的重要性,做好管道护理知识宣教,采取预防措施,避免发生导管脱落。

3.应急处理措施

(1)胃管脱出的应急处理措施。

1)发现患者胃管脱出,做好患者及家属安抚工作,观察患者有无腹胀等情况。

2)观察患者有无呛咳、误吸等情况,及时抽吸分泌物,评估患者进食及伤口愈合情况,必要时遵医嘱重新置入胃管。

3)做好患者心理护理及健康教育,妥善固定,完善导管标识。

4）动态观察，做好记录。

5）上报不良事件，分析改进。

（2）伤口引流管脱出的应急处理措施。

1）发现患者伤口引流管脱出，立即通知医生，用碘伏消毒局部伤口，盖以无菌敷贴，监测生命体征。

2）将脱出的伤口引流管交给医生，确定无导管断裂在体内。

3）观察伤口有无渗血、渗液及肿胀情况，必要时协助医生再次置管。

4）做好患者心理护理及健康教育，妥善固定，完善导管标识。

5）动态观察，做好记录。

6）上报不良事件，分析改进。

（3）胸腔引流管脱出的应急处理措施。

1）发现患者胸腔引流管脱出，立即用手捏闭伤口处皮肤，消毒，用凡士林纱布封闭伤口，并协助医生做进一步处理。

2）观察患者生命体征，伤口有无渗血、渗液情况，必要时协助医生再次置管。

3）若是引流管连接处脱落或引流瓶损坏，应立即双钳夹闭胸腔引流导管，并更换引流装置。

4）妥善固定，完善导管标识。

5）动态观察，做好记录。

6）上报不良事件，分析改进。

（4）导尿管脱出的应急处理措施。

1）当患者导尿管不慎脱出时，应立即检查其导尿道气囊的完整性，通知医生。

2）观察尿道是否出血及出血程度。

3）病情许可协助患者自行小便，不能自行小便者遵医嘱留置导尿，观察尿液的颜色、性质、量及患者排尿时是否出现不适。

4）由医生评估是否再次置管。

5）重新置管，妥善固定导尿管，做好健康宣教，完善导尿管标识。

6）动态观察，做好记录。

7）上报不良事件，分析改进。

（5）气管切开套管脱出的应急处理措施。

1）当患者气管切开套管不慎脱出时，立即给予氧气吸入，清理呼吸道分泌物。

2）立即通知医生，准备气管套管、气管插管、气管切开包。

3）患者出现胸闷、大汗淋漓、烦躁和发绀等呼吸困难症状时，配合抢救，协助医生重新插入备用气管套管，系好气管套管固定带。

4）观察并记录患者血氧及生命体征。

5）气管套管置入困难时，配合医生进行气管插管或气管切开。

6）妥善固定气管套管，动态观察患者生命体征。

7）动态观察，做好记录。

8）上报不良事件，分析改进。

（6）外周中心静脉导管/深静脉置管脱出的应急处理措施。

1）导管部分脱出：观察导管脱出的长度，用无菌注射器抽回血；如无回血，遵医嘱使用肝素钠或者尿激酶通管；如导管不通，则拔管；如有回血，则用0.9%氯化钠溶液冲管，保持通畅，重新固定，做好健康教育，严禁将导管送回。

2）导管完全脱出：测量导管长度，观察导管有无损伤及断裂，评估穿刺点是否有出血水肿，用无菌棉签压迫覆盖，直到完全止血。消毒穿刺点用无菌敷料覆盖。评估渗出液的颜色、性质、量，根据情况选择是否重新置管。

3）导管断裂：体外部分断裂，可修复导管或拔管。如体内部分断裂，立即报告医生，用止血带扎于上臂；如导管尖端已漂移至心室，应制动患者，协助医生在X线透视下确定导管位置，利用介入手术取出导管。

4）重新置管后，妥善固定，做好健康教育。

5）动态观察，做好记录。

6）上报不良事件，分析改进。

（7）自控镇痛泵导管脱出的应急处理措施。

1）发现患者自控镇痛泵导管脱出后，立即检查导管末端完整性，报告医生或者麻醉师进行处理。

2）观察穿刺点周围有无出血，帮助患者按压出血点，直至出血停止。

3）做好心理疏导，安抚患者。

4）动态观察，做好记录。

5）上报不良事件，分析改进。

4.注意事项

（1）妥善固定各种导管，严格执行无菌操作技术。

（2）做好患者健康教育。

（3）一旦导管脱出，正确处理，安抚患者情绪，保障患者安全。

（二）跌倒/坠床的防范与应急处理

1.定义

跌倒指患者突然或非故意地停顿，倒于地面或倒于比初始位置更低的地方。在临床工作中，患者跌倒和坠床除了增加痛苦和经济负担外，更容易引起医患矛盾，甚者导致病情加重，出现严重后果。

2.防范措施

(1)定期检查病房设施，保持设施完好，有安全防护设施(如走廊扶手、卫生间地面)。对生命终末期患者，告知家属设置的防止跌倒、坠床等意外的设施(如床挡、拐杖、行走支撑器等)的使用方法。

(2)病房光线充足，地面不可过湿，特殊情况下设防滑预警牌或者标识。

(3)行人道通畅，没有障碍物，如摇床手柄使用后，立即还原至原位。

(4)对患者及家属进行防跌倒/坠床知识的宣教，服用镇静、安眠药的患者，在未完全清醒的情况下，不要下床活动，服用降压、降糖等药物的患者，注意观察用药后反应，预防跌倒。患者应身着合适尺码的衣裤，裤子不可过长，避免绊倒。

(5)高危患者如厕、外出需有陪伴，对于极度躁动者，可使用约束用具实施保护性约束。

(6)患者久卧，第一次下床活动应在进食后，并有人守护，护士在床旁协助、指导患者，严格落实下床活动三部曲：平躺30 s，坐30 s，站立30 s，再行走。对已经下床活动的患者，对活动能力予以评估，根据患者的具体情况指导其下床活动的范围。

(7)有引流管的患者，下床活动前妥善固定各引流管道、引流袋，防止牵扯引起跌倒。

(8)使用轮椅/平车转运患者时使用保护带或者围挡，过床时轮子要制动。

3.应急处理措施

(1)患者发生跌倒/坠床时，立即奔赴现场，同时通知医生。

(2)对患者的情况作出初步判断，如测血压、脉搏、呼吸，判断患者意识等。

(3)观察患者受伤部位及程度，严重时应就地抢救，病情许可时再搬至抢救室或患者床上，协助医生进行进一步检查、处理。必要时启动紧急医疗协助。

(4)患者卧床休息，密切观察病情变化，加强巡视，安抚患者情绪。

(5)了解患者发生跌倒/坠床的原因，向家属做好健康教育，记录患者跌倒/坠床的经过和抢救过程。

(6)上报不良事件，分析改进。

4.注意事项

(1)入院时护士与患者或陪护人员共同进行跌倒/坠床风险讨论，确认高危因素，对不同风险级别的患者进行健康教育和管理，包括危险因素、好发时间

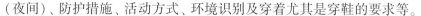

（夜间）、防护措施、活动方式、环境识别及穿着尤其是穿鞋的要求等。

（2）通过发放《预防跌倒/坠床健康教育手册》、播放预防跌倒/坠床教育视频、绘制预防跌倒/坠床教育漫画供患者翻阅等进行宣教。

（3）责任护士应该动态评估患者对自我安全保护意识的常识了解、掌握情况，睡眠、如厕规律，疾病对活动的影响等。

（4）当患者跌倒/坠床风险因子发生变化，如意识、活动、自我照顾能力改变，特殊检查、治疗后，使用镇静、镇痛、安眠、利尿、降血压及降血糖等药物，发生跌倒/坠床后，需在 1 h 内进行再评估。

（三）压力性损伤的防范与应急处理

1. 定义

压力性损伤是指由强烈和长期存在的压力或压力联合剪切力等机械性影响导致组织微循环障碍、液体回流障碍等一系列病理变化引起的皮肤损伤。通常位于骨突出部位，与医疗器械或其他器具相关，分为 1 期、2 期、3 期、4 期。

2. 防范措施

（1）采用 Branden 量表评估，根据风险分级，制订不同的管理策略。

（2）体位减压：每隔 2 小时对患者翻身 1 次，必要时 30 min 翻身 1 次，采取左右交替倾斜法，详细记录每次翻身时间、皮肤情况等。翻身时多人合作，避免出现扭伤，鼓励早期下床活动，缩短卧床时间。

（3）减压装置：结合患者具体情况合理使用减压装置，包括槽式海绵床垫以及减压气垫床等。

（4）潮湿管理：告知照护者要确保患者局部皮肤干燥、清洁，对于大小便失禁的患者，应及时更换床单和尿布，肛门等褶皱部位使用保护霜。

（5）皮肤管理：高风险患者局部皮肤使用赛肤润、3M 透明敷贴、泡沫敷料、银离子敷料等材料预防，保护好受压皮肤。

（6）营养支持：在满足基本营养需求的基础上，增加维生素及蛋白质的摄入量。

（7）做好床单元的清洁，进食时避免有碎屑留在床上，体位调整时，维持床单的平整，防止皱褶。

（8）对患者及照护者进行压力性损伤健康教育，包括护理措施、预防措施、护理技巧等。

（9）重视癌痛的管理，除常规的镇痛外，还应重视患者清醒期间的体位管理，要求家属做好陪伴，减少床上的剪切力运动，避免皮肤受机械性摩擦而发生损伤。

3. 应急处理措施

（1）发生压力性损伤者，按照湿性愈合理论处理伤口，保持创面无菌、湿润、封闭。

（2）减少损伤部位的压力，正确使用减压装置，协助患者多翻身，保障局部血液循环。

（3）记录与交接：记录内容包括风险评估情况，皮肤损伤部位、范围、分期，患者主诉，处理方法，并行交接。

（4）上报不良事件，分析改进。

4. 注意事项

（1）正确评估压力性损伤的临床分期及压力性损伤发生的原因。

（2）及时对压力性损伤高危患者进行健康教育与护理干预，预防压力性损伤的发生。

（3）对于已经发生压力性损伤的患者，采取正确的护理措施，积极治疗，保持皮肤及床单位的清洁卫生，避免局部受压，加强健康教育。

（四）烫伤的防范与应急处理

1. 定义

烫伤是烧伤热源分类的一种类型，是一种由高热、电、化学品、摩擦或辐射导致的对肉体或皮肤造成的伤害。发生烫伤后烫伤处皮肤出现红、肿、热、痛、水疱，给患者造成身体伤害，增加患者经济负担，导致患者满意度下降，甚至成为护患纠纷的导火索。

2. 防范措施

（1）完善"热源使用操作流程"，按照评估、准备、放置、启动时间确认、过程观察、停止使用的操作程序，规范热源使用操作流程。

（2）饮水机冷热水、浴室冷热水龙头应有烫伤风险标识和使用流程。

（3）对于高烫伤风险患者，应实行家属在护士指导下使用制度。禁止家属自行为患者使用热源。

（4）建立高风险患者使用热源"观察—记录—交接"制度。观察、记录及交接内容包括开始使用时间、患者风险、热源种类/温度确认、过程皮肤观察、间隔观察时间、停止时间。

3. 应急处理措施

（1）发生烫伤，安慰患者，立即将烫伤部位脱离热源，并用流水冲洗或将烫伤部位置于冷水中或用冰袋敷于患处 15~30 min，浸泡时水温不低于 5℃，冷敷时间也不可超过 30 min，防止冻伤。如烫伤部位已产生水疱或者皮肤已有破

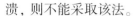

溃，则不能采取该法。

（2）待局部降温后，应根据烫伤的程度及时对创面进行处理。如创面附着有衣物或者其他异物时，应小心去除异物，避免撕裂水疱或者破溃的皮肤，导致伤口感染。

（3）水疱的处理：对于表皮完整的小水疱，保护好表皮，待其自行吸收；大水疱可用注射器抽出疱内的液体，用消毒液消毒患处。

（4）伤口的处理：对于已经破溃的水疱囊及异物应予以清除，用消毒液进行消毒，保持创面清洁，再用磺胺嘧啶银敷料贴于患处，同时给予红外线灯照射烫伤处 3 次/d、1 h/次，以促进局部血液循环，减少渗出，促进创面愈合。

（5）记录：内容包括烫伤的原因、部位、局部情况、处理方法。

（6）上报不良事件，分析改进。

4. 注意事项

（1）严格掌握热水袋使用指征、正确的操作方法，禁止使用盐水瓶代替热水袋保温。

（2）指导卫生员和患者家属将热水瓶放于指定位置（放于床头柜与床头的空隙内），不要将热水杯、热水袋等放置在座椅上。

（3）接受蜡敷、蜡疗的患者一定要掌握蜡的温度，裹敷的时间不能超过 30 min。

（五）窒息的防范与应急处理

1. 定义

窒息是临床急症之一，早期发现并正确处理窒息先兆是抢救成功的关键。当患者出现双手乱动抓空、极度烦躁、有濒死感、呼吸音减弱、呼吸表浅不规则、无自主呼吸或叹气样呼吸、紫绀、血氧饱和度下降、牙关紧闭、张口瞪目、大汗淋漓、全身抽搐、尿失禁甚至昏迷，提示发生了窒息。

2. 防范措施

（1）详细询问病史，认真听取患者的主诉。

（2）注意观察患者生命体征，有无呼吸困难、被动体位、呼吸费力、紫绀、血氧下降等症状，听诊患者是否有痰鸣音。

（3）对气道受压、意识障碍、吞咽、咳嗽反射障碍、呕吐物不能有效排出、鼻饲管脱出或食物反流、有咯血症状、气管插管或气管切开、年老体弱及进食过快等高危患者应加强巡视。

（4）全麻术后如无保护性反射时，采取去枕平卧，头偏向一侧，防止呕吐物误吸，发生窒息。

(5)对可能发生窒息的高危患者，准备吸氧、吸痰设备，口咽或鼻咽通气管、呼吸气囊、气管插管或气管切开用物备于床旁，对患者及家属进行预防窒息的健康教育，如患者呕吐时，指导患者应弯腰低头或头偏向一侧，及时清理呕吐物。

(6)指导患者及家属选择合适的食物，进食速度宜慢，进食过程中避免谈笑、责骂、哭泣，以免引起情绪波动。

(7)对有意识障碍及吞咽障碍的患者，护士应协助进食或遵医嘱鼻饲流食，同时注意妥善固定管道，防止移位或脱出，每次鼻饲时及鼻饲后须将床头摇高30°，保持时长为30 min。

3. 应急处理措施

(1)如患者发生窒息，应立即采取救治措施，同时迅速报告医生，查找窒息的原因。

(2)对意识尚清醒的患者可采取立位或坐位，抢救者站在患者背后，用双臂环抱患者，一手握拳，置于患者腹部正中脐上部位，另一只手手掌包住拳头，连续快速向内、向上推压冲击6~10次(注意勿伤及肋骨)。

(3)咯血导致的窒息及意识不清的患者，应立即取头低脚高45°俯卧位，面部侧向一边，轻拍背部，迅速排出在气道和口咽部的血块，或直接刺激咽部以咳出血块，必要时用吸痰管清除气道血液，并给予高浓度吸氧，同时做好气管插管或气管切开准备与配合工作。

(4)气管插管或气管导管脱落/脱出导致窒息者，在高浓度给氧的同时，协助医生重新建立人工气道。

(5)记录患者病情、发生窒息时间、症状、处理方法、效果。

(6)上报不良事件，分析改进。

4. 注意事项

(1)密切关注患者病情变化，严格落实床边交接班制度和夜间巡视。

(2)窒息导致濒死感，引起患者焦虑、烦躁、恐惧心理，医务人员应守护在旁，安抚患者情绪。可采用肢体语言，应用认知疗法，让患者配合治疗。

(六)患者自杀的防范与应急处理

1. 定义

住院患者自杀已经成为医院中出现的第二大常见重大安全事件。根据美国国立卫生研究院对自杀行为的分类方法，将自杀行为分为自杀意念、自杀未遂、自杀死亡。部分生命末期患者在治疗期间，感觉生命质量低下，生活没有尊严，在自我嫌弃、无奈、恐惧、绝望中选择自杀。

2. 防范措施

(1)评估患者心理状态,高危患者申请心理会诊,重点交接管理。

(2)观察和巡查,每小时巡视病房1次,对病房整体环境及危险物品进行清理排查,窗户限制开启度,及时清除绷带、插线板、氧气管、引流管、输液器等特殊物品,发现安全隐患及时排除。

(3)安全告知:告知患者家属,若患者在卫生间时间过久,须呼叫患者,防止其在卫生间自杀。高危患者住院期间24 h家属陪同,家属外出,须告知护士,对无陪护的患者加强巡视,要求患者不得随意外出。

(4)有效沟通:医务人员对患者开展关怀性沟通,促进患者与家属、朋友的交流,及时解决患者心理问题。

(5)提供良好社会支持:鼓励家属对患者关心、支持,重塑患者家庭和睦的关系,减免经济条件极差患者的部分治疗费用。

(6)保持警惕:嘱家属观察患者的言行举止,如其有交代私人财物、银行密码等相关举动,立即告知医务人员,在夜间不能放松警惕,一旦发现患者离开病床,应关心询问患者的去向,追随患者。勿将水果刀、绳索等可用作自杀工具的危险器具带入病房。

3. 应急处理措施

(1)一旦发现患者自杀,立即报告医生,携带抢救物品及药品赶赴现场,评估患者生命体征,准确判断病情。

(2)积极协助医生做好自杀患者抢救工作,将家属和围观人员劝离抢救现场。

(3)报告科主任、护士长,并向护理部、医务部、保卫部汇报。

(4)注意保护现场,协助保卫部通知家属及公安部门。

(5)记录事件发生的地点、过程、处理经过等,上报不良事件。

(6)安抚家属及其他患者,做好善后工作。

4. 注意事项

(1)对有自杀倾向的患者,正确评估,做到早发现、早干预。

(2)清理高危患者身边的危险物品,如刀具、剪刀、绳子、塑料袋等。

(3)口服药看服入口,防止患者藏匿药品,加强病区药品管理,防止药品丢失。

(4)多关心患者,及时掌握患者心理动态,加强巡视。

(七)患者走失的防范与应急处理

1. 定义

住院患者走失是指者自办理完成住院手续起至完成出院手续期间,由于多种原因而发生的出走、失踪事件，多发于老年患者。

2. 防范措施

(1)对潜在的走失患者重点关注，做到按时巡视，床头交接，掌握患者的行动动态。

(2)评估为高危走失的患者，在患者病床及科室公告栏做好详细记录，重点交接，在患者随身衣物上附上身份信息，包括患者姓名、联系方式、家庭住址、医院病房号码等相应信息，并在此类患者上臂套上标有"请多关照"字样的袖套，方便患者离开病区或医院时被其他医务人员或保安关注；患者可佩戴附加有 GPS 定位的腕带。

(3)医患沟通：对新入院患者，详细为其介绍医院环境，告知患者外出管理制度，与患者或家属签订《劝阻住院患者离院告知书》，提高患者遵医行为，帮助患者适应住院生活。多与患者进行交流沟通，了解是否有其他身体或心理不适，及时发现并解决问题，为患者排忧解难，稳定患者情绪。

(4)对于潜在高危走失患者，要嘱咐患者家属尽可能时刻陪伴患者，即便有事需要离开也应事先通知医务人员或同病房其他患者亲属代为看管，避免将患者独自留在病房。为防止夜间走失，可使用离床报警器。

(5)加强环境及特殊时间段管理：在病区走廊尽头、楼梯拐角、电梯、大门等出入口关键区域安装摄像头，保障时刻运行。

(6)严格管理医院大门，对特殊时段和有特殊标识的出入患者要进行排查。

(7)适时组织对患者走失应急预案的演练，强化各部门各科室的监管配合，以减少患者走失的发生风险。

3. 应急处理措施

(1)一旦发现患者走失，第一时间通知值班医生、科主任、护士长、主管领导，联系家属，协同保卫科查看监控，掌握患者行动方向，并将患者走失时的体貌、着装等特征提供给警方协助寻找。

(2)记录患者走失时间、发现时间、走失后寻找情况及结果。

(3)上报不良事件，分析改进。

4. 注意事项

(1)严格执行请假制度，对有走失风险的患者，密切关注，其身边 24 h 有陪人陪伴，夜间加强巡视。

(2)制作患者信息卡，放置于患者所穿衣物口袋中。

(3)各部门高度重视预防患者走失，定期进行患者走失应急预案演练。

第三章

舒缓病房的服务

第一节　服务接待

一、舒缓疗护门诊的概念与内容

1. 舒缓疗护门诊的定义

舒缓疗护门诊是医生在医院舒缓疗护诊室内对就诊患者进行初步诊疗的一种方式。舒缓疗护门诊主要接待晚期恶性肿瘤患者、其他疾病终末期患者、高龄老衰自然临终患者及其家属，医生接诊时应详细询问病史、进行体格检查和相应辅助检查，仔细评估患者病情，预估生存期，提出初步诊断和处置方案，并做好登记、随访管理工作。

2. 舒缓疗护门诊流程

患者或者患者家属来医院挂号就诊，由值班的舒缓疗护医生接诊，医生接诊后立即询问患者病史，并做相应的体格检查和辅助检查等，以此初步诊断患者病情，并且做好病情评估，预估患者的生存期。根据医生得出来的评估结果把患者进行分流，不符合舒缓疗护服务对象的患者，医生要耐心解答，同时对患者的症状做相应的处理，把舒缓疗护的理念宣传给患者，然后对患者进行转介处理，交由相应科室进行治疗。符合舒缓疗护的服务对象也要进行区分，需要进行入院看护的为机构服务对象，由值班医生填写入院通知，预约收治患者入院；而不适合入院进行舒缓疗护的患者为非机构服务对象，需要联系家庭医生，建立居家的舒缓疗护病床，给予家庭医生技术理论等方面的帮助，同时做好定期随访。

二、舒缓疗护来电咨询服务的概念和内容

1. 舒缓疗护来电咨询服务的定义

为方便有需求的患者或家属电话咨询，舒缓疗护机构应该提供来电咨询服务，安排相关医务人员值守，接受患者或家属的来电咨询。医生接电时须做好来电咨询患者或家属的信息登记工作，详细了解患者的病史、诊断、治疗经过及目前的身体状态等，根据掌握的资料做出初步判断，并给出处理建议。

2. 舒缓疗护来电咨询服务流程

首先，患者或其家属来电咨询，由值班医生接听电话，询问病史、诊治经过及患者目前的身体状态等，做出初步的判断，对患者进行分类安排。不符合舒缓疗护服务对象的患者，由值班医生在电话中告知患者，同时耐心解释不符合的原因，并且提出诊治的建议，或请其他医生会诊或转其他科室诊治，同时做好定期随访；符合舒缓疗护服务对象的患者，如需住院，则由值班医生填写入院通知，预约入院；如不方便入院的患者，则建议居家进行舒缓疗护服务，由值班医生做好登记，并且通知舒缓疗护家庭医生及时家访，预约好首次家访的时间，家庭医生到访后，给患者做全面的体检，同时建立居家舒缓疗护病床，并定期随访。

三、舒缓疗护转介服务的概念和内容

转介是依据患者诊疗上的多层次需要，通过医院各部门之间、医院与其他机构之间的合作，完成资源合理配置，满足患者多样化的健康需要，提高诊疗资源使用效率的活动。舒缓疗护转介主要发生在以下几个主体之间：医疗机构内部各个科室之间，各个医疗机构之间，养老机构与舒缓疗护机构之间，居家舒缓疗护与机构舒缓疗护之间，社区卫生服务中心舒缓疗护科与舒缓疗护中心之间。

1. 医疗机构内部转介流程

经医生评估处于疾病终末期的患者，由医生开具会诊单、会诊医嘱，由护士转交会诊单至被邀请科室，被邀请科室派医生前来会诊，书写会诊意见，根据评估结果进行科室转介，制定医疗资源的合理分配方案，提供舒缓疗护服务。

2. 医疗机构之间的转介流程

没有舒缓疗护诊疗科目的医疗机构的患者，通过转诊预约平台，到就近的舒缓疗护机构就诊。

3. 养老机构与舒缓疗护机构之间的转介流程

养老机构中的舒缓疗护需求患者，在由医养结合协议社区卫生服务中心的舒缓疗护医生会诊评估后转不同方式的舒缓疗护；居家舒缓疗护对象，由舒缓疗护团队定期提供居家舒缓疗护服务；机构舒缓疗护对象需转自协议社区卫生服务中心的舒缓疗护病房；存在危急重症转介条件的，直接转入舒缓疗护中心。

4. 居家与舒缓疗护病房转介流程

居家舒缓疗护的患者，如果病情出现变化，存在转介条件可向舒缓疗护机构提出申请，舒缓疗护机构根据患者的情况收入社区卫生服务中心舒缓疗护病房，或由舒缓疗护医生会诊后直接转入社区卫生服务中心舒缓疗护病房，待患者生命体征稳定或合并症缓解，家属或患者提出转介需求时，患者再进行居家舒缓疗护。

四、舒缓疗护服务机构服务的概念和内容

舒缓疗护机构是指设置有"舒缓疗护病区""舒缓疗护病房""舒缓疗护单元（病室或病床）"的医院、护理院、养老院和社区卫生服务机构等，也包括确立开展舒缓疗护服务的舒缓疗护机构。舒缓疗护机构专业服务团队通过对临终患者实行心理疏导、舒适护理和姑息支持治疗等来提供舒缓疗护，最大限度减轻临终者的心理和生理的痛苦，使其安稳度过人生的最后阶段，不至于遭受过多的病痛折磨。

1. 门诊接待服务流程

患者或其家属初次咨询时，舒缓疗护医生根据所提供患者资料进行评估，对非服务对象予以耐心解释、说明原因，对于服务对象应确定其为居家服务对象还是机构服务对象，居家服务对象由舒缓疗护医生进行初次患者心理护理评估，确定后收录在案，填写病历资料，正式开始服务，医务人员定期家访；机构服务对象由医生填写入院通知书，收治入院，进行入院评估，制订相应护理计划，撰写病史，开展舒缓疗护服务。

2. 多学科协作流程

患者进入舒缓疗护病房，启动舒缓疗护多学科协作诊疗，医生应于48 h内完成初次评估（心理社会评估可根据实际情况调整时间），制定相应舒缓疗护诊疗、照护计划，每周多学科联合查房，不断调整计划，实施身体、心理、社会照护，服务质量应从并发症减少、症状控制、心理预期满足、负面情绪减少或消失、医疗成本降低等方面评价，随后患者出院进行居家舒缓疗护，如患者不幸离世，根据患者家属需要进行相应心理疏导工作。

3. 出院或死亡服务流程

舒缓疗护住院患者由主治医师进行评估：若患者出现急危重症，通知家属转科治疗或转介至其他医院，办理转科或转院手续；若患者生命体征平稳，疼痛等症状得到控制，医生与家属沟通达成一致意见，即可出院，办理出院手续；若患者出现临终状态，与家属沟通，确定生存期限，转至告别室，家属陪伴告别，宣布临床死亡后按管理要求转至太平间。

五、舒缓疗护居家服务的概念和内容

舒缓疗护居家服务是指设置居家舒缓疗护病床，通过全科团队协助设置家庭病床的方式，医务人员根据患者的需要定期上门开展医疗护理服务，主要是对临终患者进行身心全面、细致的照料，最大限度满足患者生理上和心理上的需求，包括疼痛和症状控制、舒适护理、社会支持、精神支持及家属护理指导、哀伤辅导等，做到不入院也能享受到和医院同等的舒缓疗护效果。

1. 家庭访视服务流程

居家舒缓疗护患者，由工作人员确定居家访视的时间，提前电话预约，按时家访。医生查看之前的病史，进行体格检查、病情判断、诊断、治疗、评估需求、心理疏导、护理指导等工作，开具医嘱及处方，撰写病历记录。

2. 电话随访服务流程

提前了解患者的基本情况，于规定时间内致电患者或家属，舒缓疗护医生或护士先自我介绍，沟通并了解患者及家属目前存在的问题及需求，就问题和需求进行讨论，并给出处理方案，之后书写电话随访记录，随访结束。

六、舒缓疗护服务中医药管理的概念和内容

1. 舒缓疗护中医药管理的定义

舒缓疗护中医药管理是在患者临终前通过中医药辨证施治方法和舒缓适宜技术舒缓痛苦等不适症状，以提高生命和生活质量，帮助患者舒适、安详、有尊严地度过生命中最后一段时光。中医药舒缓疗护管理旨在加强中医药融入舒缓疗护服务的应用、推广和管理，探索和构建本土化舒缓疗护模式，使中医药更好地为疾病终末期患者服务。

2. 舒缓疗护中医药管理流程

湖南省市卫健委基层健康处、湖南省市卫健委中医处牵头，成立舒缓疗护专业协会，再组建中心领导小组和中心工作小组，组建中心医务部和专家团队，下设舒缓疗护科和中医科，各自由专业团队成立，共同负责机构舒缓疗护（舒缓疗护病区、养老院、护理院）和非机构舒缓疗护（居家舒缓疗护和社区舒缓疗护）的

相应工作。

七、舒缓疗护中医药服务的概念和内容

1. 舒缓疗护中医药服务的定义

中医药舒缓疗护服务是运用中医学"治未病"的理念，以及"整体观念"和"辨证论治"的核心思想，通过望闻问切、四诊合参和中医体质偏颇辨识，辨证与辨病相结合，选择中医药具体治疗方法，为疾病终末期患者提供专业的中医药舒缓疗护服务。

2. 舒缓疗护中医药服务流程

舒缓疗护患者由医生通过望闻问切、四诊合参收集信息，根据中医学方法辨证辨病相结合，进行辨证分型及选择相应治法，告知患者家属，同时用中医体质信息采集，依据判断标准进行体质辨识，把患者的中医体质偏颇告知患者及其家属。之后选择具体治疗方法，包括中医内治法、中医外治法和其他疗法。同时开展中医健康指导，包括健康咨询、健康教育、生命教育等。进行中医药干预指导，包括情志调摄、起居调摄、饮食调养、保健指导、穴位保健、运动指导等。

第二节　入院评估

入院评估是整个舒缓疗护的核心过程之一，精准地判断患者病情，才能更加精确地制定方针策略和实施治疗，只有最开始确定了路的正确方向，才能最好最快地走下去。所以要在患者入院之前，运用科学技术和理论，安排好患者整体舒缓疗护过程，从现阶段到最终阶段，再不断地分阶段详细制定指导方针，达到精确舒缓疗护，才能让患者真正地感受到舒缓疗护的意义。同时也只有达到了舒缓疗护标准的患者才能入院，这样能避免医疗资源的浪费。

世界卫生组织在《全球恶性肿瘤报告 2014》中表明，中国新增恶性肿瘤及死亡人数占首位。近年来，上海逐步以社区医生、护士、预防保健人员组成的全科服务团队形式在城区社区卫生服务中心进行试点，为患者及家属提供专业、适当的舒缓疗护服务。随着舒缓疗护事业的推进，人们越来越意识到其在社区开展的重要性，越来越多的患者及家属也逐渐开始接受舒缓疗护的理念，入院评估标准的确立已迫在眉睫。

一、舒缓疗护早期识别的概念和内容

1. 舒缓疗护早期识别的定义

早期识别，即是尽早把需要和即将需要进行舒缓疗护服务的患者进行登记和管理，在第一时间把需要进行服务的患者甄别出来，从而使患者尽快得到最佳治疗。舒缓疗护早期识别，工具通常是一系列的量表、评分标准和问卷等，是以量化的标准把需要进行舒缓疗护的患者甄别出来的手段。常用的识别工具为功能状态评分标准和体力状况评分标准。

2. 舒缓疗护早期识别流程

患者来舒缓疗护中心就诊，先到预检台预检分诊，再到挂号窗口挂号，随后由值班医生问诊、体格检查后，进行初步判断，检查重要脏器功能、做功能状态评分，预估患者生存期，依据检查结果、评分情况等综合评估，按照综合评估的结果进行分流，确定为疾病早期的进行综合治疗，如果经所有指南推荐方法治疗后疾病仍持续进展或评估结果为疾病终末期，则进行姑息治疗。根据患者情况，确定患者适合住院治疗还是居家治疗，两种方式可相互转介。入院服务对象由医生填写入院通知，收治入院；居家服务对象需联系家庭医生，建立居家舒缓疗护病床。

二、舒缓疗护疾病评估的概念和内容

1. 舒缓疗护疾病评估的定义

疾病是指机体在一定的病因作用下，其结构、代谢、功能发生异常变化的生命活动过程。部分疾病发展到后期可导致机体的组织器官功能、代谢和结构发生不可逆转的病理变化，以及机体与外界环境的协调发生障碍，当前医疗水平难以进行有效治疗，进而进入生命终末阶段。评估重点是评价维持生命有关的饮食、体力、呼吸、水肿、精神、意识及重要器官的功能情况，预估患者生存期，采取定制化的治疗护理、心理干预及社会支持，缓解患者临床症状，适当延长生存期。

2. 舒缓疗护疾病评估流程

患者或其家属挂号就诊，由值班医生接诊。值班医生进行问诊、体格检查、初步诊断、开检查单、判断重要脏器功能。根据生存期评分结果（表2-9）分流：评分≥60分无痛的患者进入转介机制，可换成居家舒缓疗护；评分≥60分且疼痛分级评分法（NRS）<5分的患者应居家舒缓疗护，同时可进入转介机制；评分≥60分且NRS≥5分的患者和评分<60分且预估生存期≤3个月的患者收住机构舒缓疗护病房。

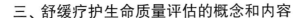

三、舒缓疗护生命质量评估的概念和内容

1. 舒缓疗护生命质量评估的定义

世界卫生组织将生命质量定义为：个人在其所处文化和价值系统背景下，参照自己的标准、期望和关注，对自己生活状态的感受与评价。生命质量是一种多维度的概念，它涵盖功能状态、心理和社会功能的良好状况、健康、意识及疾病治疗等多方面的内容。生命质量评估可用于治疗方案的选择、药物疗效和不良反应的评价及判断预后，还可用于治疗或干预影响因素的评价。可以从体能和智能两方面加以判断和评价，判断舒缓疗护的效果，也便于修改和制定计划。

2. 舒缓疗护生命质量评估流程

值班医生接诊患者按生活质量评估单从 12 个方面逐项打分，每个方面分为 5 种程度，分别计为 1~5 分，累计总分，按分值高低确定患者生活质量情况，小于 20 分为极差，21~30 分为差，31~40 分为一般，41~50 分为较好，51~60 分为良好。

12 个方面包括食欲、精神、睡眠、疲乏、疼痛、家庭的理解与配合、同事的理解与配合、自身对疾病的认识、对治疗的态度、日常生活、治疗的不良反应、面部表情。

四、从中医视角进行评估

中医药在疾病治疗中起的作用已得到大多数人的肯定。在疾病治疗过程中，如何加入中医理念进行治疗极其关键。首先应该认识到，无论是中医还是西医，其治疗方法都有一定的适应证和局限性。所以在中医参与舒缓疗护过程中，首要的就是进行评估，运用中医学的理论辨证分析患者的情况，为其量身制定中医治疗方案。中医治疗恶性肿瘤也是恶性肿瘤综合治疗中非常重要的一部分，既不能否定它的作用，也不能片面夸大它的疗效。科学合理地运用中医药是提高舒缓疗护效果，甚至控制疾病进展的关键。

五、舒缓疗护中医评估与治疗意见简述

早中期的恶性肿瘤治疗应首选手术或放化疗，中药可在手术或放化疗的同时或之后应用。中医治疗的特点是不良反应小、注重整体、能调节气血阴阳和脏腑功能。手术、射线和化疗药物能迅速清除或减少肿瘤细胞，控制病情发展，但同时患者机体也受到很大打击。在术后或放化疗期间给予扶正益气、健脾和胃的中医治疗，可以促进患者体质恢复，减轻放化疗不良反应，使患者顺

利完成疗程，提高治疗效果。放化疗结束后，根据辨证论治给予扶正抗瘤、化瘀散结的中医治疗，可以清除残存癌细胞，达到巩固疗效、预防复发的目的。

对于不适合手术、放化疗的患者，如恶性肿瘤晚期且年迈体弱、器官功能较差，或癌细胞对放疗、化疗不敏感等，可以选择以中医治疗为主的综合治疗。这时应根据患者的体质、临床表现特点（中医称证候），或以扶正为主，或以攻邪为主，或以调整气血阴阳内环境为主等，进行辨证治疗，从而尽可能控制病情发展，提高生活质量。

对部分晚期恶性肿瘤患者，由于肿瘤进展，出现多种并发症及器官功能衰竭等症状。此时中医的治疗主要是以减轻各种症状、适当延长生存期为目的。可配合西医的镇痛、营养和对症治疗，尽量减轻患者的痛苦。

有些抗癌中药具有一定的毒性，一定要在有经验的医生指导下应用，切不可轻易滥用所谓以毒攻毒的秘方，以免造成严重不良后果。

第三节 舒适照护及临终关怀

一、舒适照护及临终关怀的概述

舒适照护是指对于恶性肿瘤患者给予积极的、整体的关怀和照顾，以镇痛、控制其他症状和减轻精神心理创伤、满足宗教需要为宗旨，帮助患者解决患病期间的某些社会问题，目标是使患者及家属获得最佳的生活质量。其服务对象并不局限于终末期的肿瘤患者，凡是因肿瘤引起不适、影响生活质量的患者均可以纳入，并且可以贯穿进展性疾病的始终，对患者进行以中医药特色疗法和身心治疗为主的全方位照护。

临终关怀是针对恶性肿瘤终末期患者因临终死亡过程的痛苦而产生的诸多问题，积极地提供舒适的医疗环境、温暖的人际关系和坚强的心理支持的一种医疗服务。恶性肿瘤的治疗难度众所周知，即使医学在飞速发展和进步，至今对于多数恶性肿瘤的治疗仍没有特效方法。部分恶性肿瘤患者经过一系列的治疗后仍然进展至终末期，甚至部分患者一经发现便已经是终末期。

中医伦理学思想认为生命是宝贵的、神圣的，我们需要敬畏生命、珍爱生命。《素问·宝命全形论》提出"天覆地载，万物悉备，莫贵于人"，这种生命观认为人的生命是世间万物中最宝贵的，需要被放在首位。对于临终的患者，中国古代虽然没有很多抢救方式，但是对临终的生命并没有放弃。《史记·扁鹊仓公列传》中记载了扁鹊用针灸方法抢救已经被认定为死去的虢国太子，历史上此类"妙手回春"的医案颇多。"药王"孙思邈在《大医精诚》中提到"凡大医治病,先发大慈恻隐之心,誓愿普救含灵之苦",要求对待患者要发慈悲、恻隐之心。中医伦理学的生命观认为临终也是生命的一部分,对临终患者生命的珍爱和敬畏同样重要,将以人为本、敬畏生命的理念融入医疗护理体系之中,使临终患者不再感到被社会遗弃,使其觉得自己永远是社会的一员。

二、舒适照护和临终关怀的服务宗旨和服务原则

(一)服务宗旨

1.服务内容

舒适照护及临终关怀都以照护为主,给予患者积极且整体性的照顾,尊重患者的权利和尊严,重视患者的生命质量。

2.服务对象

舒适照护的服务对象是经明确诊断的任何年龄、处于任何疾病阶段,凡因为恶性肿瘤引起进行性身体、心理、社会及精神各层面不适,需要照护的恶性肿瘤患者。

临终关怀的服务对象是经诊断明确、目前医学条件尚无救治希望,预计生存期在3个月内的终末期恶性肿瘤患者。从广义角度来说,患者的家属也是需要关心和服务的对象。

3.服务目的

舒适照护及临终关怀主要在于确保患者及其家属最佳的生活品质,以控制疼痛,缓解患者其他相关病理症状、解除患者心理、社会层面的痛苦为重点,强调的是通过医务人员为患者提供保守性的治疗和支持性的照顾,尽可能地使患者能够有尊严、平静、安详且满意地度过生命最后的阶段。

(二)服务原则

1.提高临终患者生命质量原则

提高临终患者生命质量原则是指对恶性肿瘤晚期患者的治疗和护理本着舒缓疗护、提高患者生命质量的原则。对治愈无望的临终患者,不以延长患者的生存时间为主,而以提高生活质量为主要目的,以给予患者全面照顾为主,以减轻患者痛苦为重点,给予积极的舒适照护,帮助临终患者安详舒适地走向生命的终点。

2.全方位照护原则

全方位照护原则要求医务人员以同理心对待患者和家属,给予更多的理

解、关爱、帮助和支持，提供生理、心理、情感、精神和社会等方面的全天候、全方位整体优质照护，尽可能地满足患者的需求，使其身体、心灵获得安宁。

3. 人道主义原则

坚持以人为本的原则，践行以患者和家属为中心的人道主义精神，真心重视、真诚关爱，创造整洁、温馨、安全且具有家庭氛围的人文环境，满足患者和家属的愿望和需求。对患者提供更多的爱心、同情和理解。

4. 重视临终患者的权益原则

患者即使处于生命的最后阶段，其个人尊严也不应该因生命活力降低而递减，个人权利也不可因身体衰竭而被剥夺。医务人员应尊重他们应有的权利、维护他们的利益和尊严，最后让生命带着尊严谢幕。恶性肿瘤晚期患者的权利如下。

(1)享有医疗服务的权利：获得姑息治疗、安宁照护服务及精神支持的权利；获得尊重意愿的权利；获得临终关怀服务的权利；有出院、转诊或转到其他医疗机构治疗的权利；有拒绝任何特定药物、检查、处理和治疗的权利等。

(2)享有知情同意权：对临床疾病信息、治疗和预后的知情权；同意或拒绝接受某项治疗及临床研究的权利等。

(3)享有隐私权和保密权：对个人信息、身体状况及自我决策等隐私保密的权利。

(4)被尊重的权利：在接受治疗和服务的同时享有人格尊严、民族风俗和宗教信仰等得到尊重的权利。

5. 动员社会参与原则

舒适照护和临终关怀是关系到每一个社会成员且具有非凡社会意义的事业，是人类社会文明进步的标志，是一种社会化的系统工程，需要全社会的共同参与。应在专业人员和专业机构的基础上，动员其他社会组织，共同关心和参与此过程，积极开展舒适照护和临终关怀知识普及宣传教育，对全民进行死亡教育，正确理解生命神圣论、生命价值论与生命质量论的关系，使人们正确面对死亡，以科学态度正确对待死亡。

6. 适宜国情的本土化原则

借鉴和学习英国、美国等发达国家的经验，结合我国政治、经济、文化和社会发展实际，因地制宜、因时制宜、因病而异、因人而异地开展适合我国国情的舒适照护临终关怀理论研究和实践服务模式。

三、舒适照护和临终关怀的组织形式

美国采用的是以家庭临终关怀服务为主、住院服务为辅的服务模式。中国台湾的照护模式有4种：住院安宁、安宁居家、安宁共同照护和社区安宁。我国目前多在综合医院、专科医院和养老机构专设病区和病房中开展，社区卫生服务中心的临终关怀病房也正在蓬勃兴起。具体的临终关怀服务模式主要有以下几种。

（1）独立的临终关怀医院：其软硬件资源较齐备，可提供良好的环境和身体、心理、社会及精神等全面的照护。比如北京松堂关怀医院、上海闸北区红十字老年护理院等。

（2）综合医院内附设的临终关怀病房或单元：可利用综合医院的资源，临终照护的水平较高。如昆明市第三人民医院关怀科、复旦大学附属肿瘤医院姑息治疗科、汕头大学医学院第一附属医院宁养院及北京大学肿瘤医院姑息治疗中心等。

（3）社区卫生服务中心的临终关怀病房：便于患者就诊、家属照料，缓解患者就医难的问题，有效地提高临终患者生命质量，降低患者医疗费用，促进医疗资源合理利用，提升城市文明水平。上海76家临终关怀机构（科）中社区卫生服务中心占94.74%，并初步建立起社区居家、机构病房和家庭病房"三床联动"机制，形成了社区肿瘤条块、临终关怀门诊、病房、家庭医生"四位一体"的工作。

（4）家庭临终关怀服务机构：针对无法进入医院或希望留在家里与家人共度最后人生的临终患者。由临终关怀团队提供以家庭为单位的整体护理模式。医疗照护由综合医院或社区服务中心的专业人员提供上门服务，将医院提供的护理服务延伸至患者家中，通过家庭访视提供专业的护理，如香港新港临终关怀居家服务部、台湾忠孝医院社会服务部等。

四、服务内容

舒适照护和临终关怀不是一种治愈性治疗，而是旨在给予患者一段安静、美好的时光，通常针对晚期或终末期的患者，不能进行过于强烈的治疗，主要在于舒缓患者及其家属心理、生理等各方面痛苦，使患者有尊严、满意地走完人生最后阶段的医疗护理。

（一）症状护理

症状是指疾病过程中机体内的一系列机能、代谢和形态结构异常变化所引起的患者主观上的异常感觉或某些客观病态改变。终末期的肿瘤患者需要对一系列症状进行控制，重点是疼痛、疲乏、恶病质，其他症状还包括精神症状（失眠、焦虑、认知功能障碍、谵妄）、咳嗽、水肿、骨髓抑制、消化道反应（厌食、恶心呕吐、便秘、腹泻、恶性肠梗阻)等，临床症状通常和疾病相关且多具有个体差异性。英国姑息医学专家 Robert Twycross 教授在编著的 *Introducing Palliative Care* 一书中，提出了"EEMMA"的症状处理原则。

(1)评估(evaluation，E)：研究症状的发生、发展和演变及由此而发生的患者的身心反应，对形成护理诊断、制定护理措施起着主导作用，同时症状评估也为身体评估、辅助检查提供线索。因此，掌握常见症状是进行全面、客观、准确评估的前提和基础，并且评估是建立在得出正确的护理诊断和对疾病演变过程识别的基础上：①影响患者生命质量的主要症状是什么？有何特点？②引起该症状的病因、病理学基础是什么？③已用过何种治疗手段且疗效如何？④目前存在哪些护理问题？

(2)解释(explanation，E)：①用通俗易懂的话语解释引发该症状的原因和机制；②与患者及其家属进行良好的沟通，共同讨论治疗的选择。

(3)症状处理(management，M)：①尽可能纠正引起症状的原因；②可选择中、西医各种药物和非药物治疗措施；③针对持续性症状及后期可能出现的症状采取必要的预防性措施；④采取简单化治疗原则，减轻患者因治疗引起的不适感；⑤处方详略得当并获取患者的知情同意；⑥注意难治性症状的处理；⑦制定个体化的诊疗计划。

(4)动态监测(monitoring，M)：对治疗效果进行持续性的评估和检测。

(5)注意细节(attention to detail，A)：密切观察治疗效果和不良反应。

(二)基础护理

1.舒适护理

(1)首先，要保证患者环境的卫生情况，定期杀菌消毒，并保持空气流通。其次，要保证患者有一个舒适轻松的治疗环境，舒适的护理更利于患者的心理健康，增强疗效；最后，要尽可能地美化环境，保持病室适当的温湿度、光线充足、通风、整洁安静，可摆放患者喜爱的鲜花、物品，播放舒缓的轻音乐。

(2)定期为患者擦拭身体，更换衣物、床单、被褥等，并及时清理患者分泌物和排泄物，保持患者身体清洁卫生；定时为患者翻身，避免因局部长期受压、血液循环不畅而产生压疮；每日早晨及睡前协助患者漱口，口唇干燥者，应多喂水或用湿棉拭子涂抹以湿润口唇。

(3)严密监测患者生命体征，及时给予吸氧、吸痰，保持呼吸道通畅；对有留置导尿管者，应预防泌尿道感染；对意识丧失、谵妄、躁动的患者应注意保护其安全，护理时动作要轻，避免外界刺激而引起患者抽搐。

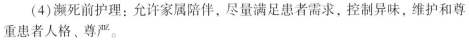

（4）濒死前护理：允许家属陪伴，尽量满足患者需求，控制异味，维护和尊重患者人格、尊严。

2. 营养支持

依据患者饮食习惯合理搭配，调整饮食结构，提供高热量、高蛋白且易消化的食物，少量多餐地给予流质、半流质饮食，必要时行鼻饲或全胃肠外营养，并鼓励患者多吃新鲜水果和蔬菜，满足患者热量和营养需要，基本原则是"想吃就好，能吃就好"。同时加强监测、观察患者电解质指标及营养情况。家属也不应强迫患者进食，不能按照自己的意愿增加患者因进食引起的痛苦。

（三）心理护理

面对患者的年龄、职业等特征的差异，医院工作人员必须最快最全地熟悉患者的个人资料，对于不同情况的恶性肿瘤患者采取不同的护理方式。由于个人的成长环境等方面的不同造成个人的心理素质不同，对待死亡的心理状态也不同。有些患者面对死亡表现得比较安静、乐观，有些则表现为害怕、恐惧。医务人员应根据患者的性格特点对其进行针对性的疏导，站在患者的角度思考问题，用温暖、知心的话语与患者交谈、沟通，使其摆脱负面消极的情绪，并最大限度满足患者的需求。

（四）习惯护理

在饮食上，对于情绪状态不佳的患者，医务人员应该给予患者易消化、富含维生素及蛋白质的高营养饮食。医务人员可以为患者家属提供食谱，以保证患者的营养均衡，同时更要注意肿瘤患者不宜多食、快食。在卫生上，医务人员要保证对病房进行定期消毒杀菌通气，同时还要注意病房温度、湿度的控制。

（五）对家属的支持

临终患者家属不仅要承担治疗费用，还要承担照顾患者、即将痛失亲人的心理压力，给其身心带来十分不利的影响，在此期间要鼓励家属及时宣泄内心感受，并做好心理疏导工作，适时进行死亡教育。做好临终患者的基础护理，提高其生活质量，也是对家属的安慰与关怀。同时应该给予患者家属充分地理解、倾听和安慰，鼓励他们面对现实，帮助其走出阴霾，恢复正常生活。

第四节 精神抚慰

精神抚慰是社会生活中普遍存在的一种人类互助现象。它具有自发性、文化性、义务性、普遍性、简便有效性、直接干预性的特点，是人类不可或缺的情感润滑剂和心理平衡的砝码。精神抚慰是心理咨询的一种特殊形式，对增进人们的心理健康和缓解人们的心理困扰具有重要作用，因此，有组织地在社会中开展心理倾诉和精神抚慰工作，培养更多合格的精神抚慰者，对建立互助互爱的和谐社会具有重要的现实意义。

随着经济的发展和社会的进步，人们对医疗服务和健康照顾有了更多元化的需求。健康医疗服务不再局限于"看病"本身，身处于不同环境中的患者有时候更需要心理照顾和精神抚慰。

一、精神抚慰的概念

格雷和霆多尔将精神抚慰(心灵抚慰、朋辈心理咨询)定义为："非专业工作者作为帮助者所采取的人际交往中的各种帮助行为。"它包括一对一的帮助关系、小组领导关系、讨论领导关系、劝告、家教、同伴教育、冲突调解，以及人际交往中发生的各种帮助活动。这是一种比较宽泛的定义。就医院而言，精神抚慰指的是医务工作者为患者的治疗和康复注入更多"心灵"和"精神"的力量，以语言或者非语言的方式，尽可能多地给予患者及其家属提供倾听、支持、鼓励、心理安慰或者其他支持，使患者及其家属在一定程度上获得某种心理安抚、慰藉甚至精神依靠。

人是富有情感的动物，这些情感有时候需要安慰和补偿，有时候需要倾诉和宣泄。在交际时人们需要情感投资，也需要情感满足，需要友谊和爱情，甚至在对重大事务的决策和行动上，都希望得到更多人的理解、信任、支持和鼓励。人类的情感交流需要也决定了人的合群倾向。

目前，绝大部分恶性肿瘤仍然是治疗困难且预后不佳的疾病，在接受治疗的过程中多数患者会出现消极情绪。在恶性肿瘤患者的治疗过程中，精神和心理因素有着重要的作用。中医有"情志致病"之说，认为"七情"是脏腑功能活动的基础，脏腑功能失调同样可以导致情志异常，情志异常会影响人体气机。临床工作者可以恰当地应用七情间的相互制约，从而内在地制约气机和脏腑功能的异常，促进患者的康复。医务工作者可以根据患者不同的性格、心理承受能力和家庭社会生活背景等，巧妙地结合具体病情，做好精神抚慰，帮助患者

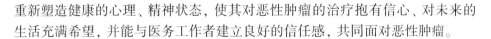

重新塑造健康的心理、精神状态，使其对恶性肿瘤的治疗抱有信心、对未来的生活充满希望，并能与医务工作者建立良好的信任感，共同面对恶性肿瘤。

二、精神抚慰的分类

根据患者求助及精神抚慰者给予帮助的主动性，精神抚慰可以分为主动型精神抚慰和被动型精神抚慰。

精神抚慰者通过察言观色，洞察患者的情感和精神需要，主动发出信息，邀请当事人吐露心事，并给予当事人以各种形式的慰藉、鼓励、支持和劝导，致使求助者放下心理防线、敞开心扉，从而进一步能够摆脱痛苦、悲伤、焦虑等消极情绪，称为主动型精神抚慰。

当事人主动倾诉、吐露心事、寻求帮助，咨询者被动、有目的性、有时甚至是勉强地作出回应，给予当事人以帮助和心理支持，称为被动型精神抚慰。

三、精神抚慰的特点

1. 自发性

人类的生活方式为集体、群体为主，当个体自身无法克服心理困扰时，往往会主动寻求外界帮助。在人际交往的过程中，人们也会自觉或不自觉地为他人提供心理安慰、支持、劝导等。

2. 文化性

患者向他人倾诉的概率及自我表露的程度，受到社会文化的影响，社会越发展、越开放，患者倾诉和自我表露的可能性会越大。精神抚慰者的心理卫生意识越强，对咨询整体的包容性更大。

3. 义务性

精神抚慰是一种利他行为，以利他为目的，通常情况下是自愿的，基本上不存在物质报酬的问题。有时候精神抚慰者会有所损失，例如：时间和精神损失(情绪受到影响)等。在精神抚慰的过程中，医务工作者也受到患者的尊重和感激，进而使医患关系变得和谐。在与患者共同探讨问题的过程中，医务人员还可能加深对问题的认识，以便更好地服务临床。

4. 普遍性

中国人的心理调节途径按其频率依次是自我调节、知心朋友、家人、同事、社会咨询机构等。随着社会竞争越来越激烈，人们所承受的心理压力也越来越多、越来越大，不可避免地产生许多心理问题，精神抚慰的应用也越来越普遍。

5. 简便有效性

患者和医务工作者空间距离较近、交往较为频繁，医务工作者的专业知识和心理健康意识等因素，为高效率的精神抚慰提供了有利条件。与专业的心理咨询相比，精神抚慰受时间、地点、语言等因素的影响较少。医务工作者对患者的情感和行为有一定的影响力，而医务工作者的意见和建议，也更容易被患者所接受和采纳。

6. 直接干预性

专业心理咨询的主要目的是通过咨询改变当事人的态度、认知、动机，进而影响其行为。对其行动及环境而言，这是一个间接影响和干预的过程。但是，在精神抚慰的过程中，医务工作者对于患者的指导和建议更具有说服力和影响力，能够对患者的言行进行直接监督和干预。

四、精神抚慰在舒缓疗护中的应用

精神抚慰的具体形式是多种多样、丰富多彩的。但安抚和慰藉这两种基本手段都是实现精神抚慰的宗旨所必需的。安抚，就是安定患者的情绪，抚平患者的心理创伤，为患者营造一种安全保险的心理机制，使患者的悲伤情绪不再加重、创伤不再加深。慰藉，就是给患者以精神依托，分析患者的心理状态，帮助其克服消极情绪，尽可能地消除肿瘤患者的"恐癌心理"，使其对恶性肿瘤治疗抱有信心，对未来的生活充满希望，以对未来的补偿期待平衡眼下的消极情绪。精神抚慰如果仅有安抚而无慰藉，则会感到空虚无指望；如果仅有慰藉而无安抚，则难以消除失意、失落等消极情绪。不良的心理状态是加速恶性肿瘤发展的重要因素之一。因此，安抚和慰藉对精神支柱的确立和心理平衡的实现来说，都是不可或缺的，都是精神抚慰的重要手段。

1. 支持与鼓励

最重要的是鼓励和支持患者，帮助患者消除不良的心理因素。如针对对诊断持怀疑态度的患者及其家属，进行深入耐心地交谈，介绍有关疾病的病因、诊断方法、病理检查的意义、治疗预后、治疗时机的重要性等；对焦虑、恐惧的患者，用亲切的语言、温和的态度关心他们，对他们提出的问题以诚恳、坦率的态度去解答，并介绍本科室治疗较成功的病例，让同类患者及亲属现身说法等。必要的时候，采取一定程度善意的"哄瞒"，这与"讲真话""实事求是"并不矛盾。对患病绝望、心理失衡、悲观失望的患者给以希望，哪怕只是虚幻的希望，有时也能起到很大的安慰作用。

对疼痛、死亡的恐惧和无助感，常常会令患者情绪低落，患者及其家属在精神心理方面的需求明显，这就需要我们联合心理、宗教文化支持，并且认识到躯体痛苦和情绪之间的联系而适当处理，给予患者支持和鼓励，让他们有信心和勇气去面对疾病，从而更好地接受治疗。

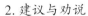

2.建议与劝说

告诉患者切勿轻信广告宣传，不可病急乱投医，应到正规医院就诊，在医生的指导下合理治疗，应尽可能早期治疗、规范治疗。

根据患者的实际情况，为患者选择最适宜的个体化治疗方案，指导患者如何用药，告知药物可能出现的不良反应等。要循循善诱引导患者把眼光从过去、现在引向未来，向前看，给生活以"奔头""盼头"。

3.解释与指导

向患者家属详细讲解治疗计划、预期疗效、治疗的配合及注意事项、可能出现的并发症和解决的办法，使患者家属有思想准备、鼓励患者、共同分担患者可能出现的痛苦。鼓励患者家属协助医务人员向患者解释、鼓励、安慰等，解释疾病发生的原因，告知解决的办法。当患者对自己的健康和前途疑虑不安时，以事实为依据，向患者作出保证，如当患者询问疾病的预后，则告诉他可以争取到的最佳的疗效。指导患者使用放松疗法和精神转移疗法。

(1)腹式深呼吸，将意识集中于呼吸，缓慢吸气后停顿数秒再慢慢呼出，能安定身心，松弛肌肉。

(2)意象干预，运用有目的的内心思维活动设想能达到某项期望的治疗目的。

(3)使精神集中于疾病以外的刺激，如读书、听音乐、看电视、冥想等。

(4)鼓励患者积极参加社会实践活动，如恶性肿瘤患者俱乐部，或结交一些恢复较好、对疾病具有乐观态度的患者一起锻炼身体，一起谈养病经验。身体许可时，鼓励患者做点有益的事情，如家务或参加一定量的工作，使患者感受到生命的价值，提高生存的信心。

4.促进环境的改善

(1)改善外部环境：帮助患者转换生命价值观，鼓励患者以科学的态度认识疾病和死亡，协助患者克服对恶性肿瘤的恐惧。鼓励患者多参加亲友团聚、和朋友一起举办聚会等集体活动，用生命日记、相册等记录生活美好的瞬间。协助患者营造积极向上、蓬勃朝气的医患、护患及病室氛围。帮助患者重新构建人际关系，包括人与天(神)之间的关系、人与他人之间的关系、人与自然环境之间的关系等。

(2)改善精神环境：尽可能地满足患者精神心理支持的需要。沟通了解患者的心愿，帮助患者完成心愿。为患者创造舒适安静的环境，关心、体贴、安慰患者，态度和蔼，语速适中，还可以给予一些情感的安慰，如抚摸患者的身体、有时安静地在床边坐一会。尊重患者采取的解除焦虑的应对措施，如来回踱步、哭泣、愤怒、诉说等，采取适宜的放松疗法，如听音乐等方法。

第五节　人文关怀

一、人文关怀的概述

人文关怀，是指除了为患者提供必需的护理技术服务之外，还要为患者提供精神、文化、情感的服务，以满足患者的身心健康需求。医学人文关怀强调一切以患者为中心，做到时时、处处关爱和尊重患者，把患者的利益置于个人利益之上，医学价值的核心之一就是医学人文关怀。恶性肿瘤患者在身体、心理、社会、心灵上均承受着不同程度的痛苦，包括疾病导致的身体不适、长期治疗带来的身心疲倦、心理上的压力等，负面情绪在很大程度上影响患者的治疗效果。有效的人文关怀可以改善恶性肿瘤患者焦虑、抑郁及痛苦等不良情绪，继而对提高治疗依从性、促进免疫功能恢复、提升治疗效果和患者的生活质量都有较明显的作用。

相关调查结果表明，大多数的恶性肿瘤患者存在不同程度的心理问题，再加上患者对于恶性肿瘤疾病的恐惧，在治疗过程中焦虑、不安等紧张情绪将会给患者带来极大的心理影响。在受到身心压力及经济压力的双重影响下，部分患者会选择中断治疗，因此，对患者进行人文关怀护理的重要性便体现出来。

恶性肿瘤预后差，病程中给患者带来巨大的身体和精神冲击。在恶性肿瘤患者的诊断和治疗过程中，有效的人文关怀是必不可少的，能够改善其心理状况并提高其生活质量，能帮助其解决心理疾病，减轻诊断时的惊恐不安、缓解治疗时的不适，并能帮助其建立治疗自信，提高其治疗配合度及治疗、护理满意度，是治疗恶性肿瘤的一味良药。通过日常治疗、护理给患者提供舒适的治疗环境来达到促进疾病康复的目的。院外指导使患者对护理知识知晓率大大提高，让其具备一定的自我护理能力。人文关怀作为全新的护理理念，能够缓解恶性肿瘤患者的负面情绪，让患者始终以积极乐观的生活态度面对治疗，强化恶性肿瘤患者的治疗依从性、改善患者的生活质量，且能让医患关系更加融洽，减少医疗纠纷的发生。

二、人文关怀的要点

(一)理解患者的文化背景

理解患者的文化背景包括理解患者的价值观念、文化差异和宗教信仰等。

价值观念会影响个人所作出的各种选择，不同价值观念的患者及其家属对于疾病的认知和诊疗计划也会作出不同的选择。文化差异也会影响患者及家属对舒适照护及人文关怀计划的选择和接受、认知程度，一些特殊文化背景的人群不愿意直接面对疾病的诊断和预后，特别是当结果比较残酷的时候。因此，医务人员在照顾患者的过程中，应该充分了解不同文化背景人群的文化传统及其对于疾病和生命的态度。此外，宗教信仰也可以影响患者及其家属对医疗照护的选择。在照顾患者的过程中，如果发现患者有宗教信仰，医务人员应该尊重患者的宗教信仰，依据其偏好，选择最佳的诊疗方案。来自不同文化背景的个人或群体，存在不同的交流表达方式，因此，医务人员应熟悉不同文化背景人们的语言表达方式，才能与患者进行有效的沟通，建立良好的医患关系。

（二）表达医务人员的关爱情感

患者住院后不能正常地生活、工作、学习，因而迫切盼望病情早日好转。因此，医务人员应适时表达对患者的关爱情感，将患者的病情变化、化验结果、诊断结果、治疗效果主动向患者做科学的保护性解释，并给予心理上的支持和保护，使患者充满信心和希望，消除对疾病的恐惧、猜疑和焦虑情绪，并调动患者的积极心态，让其主动配合医务人员的治疗和护理。同时，向患者介绍新的诊断手段、安全有效的治疗措施、规律的作息制度、合适的饮食安排等，以解除患者的顾虑和恐惧，促使其始终保持稳定和良好的心理状态。

（三）尊重患者的生命价值

尊重患者的生命价值，最关键的是坦诚面对患者，尽自己所能为患者提供最好的诊疗方案、护理措施，保障患者的生命质量，必要时尽力拯救患者的生命。充分评估手术及各项治疗的风险，邀请患者全家做术前沟通，平等对话，让患者及家属感到亲切；说话留有余地，对患者及其家属分别沟通；综合运用语言、书本、文字等沟通工具，使患者及其家属真正达到知情、同意。

（四）协调患者的人际关系

人际关系是在一定的社会条件下，人们在认知互动、情感互动和交往行为过程中形成和发展起来的人与人之间的相互关系。医患关系是一种专业性、服务性的人际关系，是为了满足患者一定的需求，完成一定的工作任务而建立和发展起来的。建立良好的医患关系，一是有利于创造良好的工作环境，二是有助于医务人员认识自我、陶冶情操和发挥才能，三是有利于增进患者对医院工作、医务人员的理解、信任和支持。

（五）满足患者的个性需求

患者住院后，日常生活环境和生活方式及其充当的角色都发生了巨大变化，从心理上和生理上都减弱了其在社会上承担的不同角色的能力及与周围环境保持和谐的能力。医务人员应根据患者的具体情况，满足患者的个性需要，组织他们从事力所能及的操作活动，进行适当的文娱、体操等活动，使患者的精神有所寄托，生活更加充实。医务人员要了解患者、体贴患者，要主动和患者交谈，在病情允许的范围内向患者介绍疾病相关知识，耐心解释患者提出的问题，消除患者孤独、苦恼、受制于人等焦虑消极情绪。

三、人文关怀在舒缓疗护中的应用

（一）疾病发展过程中的舒缓疗护

1. 诊断初期

诊断初期，患者由于对陌生的诊疗环境和疾病信息缺乏的恐惧，对医务人员的言行和周围环境的变化比较敏感和多疑，容易出现痛苦、焦虑和恐惧等不良情绪。人文关怀实践应该以患者和照顾者为中心，这一阶段重点内容包括住院环境、心理支持、信息支持、照顾者辅导等，对缓解患者和照顾者治疗前的心理压力，提高治疗依从性具有重要作用。

（1）创造温馨和谐的人文环境：为患者营造一个人性化、人文化、充分体现其权益和需求的医疗环境，设计和布置设施应尽可能体现家庭式的温馨，保持病房的舒适方便和整洁美观。

创造良好的休养环境：室内温度、湿度和光线适宜，空气新鲜，配备常用物品，适当摆放有益人体健康的植物盆栽，适时播放轻松优美的音乐，让患者心情得到放松愉悦。

营造和谐的治疗环境：设不同规格的病房，满足不同层次患者及家属的需求。设置醒目的路标、扶手、急救呼叫铃、提示牌等安全设施，张贴部分工作流程、工作人员照片、护理服务公示等。病员活动室放置一些报纸、杂志、宣传资料、恶性肿瘤知识文化手册等，让患者切实感受到医务人员在关心他、尊重他，使他感受到家庭般的温暖。例如创建科室文化墙，使患者感受到来自医务人员的关爱和鼓励；建立病房广播，搭建医患、护患沟通的桥梁。

（2）树立良好的医护形象，提高患者治疗信心：从就诊、住院、手术、治疗、好转、出院、随访，以及患者基础护理、生活护理、疼痛护理、营养膳食安排、家属亲友探视等，提供全方位、舒适、便捷的人性化医疗服务。

加强病情观察，改善临床症状，提高患者生存质量。医务人员在扎实的专业理论基础上娴熟地掌握操作技能，进行各项操作前严格执行查对制度并做好耐心细致地解释。给患者关怀、安慰和鼓励，确保护理安全。在治疗、护理操作及与患者沟通过程中注意仪态端庄、文明用语，注意表情、姿势、动作、语气及语调等非语言性讯息，展示亲切、自信、专业的医护形象，提高患者对治疗的信心。

（3）构建病房心理支持体系：大部分恶性肿瘤患者一旦确诊即会出现一系列心理问题，医务人员要注重与患者的沟通交流，注意患者的情绪波动和心理变化情况，鼓励患者表达想法并耐心倾听，明白患者焦虑、恐惧的原因，给予针对性、循序渐进的心理疏导和干预，提供个性化的心理支持。对心理痛苦评分<4 分的患者，由责任医生进行初步心理干预；≥4 分者，评估原因并由责任医生采取针对性干预措施，效果不佳者申请院内心理咨询师会诊；针对严重或特殊心理问题者，实施全院心理心灵护理"大会诊"；对于存在情绪症状患者，如抑郁、焦虑、谵妄等，心理咨询师制定个性化护理方案，个案管理师则对患者直接给予心理支持，舒缓压力。

（4）信息支持：及时告知患者及其家属关于诊断、治疗、预后及检查结果等重要信息，提供治疗有关书面资料，并以积极的方式告知患者病情等。

（5）关爱患者家属：患者家属除了要日夜照顾患者外，另一方面还要竭力克制自己对于即将失去亲人的悲哀情绪，由此会产生较大的心理压力，消耗大量的体力和精力，会表现出同患者相似的悲观心理特征。因此，恶性肿瘤患者的家属也成为人文关怀的重要对象。为患者家属提供互助交流平台，如举办心得交流会、建立家属微信交流群等多种方式，并进行团体心理辅导，包括死亡教育、人生的意义与哀伤辅导等，预防亲属焦虑对患者造成的不良影响。患者和家属增加了对医务人员的认可和表扬，可以显著提高医务人员的成就感，由此形成良性循环，医务人员对工作的满意度提升，继而实现医疗服务健康科学地发展。

2.治疗期

（1）注重关怀礼仪：医务人员仪表端庄、和蔼亲和、从容沉着的举止，更易获得患者的信任和好评，从而有利于提高患者的治疗依从性，构建良好的医患关系，减轻患者痛苦。

（2）规范恶性肿瘤治疗、护理工作流程：在操作过程中体现人文关怀，提高相关医护工作人员的专科知识与操作技能。医务人员注重规范职业行为，做到说话轻、走路轻、操作轻、关门轻等。操作时轻、快、准、稳，保护患者，减少暴露的时间。操作后了解患者感受，让患者在接受护理操作的过程中感受到亲切的人文关怀，让医院到处充满人性化服务和人情温暖。同时根据患者疾病情况及个性特点，做好围手术期护理及相关知识宣教，尤其对于治疗期间出现的不可耐受的并发症需密切关注并及时处理，在这个过程中尤其要注意尊重患者隐私和宗教信仰等。

（3）舒适护理：构建科室舒适护理指导手册，为舒适护理实施提供参考。根据患者自身情况实施相应的个体化舒适护理方案，也可以邀请患者家属共同参与，包括体位摆放、身体清洁、异味控制、肢体按摩、大小便失禁护理等，为患者摆放舒适体位，保持身体清洁，提高患者舒适度和生活质量。

（4）心理支持：鼓励家属克制情绪，动员患者朋友、恶性肿瘤治疗疗效较好甚至达到治愈水平的病友和社会共同为患者建立起良好的社会心理支持系统，减轻患者痛苦和心理负担，帮助患者纠正不良心理状态，树立信心，建立积极向上的生活态度。为患者提供在线讨论小组、博客、QQ 群或微信群等互动交流平台，组织患者在群组内进行疾病相关知识讨论或同步聊天会议，为治疗期间的患者及其家属提供心理支持指导，营造治疗经验和康复相关信息交流氛围。

（5）延伸护理服务：对治疗间歇期患者，可以通过网络在线平台的医疗健康管理模式延伸人文关怀。

3. 无进展生存期

无进展生存期阶段为患者提供从院内到院外、从病房到家庭的全程延续式人文关怀疗护服务。

（1）多维度网络干预：互联网进行在线问答及疾病相关康复知识讨论等。

（2）建立出院随访制度：通过电话随访了解患者的身体状况及心理状态，指导患者出院后的用药、饮食、心理、复诊等，耐心回答患者或家属的疑问。

4. 终末期

（1）疼痛护理：针对患者的症状给予相应治疗及护理干预，如转移注意力、热敷、按摩和经皮电神经刺激疗法等。

（2）社会支持：通过鼓励患者家属尽量给予患者更多的亲情支持，指导患者家属对患者的陪伴、鼓励及护理等，必要时可邀请治疗疗效良好的患者现身说法，让患者得到良好的社会支持。

（3）死亡教育：适当的死亡相关知识教育，可加强患者对死亡的理解，减少负面情绪，促使患者能够尽可能平静、安宁地度过疾病终末阶段，进而能够祥和、安宁地面对死亡。

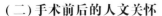

(二) 手术前后的人文关怀

1. 术前访视中的人文关怀

术前常规由医生和患者及其家属充分沟通手术的必要性，术中和术后可能出现的不良反应、并发症及意外情况，手术前后护理和注意事项等，并获取患者及其家属的书面同意，过程中应避免使用过多的医学专业术语，尽可能地使用通俗易懂的方法和患者及其家属平等对话，给予患者充分的理解和支持，并注意谈话的仪态、姿势、表情等非语言特征，尽可能地获取患者及其家属的信任，以期达到更好的依从性和治疗效果。多与患者沟通交流，分享疾病相关知识，指导其进行自我管理，同时耐心听其倾诉，尽量满足患者的合理诉求，关心、尊重、理解患者，给予患者及其家属精神鼓励与语言、行为等支持。

由巡回护士充分收集患者资料信息，包括主诉、合并症、手术史、诊断等，过程中以图文并茂的方式告知患者术前操作项目、入室流程、手术及麻醉的大致时间及陪伴的医务人员，针对患者及家属常见的顾虑及心理问题进行解答并及时告知其相应的防治措施，实行个性化心理干预。

2. 术前护理中的人文关怀

于消毒、动静脉穿刺、导尿等相关操作前告知患者需要的体位及可能出现的不适，操作时注意保持与患者的沟通，并告知患者其必要性及术后的相关注意事项，及时询问患者主观感受并加以安慰开解。

3. 术后护理中的人文关怀

术后密切巡视，重视患者主诉，主动关心患者，及时提供适宜的镇痛方法，疼痛时轻拍患者肩背部，指导患者采取舒适的体位，配合轻柔的语气、缓慢的语速安慰患者。向患者家属告知术中相关情况并加以解释，缓解患者及其家属焦虑、不安的情绪。

四、恶性肿瘤患者人文关怀中存在的问题

(一) 过于关注恶性肿瘤本身，关怀理念淡薄

有研究发现，在2000余例有精神症状的恶性肿瘤患者中，只有不到1/3的人被医生注意到他们的精神症状，医生对患者病情的把握过分依赖仪器显示的指标，而对患者心理、社会状态等人文因素欠缺考虑。可见较多医生关怀意识淡薄，重视"治瘤"忽视"治人"，往往低估了患者对关怀的需求；过于将注意力集中于疾病本身，而忽视了作为整体的人的生存状态；过于看重患者的生物学治疗，而缺少对肿瘤患者情感、心理及社会状态的关心。

（二）医务人员缺乏关怀培训，关怀能力不高

我国的关怀护理教育于21世纪初才开始发展，起步较晚，尚未形成适合我国文化背景的相关关怀理论。大多数院校、医院等未加强落实对医学生或医务人员人文关怀知识的教育培训及相关考核，导致他们很少或几乎没有接受如何对恶性肿瘤患者进行科学合理的人文关怀的训练，对人文关怀无法形成科学、完整的概念。缺乏相关方面的知识和经验，致使关怀能力不高，无法对患者实施以人为本的人性关怀。

（三）尚未构建起人文关怀护理模式

目前，国内医院对于恶性肿瘤患者的人文关怀没有统一的模式，实施关怀的水平参差不齐，关怀的能力发展不充分。一方面，不同医院对于恶性肿瘤患者实施的人文关怀在程度上具有差异，有的医院仅对恶性肿瘤患者实施一些简单的关怀护理，而有些医院根本没有对恶性肿瘤患者开展人文关怀；不同工作人员的关怀能力也存在差异，缺乏科学性、合理性和有效性。另一方面，缺乏针对恶性肿瘤患者人文关怀的系统化规范管理和评价体系，包括在护理人员职责、护理流程、护理管理制度、护理质量标准评价等中，没有充分体现人文关怀的要求。

第六节　心理和社会支持

一、心理和社会支持的概述

（一）心理和社会支持的概念

心理和社会支持是指通过医院、家庭、社会等的各种康复治疗措施对恶性肿瘤患者进行有针对性的正面疏导和调节，使患者摆脱患病后的焦虑、紧张、失望等不良情绪，促使其大脑合成神经系统促进性药物指令，唤醒机体的免疫功能，从而激发患者的生命活力和战胜恶性肿瘤的信心，提高恶性肿瘤患者的治疗效果和生活质量。情绪焦虑、抑郁、恐惧和担忧等痛苦是恶性肿瘤患者最常见的心理反应，而且贯穿疾病的始终。患者心理反应过于消极或长期负面情绪，会导致机体激素水平失衡，免疫功能快速下降以致加快癌细胞的滋长和蔓延，引起病情迅速恶化。并且随着单纯生物医学模式向生物—心理—社会医学

模式转变，心理及社会支持变得尤为重要。

《素问·宝命全形论》中就指出治病"一曰治神，二曰知养身，三曰知毒药为真，四曰制砭石小大，五曰知腑藏血气之诊。五法俱立，各有所先"。由上可见，古人治病以调治心神为先，即所谓"每曰治神"。《灵枢·百病始生》曰："喜怒不节则伤脏，脏伤则病起于阴也。"喜、怒、忧、思、悲、恐、惊等情志因素在疾病的发生、发展过程中也发挥着重要作用。调理情志对于疾病的恢复和缓解有一定的积极作用，中医药主要通过疏肝解郁、清肝泻火、养心安神等治疗方法达到舒缓情绪的目的。

（二）影响恶性肿瘤患者心理反应的因素

1. 患者对恶性肿瘤的认知和态度

患者对恶性肿瘤的认知和态度将会影响患者的行为和生理状态。例如，有的患者往往否认或忽视自身的病态感觉而不及时就医，以致病情恶化；有的患者经医生确诊为恶性肿瘤后，因不明恶性肿瘤的严重后果，所以不会因此而紧张、焦虑，能认真遵照医嘱，接受各种检查治疗，病情得到改善。对恶性肿瘤有正确认知和态度的患者，虽然知道自己患了恶性肿瘤，但能以客观态度对待疾病，一方面主动接受和配合各种治疗，以坚强的毅力克服病痛，另一方面还能在有限的生命期限里努力工作，为社会多做贡献。但是大部分恶性肿瘤患者由于对疾病缺乏正确的认知和态度，产生失望、忧郁、悲观的情绪，有的甚至出现消极行为，从而加重病情。

2. 诊疗措施和检验结果

诊疗措施本身会给患者带来不同程度的痛苦，如恶性肿瘤手术、放化疗后所致疼痛、睡眠障碍、食欲不振、恶心呕吐、脱发等不良反应，会引起焦虑、沮丧、恐惧等心理反应而加重病情。其他如某些药物不良反应亦会给患者带来躯体不适而加重精神负担。因此，尽可能事先对患者做好有关情况介绍与精神抚慰，使者有心理准备，并在治疗过程中提供精神支持。恶性肿瘤患者一般对治疗过程中的检验结果看得很重，往往会影响患者的情绪。检验结果指标比以前好转，情绪就好，对疾病康复的信心就会增强，接受治疗的态度就会更加积极；反之，情绪就会容易波动，产生一系列负面心理反应，加速疾病的恶化。

3. 疼痛症状

恶性肿瘤作为一种慢性消耗性疾病，其显著特点就是躯体疼痛，疾病本身引起的疼痛，或为治疗引起的疼痛等。患者的心理反应也会受躯体疼痛感觉的影响，当疼痛症状严重到难以忍受时，其紧张、恐惧、焦虑、抑郁、消极等心理反应就明显加重。反之，当患者的躯体疼痛得到缓解时，其情绪也会随之好转。

4. 性格特征

性格是恶性肿瘤发病的重要因素，也可以影响和改变其发生发展过程。性格特征是在成长过程中逐渐形成的，不同的年龄、生活和成长环境的患者对待疾病的心理反应也不相同。例如：性格开朗乐观的患者，对疾病与痛苦耐受性较强，对医院的生活环境适应较快，医患关系也会更为轻松和愉快，而性格懦弱低沉的患者，一旦得知自己患有恶性肿瘤就会情绪消极、焦虑和抑郁，对痛苦的耐受性差，有轻微的疼痛就大声呻吟，对医院生活环境的适应性也差，依赖性较强，生活琐事，不论大小，都依赖别人去做。

5. 医患、护患关系的影响

医务工作者的言行态度和医疗护理措施若能取得患者信任，将会增强恶性肿瘤患者的安全感从而提高其治疗信心。反之，如果患者和医务工作者相处得并不融洽，则可能导致患者失去对医务工作者的信赖，从而产生不安全感、降低治疗疾病的信心。

6. 情感交流

恶性肿瘤患者之间朝夕相处，对疾病的不同认知和治疗经历，更容易产生情感共鸣，建立起病友之情。多交流介绍病情好转、康复的经验，有利于调动其他恶性肿瘤患者的积极情绪，为治疗带来信心。反之，如果患者之间相互流露的是痛苦、忧伤、悲观的情绪，那么只会加重其他患者的消极的情绪。如果其他病友病情好转，患者本身也会得到心灵的慰藉。家庭成员和亲朋好友对患者的态度也会影响其情绪和心理，如因恶性肿瘤产生的疼痛表现出现呻吟、愁眉苦脸等，会因过分关怀照顾而加强。反之，若家庭成员和亲朋好友对患者避而远之，言语和行动冷漠，患者会认为疾病对自己和他人而言都是"累赘"和负担，从而会加重自身的焦虑、抑郁等消极情绪。

7. 医院及生活环境的影响

整洁、舒适、易适应的医院生活环境可以使治疗更加愉快，有利于患者的康复；而嘈杂的声音、特殊的气味、枯燥的生活、视觉上的脏乱及不可口的饭菜、不整洁、不舒适的床褥等都可以引起患者的烦躁和焦虑。环境的色调也可影响患者的情绪：黑色和褐色易产生沉闷、压抑的感觉；红色易产生兴奋或紧张的情绪；浅蓝色、淡粉色可以使人心情舒畅、轻松而有生气，有利于患者的治疗和康复。

8. 社会文化因素

经济状态、职业差别、感情状况、民族风俗、道德观念、教育方式、成长环境、宗教信仰等社会文化因素，都可以影响恶性肿瘤患者的心理反应。恶性肿瘤给家庭和社会造成重大经济负担，尤其是家庭经济困难的患者，经常会因为

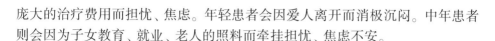

庞大的治疗费用而担忧、焦虑。年轻患者会因爱人离开而消极沉闷。中年患者则会因为子女教育、就业、老人的照料而牵挂担忧、焦虑不安。

二、恶性肿瘤患者心理的 5 个阶段

1. 第一阶段

否认和孤立阶段。临终患者在听到自己身患绝症时，大都表现出对病情的否认，这是一种不敢面对现实的心理防御。

2. 第二阶段

愤怒阶段。患者的情绪反应通常是气愤、暴怒、妒恨，是因为否认无望而产生的一种反弹。

3. 第三阶段

协议阶段或讨价还价阶段。因为这种假设事实上是一种希望奇迹出现的祈求，并且会出现"病急乱投医"的情况。

4. 第四阶段

消沉抑郁阶段。此阶段患者通常会有极大的失落感，对周围事物反应冷漠。

5. 第五阶段

接受阶段。在这一阶段患者已经平静，几乎没有什么情绪反应，常常表现为疲惫和虚弱，需要休息和睡眠。

研究者发现，临床恶性肿瘤患者心理的 5 个阶段并不是固定不变的，它们可以同时发生，也可以重复，还可能只停留在某一阶段，总结出临终患者情志常表现为敏感、焦虑、愤怒、恐惧、忧虑等，这些负面情绪对临终患者的心理折磨，其痛苦不亚于病痛。

三、疗护措施

(一)心理行为干预

1. 分散注意力

让患者从事感兴趣或需精神高度集中的事，减少有害刺激对患者的损害，缓解不良刺激的影响。可将注意力转移到外界环境，如听音乐、看电视、聊天、读报等，也可将注意力转移到体内，如默数、祈祷等。

2. 系统脱敏疗法

按一定的程序诱导患者缓慢地暴露出导致负性情绪的情景，并通过心理放松来对抗这种情绪状态，从而逐渐消除不良情绪。

3.放松疗法

使患者全身肌肉充分放松,缓解紧张、焦虑、恐惧等负性情绪。

(二)心理护理

1.心理护理的方法

心理护理包括群体教育及个体干预两种形式,多采用倾听、解释、理解、适当保证、指导、建议、启发、鼓励等方式,对肿瘤患者的各个阶段都具有非常重要的意义。

(1)倾听:心理护理的基础,心理干预的核心技术。医务人员首先安排充足的时间,认真、耐心倾听患者的诉说,对其内容切不可漠视、不以为然,要用充满爱心、同情心的肢体语言让患者感受到医务人员真诚的关心和体贴。

(2)理解:通过对患者表情和举止的观察,正确理解其心理活动,适时应用得体的语言给予反馈,拉近与患者之间的距离。

(3)鼓励:针对患者在确诊、手术、化疗、放疗等时期出现的负面情绪,合理利用沟通技巧,鼓励其尽可能表达情绪,倾诉内心的苦痛和顾虑,减轻其负面情绪。

(4)支持:采用适宜的表达方式,支持患者充分发挥主观能动性面对疾病。

(5)解释:每项操作前后向患者解释目的及注意事项等,提高患者认知,减轻思想顾虑,改善心理问题。

(6)指导:针对患者需求给予正确指导。

(7)适当保证:适当保证可以减轻患者焦虑情绪,但不可盲目保证,否则会使患者丧失信任。

2.不同阶段的心理护理

(1)否认、孤立阶段的心理关怀:对于否认心理,医务人员要区别情况妥善处理。医务人员应不揭穿患者的防卫,也不要对他撒谎,让患者知道他应知道的情况。仔细地倾听患者讲话,使其维持适当的希望感。根据患者的需要经常出现在其面前,让其知道自己不会被抛弃。

(2)愤怒阶段的心理关怀:晚期恶性肿瘤患者的主要症状是疼痛,或因恶性肿瘤本身导致的疼痛,或因各种抗肿瘤治疗引起的疼痛,这使患者非常愤怒。如果医务人员不能理解、体贴患者,采取回避的方式或对患者表示不满,就会愈发加重患者的消极情绪反应。因此,医务人员要以宽容、忍耐的态度对待患者的各种情绪,同时要积极给予疼痛的对症处理,缓解患者痛苦,从而减轻患者的消极情绪反应。

(3)协议(讨价还价)阶段的心理关怀:此期患者在表面上多较平静,看上去无所谓，内心则不然，他们不愿涉及自己的真实情感，压抑往往加重患者心理负担，引起更复杂的消极反应。支持性心理治疗、疏导性心理指导或者利用转移机制，可帮助患者宣泄压抑的情绪，减轻紧张和痛苦情绪。

（4）消沉抑郁阶段的心理关怀：医务人员应该充分了解家属对恶性肿瘤患者的医护要求、心理需求，并在现实的基础上予以满足，尽可能地增加看护时间，为患者提供所需要的照护与支持。同时，也要让患者家属明白他们在防止患者不良心理反应中所起的重要作用，鼓励他们同医务人员一起照料好患者，包括陪伴、理解、体谅患者，为患者分忧和提供支持等。

（5）接受阶段的心理关怀：此期患者心态已经平静和安详。应使患者意识到人活着寿命的长短并不是最重要的，重要的是人的生命质量。对于恶性肿瘤患者的知情问题，重要的不是患者是否知情，而是如何做到保障患者的权益并且能给患者的心理、社会、生活等带来的最大益处，包括不给患者留下遗憾等。

（三）健康指导

患者的担忧主要来自对恶性肿瘤及其相关治疗常识的缺乏，我们应给予其相应健康指导。

（1）进行健康卫生知识宣传，条件允许的情况下，可进行健康知识讲座，尽可能多地让患者了解恶性肿瘤的发生、发展病程，增加患者对恶性肿瘤相关知识的了解程度，增强患者战胜恶性肿瘤的信心。

（2）进行相关治疗前，告知患者治疗目的、方法、药物的不良反应及治疗方案，并制定严格的风险控制措施，即使发生意外，也会在第一时间得到处理，增强医患之间的信任感。

（3）告知患者，恶性肿瘤患者存活期主要取决于恶性肿瘤是否复发及何时复发，很多患者经过手术联合放化疗后终生未复发。强调定期检测和情绪因素的重要性。

（四）艺术支持

1. 音乐疗法

常采用音乐演奏法及音乐欣赏疗法。根据患者喜好选择相应的舒缓纯音乐作为背景音乐，指导患者取舒适体位，调整呼吸节奏，闭上双眼，冥想美好画面，时间 20 min，每日 1 次。

2. 阅读疗法

根据患者的文化程度及兴趣，选择合适书籍，建议每日自由阅读 20~

30 min，引导患者多品读图书中积极、励志的内容，从中获取正能量。如患者存在阅读困难的情况，可安排有声读物替代。

（五）社会支持

1. 家庭情感支持

家庭担任了社会支持中最突出的角色，是最基本、最重要的形式，是患者应对压力的重要力量。对于患者而言，家庭成员给予患者的慰藉具有不可替代性。家庭成员对患者的理解、支持、关怀，能够带给患者心理上的力量，良好的家庭支持可以帮助临终患者更加幸福和舒适地度过人生的最后时光。家庭支持较好的患者，家人会花更多时间陪伴并接受患者喜、怒、哀、乐的表达，当患者遇到问题时，能及时给予支持和帮助，及时安慰患者，肯定已取得的疗效，使患者获得更直接、有效的尊重，关怀和理解，使患者能体会到被爱的感觉，并发现自我价值，增强患者对未来的期望，而其中来自配偶的支持最为有力。

2. 同伴支持

组织患者相互交流讨论，现身说法，相互鼓励，争取临床治疗的主动性，提高治疗的信心。在充分保证患者休息的同时鼓励患者积极参加有益的群体性文娱活动，例如棋牌、影视、歌唱、交谊舞等。患者之间的交流更容易产生情感上的共鸣，促进患者之间相互陪伴和鼓励，共同面对恶性肿瘤。

3. 社会归属支持

单位、社区等社会组织应帮助患者解决实际问题，根据患者身体状况，安排适宜的工作，促进患者重塑社会角色，使患者身心舒适，感受到自我依然是对社会有用的人。抗癌乐园、抗癌协会等社会公益组织可以让恶性肿瘤患者与有同样经历、并拥有相同情感和信息的人面对面交流，提高患者的情感体验，唤醒患者的社会爱心，获得价值感及归属感，对构建健康的心理状态产生积极效应，最终获得坚持治疗的信心和动力。

4. 医护支持

医务人员积极与患者及家属沟通，让患者对病房、医生、护士、病友熟悉，消除恐惧感，鼓励患者多与有同样经历的成功病例交流，增强患者战胜疾病的信心，并给患者做好疾病保健相关知识普及，组织各类讲座，为患者提供各类信息。

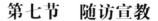

第七节　随访宣教

一、随访宣教的概念和内容

随访宣教是舒缓疗护事业发展的关键环节之一。构建院校教育、继续教育和公众教育"三位一体"的舒缓疗护随访宣教模式，加强学科体系建设、构建教学实践模式、强化医务工作者舒缓疗护知识和技能、提高公众对舒缓疗护的认知度，必将提升中国舒缓疗护的服务质量，加快舒缓疗护事业的发展。

舒缓疗护随访宣教的服务对象主要包括：医务工作者、医学生、临终患者及其家属和社会大众。舒缓疗护的随访宣教主要聚焦的是死亡教育，是对人们如何认识生命和对待生命进行教育，主要目的在于使人们正确认识死亡的本质和意义，学习死亡相关知识，促使临终患者能够安宁、平和、有尊严地死去。

二、构建随访宣传教育模式

(一)增设舒缓疗护课程

舒缓疗护属于医学服务的范畴，高等医学院校肩负着培养医学人才的重要使命，开展舒缓疗护教育责无旁贷。当务之急是构建学科体系，增设舒缓疗护相关课程。充分发挥高校培养专业人才的优势，系统化、规范化地教授舒缓疗护相关知识，宣传舒缓疗护理念。

将舒缓疗护纳入医学生及专科规培生培养计划，建设一支专业化的教师团队，加强学科建设，探索适合中国特色的舒缓疗护课程体系。编写舒缓疗护规划教材，制定教学大纲，将舒缓疗护纳入高等院校医学生的必修课程内容中。在具备条件的高校可以增设研究生舒缓疗护相关专业方向，也可以通过第二课堂或青年志愿者服务活动等开展多种形式的生命教育，参与舒缓疗护实践，如死亡体验课、舒缓疗护主题宣传活动等。消除医学生对死亡的恐惧心理，增强广大师生敬畏生命、尊重生命的意识，强化医学人文关怀，为舒缓疗护事业储备人才，为促进舒缓疗护事业的蓬勃发展提供必要的教育教学支撑。

(二)发挥中医药在舒缓疗护中的作用

中医传统文化源远流长、博大精深，许多中医的适宜技术在舒缓疗护服务中具有非常高的临床应用价值。中医学的整体观念、辨证论治、三因制宜(即因人制宜、因地制宜、因时制宜)等理念与舒缓疗护"身心社灵整体照护"及"全程服务"的理念非常契合。中医药穴位敷贴、情志疗法对缓解临终患者不适症状疗效显著,且简便易学。舒缓疗护的服务对象主要是不可治愈的患者,不再适合创伤性治疗,因而迫切需要继承和发扬中医药的绿色健康理念。高等中医药院校应充分发挥其独特的优势,构建具有中医药特色的舒缓疗护服务体系,为中国舒缓疗护事业培养更多的专业型人才。

(三)建立舒缓疗护随访宣教实践基地

建立舒缓疗护随访宣教实践试点基地是进一步落实《"健康中国 2030"规划纲要》的必然要求。按照《安宁疗护中心基本标准和管理规范(试行)》,创建一批标准化的舒缓疗护教育实践基地。

医学生应深入实践基地进行临床见习、实习,掌握与患者沟通的技能和技巧,如何精准控制症状、准确评估临终患者的生存期及有效处理患者及其家属的心理和灵性等问题。学以致用,提高医学生舒缓疗护专业理论水平和实践技能,增加他们对舒缓疗护的接受度和认同感。

(四)加强舒缓疗护继续教育培训

在医疗机构组建专业化、稳定化的舒缓疗护团队是解决专业人员匮乏的重要环节。由舒缓疗护专业团队制定完备的舒缓疗护服务规范,对老年病科、内科、肿瘤科、全科等医务人员提供舒缓疗护准入评估和专业指导。建立舒缓疗护继续教育培训基地,对在职人员进行继续教育。编写规范化的培训教程,制定培训计划,对医务工作者进行舒缓疗护岗位资质培训和督导,争取全部持证上岗。

借助学会、协会等社会力量,开展形式多样的专业技能培训。全面提高医务工作者舒缓疗护的专业水平和专业技能,培养一批热爱舒缓疗护事业、医德高尚、医术精湛、具有创新意识的专业人才,为提高舒缓疗护服务提供质量保障。

(五)普及舒缓疗护知识

舒缓疗护是卫生与健康工作的重要组成部分,发展舒缓疗护是惠及民生、提高群众健康水平的重要举措之一。有效地发展和实施舒缓疗护不仅是医疗体系的需要,更是对每一个生命的敬畏和尊重,涉及千家万户,折射文明风尚,关乎国家形象。

医务人员及社会媒体应当发挥其应有的宣传作用，通过科普讲座、报纸、杂志、互联网小视频等多种途径和形式，广泛宣传，普及舒缓疗护和生命教育相关知识。积极开展全民生命教育，宣传正确的生死观、孝道观。增强普通民众对舒缓疗护的认识，引导其转变为固有的传统观念，将死亡视为一个自然的过程，不回避、不恐惧、坦然面对。鼓励患者接受舒缓疗护服务，肯定生命的价值和意义、提高生命质量。做到患者无痛苦，家属无遗憾，生死两相安，提高全民的死亡质量。

三、舒缓疗护随访宣教流程

(一)医学生的随访宣教

1.概念和内容

对医学生进行生命教育和死亡相关知识的宣传具有特殊意义。救死扶伤、治病救人是每一位医务工作者不可推卸的责任和使命，而学会尊重生命、维护生命的价值、正确认识和对待临终患者更是每一位医学生应该深入了解并付诸实践的重要内容。针对医学生开展舒缓疗护的随访宣教，其主要目的是让每一位医学生能够正确地认识生命、了解生命、参悟生命、珍惜生命、敬畏生命，从而提高自身的职业道德和职业素养，刻苦钻研临床技能，提高人文关怀的能力和素养，在日后的职业生涯中充分珍视生命、维护生命的价值和意义、对患者及其家属负责。

2.服务流程

(1)选取各专业的医学生开展生命态度和死亡教育前的调查，了解医学生对待生命的态度、对舒缓疗护的认知和了解程度、对生命教育的需求程度等。

(2)根据调查结果呈现的现状和需求，设置相应的生命教育课程或者讲座，如果条件允许也可以开设线上课程，如生命教育的理论课程和生命教育的实践课程，以扩大针对人群和观看时间域，激发医学生的学习兴趣。

(3)组建舒缓疗护的随访宣教工作及生命教育的讲师团，确认合作实践基地和相关组织。

(4)舒缓疗护随访宣教及生命教育工作的开展和实施：生命教育理论课程；生命和死亡相关的专题讲座活动；社会实践，如舒缓疗护病房实习、舒缓疗护医院和基地参观等；社团主题活动，如读书会、故事会、死亡咖啡厅等系列活动。

(5)针对参与活动和听课的学生开展生命态度后测调查，了解和评估相关课程教育及系列活动的实施效果和接受程度。

(6)根据后测调查和评估结果召开相关主题讨论会议，进一步总结和反思经验与不足，改善课程和活动计划，提高随访宣教的效率和接受度。

(二)医务人员的随访宣教

1. 概念和内容

医务人员对舒缓疗护的认同感、对生命的态度及对死亡的认知，严重影响着他们对待临终患者及其家属的态度，也同样影响着临床舒缓疗护的服务质量。舒缓疗护的医务人员长时间面对临终痛苦的患者及其家属和患者的死亡，容易产生恐惧、焦虑、漠视等不良情绪，从而产生职业倦怠感，降低临床服务质量。

针对医务人员的生命教育，其主要目的是加深医务人员对舒缓疗护理念的认知和理解、拓宽他们对死亡的认识，并进一步培养医务人员的人文关怀素养。帮助从事舒缓疗护的医务人员构建良好的生理、心理素质，最终提升临床服务质量。

2. 服务流程

(1)针对舒缓疗护专科医院或者相关科室的医务工作人员开展生命态度和死亡教育前的调查，通过访谈或者问卷调查了解医务人员对待临终生命的态度及对舒缓疗护意义和价值理念的理解和接受程度。

(2)根据调查结果，基于现状和相关需求，设置相应的生命教育课程。

(3)确定生命教育课程的内容，组建专业的生命教育讲师和宣传团队，确认合作实践基地和相关组织。

(4)生命教育活动的实施。①死亡专题讲座：宗教、哲学、民俗的死亡观介绍和分析；②相关的主题活动：读书会、故事会、死亡体验、死亡咖啡厅等系列活动。

(5)针对参与活动和听课的医务工作者开展生命态度后测调查，了解和评估相关课程教育及系列活动的实施效果和接受程度。

(6)根据后测调查和评估结果召开相关主题讨论会议，进一步总结和反思相关经验与不足，改善课程和活动计划，提高随访宣教的效率和接受度。

(三)舒缓疗护服务对象家庭的随访宣教

1. 概念和内容

帮助舒缓疗护服务对象逐步形成对死亡的正确认识，理解死亡，接纳死亡，减轻对死亡的恐惧。帮助舒缓疗护服务对象家属树立正确的死亡观，正视亲人的死亡。帮助舒缓疗护服务对象家庭完成面对死亡的事务性准备和心理准备，协助家庭尊重临终患者的生命价值，引导临终患者更有意义地走完生命最后的历程。

2.服务流程

(1)患者入院。

(2)患者家庭关系和社会关系的评估。

(3)陪护人员或者主要照顾者死亡态度的评估：①对待恶性肿瘤患者终末期病情的认识和接纳程度；②对死亡的认识和态度。

(4)制定舒缓疗护相关知识宣传和生命教育计划：①提供生命教育服务；②家属身心照顾活动；③家属哀伤辅导服务。

(四)社区随访宣教

1.概念和内容

社区随访宣教是指针对社会普通大众开展生命教育。通过对死亡议题的讨论，了解社会大众对待死亡的认知和态度，通过舒缓疗护随访宣教工作的有力实施，引发社会大众对生命价值和意义的思考，传递向死而生的理念，倡导人们尊重和敬畏生命的同时能够正确对待死亡。舒缓疗护中的社区生命教育是以舒缓疗护为核心，传递舒缓疗护的"优逝"理念，提升社会大众对舒缓疗护的认知度和接纳度，提高社会大众的人文关怀素养，并鼓励和支持社会大众参与到舒缓疗护的服务体系中来，同医务工作者一起提高临床服务质量，帮助临终患者安静且有尊严地度过生命的最后阶段。

2.服务流程

(1)制定社区随访宣教即生命教育的初步实施计划，组建专业的生命教育讲师和宣传团队并完成团队分工。

(2)联系辖区范围内的社区居委会。

(3)抽样调查，评估社区居民对舒缓疗护的了解程度、对死亡的认知程度及态度，评估生命教育的需求情况。

(4)根据调查和评估结果，结合现状调整实施计划，讨论团队分工，各自准备相应的主题。

(5)确定活动的时间、地点等。

(6)发布宣传信息，并积极招募社区志愿者和参与者并进行筛选。

(7)开展教育宣传活动。

(8)写活动记录，出宣传稿。

(9)完成活动总结和评估。

第四章

常见症状处理

第一节　疼痛

一、定义

疼痛是组织损伤或潜在的组织损伤相关的一种不愉快的感觉和情感体验，是患者的主观感受，在晚期肿瘤患者中癌性疼痛的发生率为 60%～80%。控制癌性疼痛是患者的基本权益，也是医护人员的职责义务，如果癌性疼痛不能得到及时、有效地控制，患者往往感到极度不适，可能会引起或加重其焦虑、抑郁、乏力、失眠及食欲减退等症状，显著影响患者的日常活动、自理能力、社会交往和整体生活质量。因此，在恶性肿瘤治疗过程中，镇痛具有重要作用。

癌性疼痛属于中医学"痛证"范畴。癌性疼痛病机不外乎"不通则痛"和"不荣则痛"两个方面：恶性肿瘤初期，正气尚未亏虚而邪盛，气血阻滞，痰毒瘀结，此为"不通则痛"；恶性肿瘤病程日久，正气亏虚，气血皆损，无法濡养经络，此为"不荣则痛"。中医药治疗癌性疼痛主要包括中药汤剂、针灸、中药外敷、穴位注射、耳穴贴压等疗法，可有效缓解癌性疼痛，在临床癌性疼痛治疗过程中发挥着重要的作用。

二、评估

（一）诱因

（1）肿瘤本身导致的疼痛：肿瘤骨转移、神经压迫或浸润、软组织癌细胞浸润、内脏器官受累、淋巴水肿、颅内压升高等。

（2）抗肿瘤治疗导致的疼痛：手术后瘢痕或粘连、放射治疗后纤维化、化疗后神经变化。

（二）需要关注的问题

（1）疼痛部位。
（2）疼痛性质。
（3）疼痛强度。
（4）疼痛为持续性？间断性？
（5）疼痛是否为放射性？
（6）疼痛诱发和/或缓解因素，如翻身、行走、进食、排便等。
（7）有无情绪问题。

（三）疼痛程度的评估

1.疼痛分级评分法

疼痛分级评分法（图4-1）：0分为无疼痛，1~3分为轻度疼痛，4~6分为中度疼痛，7~10分为重度疼痛。

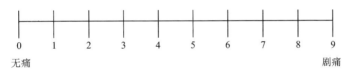

图 4-1　疼痛分级评分法

2.面谱法

面谱法（图4-2）适用于交流困难的患者，如儿童（3~5岁）、老年人、意识不清或不能用言语准确表达的患者。

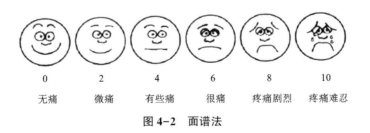

图 4-2　面谱法

131

三、疗护

(一)西医治疗

1. 病因治疗

癌性疼痛的主要病因是恶性肿瘤本身和/或并发症等；针对性的抗肿瘤治疗，包括手术、放化疗、分子靶向治疗、免疫治疗等，有可能减轻或解除癌性疼痛。

2. 药物治疗

（1）基本原则：①口服给药；②按阶梯用药；③按时用药；④个体化给药；⑤注意具体细节；⑥临床更多提倡中度疼痛即可以从小剂量强阿片类药物起始，不必等弱阿片类药物无效再使用强阿片类药物。

（2）药物的选择与使用：三阶梯镇痛药物如图4-3所示。

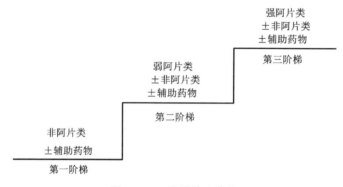

图4-3　三阶梯镇痛药物

（3）辅助镇痛药物：辅助药物能够增强阿片类药物镇痛效果，或产生直接镇痛作用。当阿片类药物治疗不能完全控制癌性神经病理性疼痛时，应考虑联合辅助药物，联合治疗易增加中枢神经系统的不良反应，但可以通过药物的缓慢滴定来控制。常用的辅助镇痛药物如下。

1）抗惊厥药物：常用药物有加巴喷丁、普瑞巴林，用于神经损伤所致的撕裂痛、放电样疼痛，老年人、体弱患者需缓慢滴定，肾功能不全者需调整剂量。

2）抗抑郁药物：常用药物有阿米替林、度洛西汀、文拉法辛，用于中枢性或外周神经损伤所致的麻木样痛、烧灼样痛，该类药物也可以改善心情、改善睡眠。

3)糖皮质激素：通过抑制炎性反应和减少血管通透性、减轻肿瘤周围组织水肿从而产生镇痛作用。可用于多种类型的疼痛，包括神经病理性疼痛、骨痛、包膜扩张或管道阻塞相关性疼痛、肠梗阻所致疼痛、淋巴水肿所致疼痛及颅内压升高所致头痛。长期应用警惕不良反应，如消化道溃疡、糖尿病患者血糖升高、免疫抑制、合并念珠菌感染，还可并发精神症状，尤其是老年患者，警惕精神异常和认知功能受损。

4)N-甲基-D-天冬氨酸受体拮抗剂：受体参与中枢神经元的敏化，对于其他药物治疗效果不佳的神经病理性疼痛，特别是临终患者可以考虑 NMDA 受体拮抗剂。

5)局部麻醉药：将镇痛药物直接释放到局部的疼痛部位，减少全身毒性。

3. 非药物治疗

用于癌性疼痛治疗的非药物治疗方法，主要有介入治疗、放疗(姑息性止痛放疗)等。

(二)中医治疗

1. 中药内服

(1)血脉瘀阻证。

辨证要点：疼痛多表现为刺痛，痛处固定不移。

治法：活血化瘀，通络止痛。

常用药物：丹参、赤芍、桃仁、红花、延胡索、三棱、乳香、没药、当归、川芎、益母草等。

代表方剂：血府逐瘀汤、失笑散、活络效灵丹、大黄䗪虫丸等。

(2)气机郁滞证。

辨证要点：胀痛，常遇情志刺激而加重，痛处不固定。

治法：疏肝解郁，理气止痛。

常用药物：柴胡、白芍、枳实、川芎、陈皮、香附、当归、茯苓、薄荷等。

代表方剂：柴胡疏肝散、五磨饮子、四逆散、逍遥丸等。

(3)痰凝水饮证。

辨证要点：疼痛重着，日轻夜重，或胸胁隐痛。

治法：豁痰通络，散结止痛。

常用药物：半夏、白术、陈皮、砂仁、茯苓、薏苡仁、瓜蒌等。

代表方剂：导痰汤、半夏白术天麻汤、六君子汤等。

(4)气血亏虚证。

辨证要点：疼痛绵绵，喜按，按之痛减。

治法：补气养血，补虚止痛。

常用药物：当归、熟地黄、赤芍、川芎、人参、白术、茯苓、甘草等。

代表方剂：八珍汤、归脾汤、参苓白术散、十全大补汤等。

2. 中药蒸汽浴疗法

中药蒸汽浴疗法又称中药熏蒸，是用中草药煎煮产生的药汽熏蒸人体以达到治病或健身的外治疗法。其特点是由皮肤给药，避免药物对口腔黏膜、消化道的刺激，减轻肝脏、肾脏负担。

（1）全身蒸熏：在一密闭小室中，将所用药物加热煮沸，蒸发气体，患者裸露（只穿短裤）坐或卧于室中，治疗室内气温从30℃~35℃开始，渐增至40℃~45℃，蒸熏时间一般为15~30 min。熏蒸后患者要安静卧床休息，不要冲洗。治疗可每日或隔日1次，5~10次为1个疗程。

（2）简易蒸熏：将加热煮沸的中药煎剂倾入较大容器中，容器上置木板，患者裸坐其上，用被单围住全身，仅露头面进行蒸熏。

（3）局部蒸熏：将加热煮沸的中药煎剂，倾入适当大小的容器中，让患者将患部置于容器中，离药液一定距离，上覆毛巾，不使热气外透，进行蒸熏。

熏蒸药物的选择。①气滞型：行气散结止痛。用柴胡、郁金、川芎、白芍、当归、陈皮、甘草等。②毒邪蕴结型：化毒散结。用蒲公英、野菊花、莪术、丹参、黄连等。③血瘀型：活血化瘀，通络止痛。用桃仁、红花、川芎、当归、白术、枳壳、甘草等。④脾肾阳虚型：温补脾肾。用人参、白术、茯苓、甘草、生地黄、制附子、女贞子等。⑤气血亏虚型：补益气血。用黄芪、当归、白术、党参、木香、龙眼肉、生姜、大枣等。

3. 针刺疗法

主穴：内关、合谷、足三里。

配穴：①胸胁痛者，加膻中、支沟、大包；②胃脘痛者，加脾俞、胃俞；③腹痛者，加三阴交；④后背痛者，加身柱、天宗、悬钟；⑤腰痛者，加肾俞、委中、外关。另可根据病症选取相应的穴位，如肺癌可选加肺俞、列缺；肝癌可选加期门、肝俞、肾俞、关元；食管癌可选加上脘、天突；直肠癌可选加大肠俞、小肠俞、天枢、关元；宫颈癌可选加归来、曲骨、命门、关元俞；骨转移癌可选加阿是穴。

注意事项：针刺对轻中度疼痛的疗效较好，强刺激与长留针能增强镇痛效应及延长镇痛时间。

4. 子午流注低频电疗法

取穴：同针刺治疗。

操作：将电极片分别贴于所取穴位处。电流强度以局部肌肉跳动为宜。疼痛

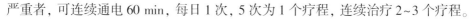

严重者，可连续通电 60 min，每日 1 次，5 次为 1 个疗程，连续治疗 2~3 个疗程。

5. 耳穴贴压疗法

取穴心、神门、交感、皮质下、肾上腺、病变相应敏感点。

6. 穴位注射疗法

用复方丹参注射液，取双侧足三里、大椎进行穴位注射，每穴 1 mL；再针刺百会、内关、风门、肺俞、定喘、丰隆、阳陵泉、阴陵泉等穴。可治疗肝癌、肺癌、食管癌、乳腺癌、肠癌、膀胱癌等引起的疼痛。

（三）护理

（1）心理护理：患者在肿瘤的诊疗过程中常因惧怕疼痛及止痛用药成瘾等出现忧虑和恐惧心理。缓解肿瘤患者的疼痛，除了采用传统的止痛药物等治疗外，心理护理也起着重要的作用。患者不同的性格、精神状态及社会背景对疼痛的反应各有不同。良好的心理护理能减轻和避免患者的疼痛感。在工作中与患者建立良好的护患关系，主动热情关心患者，抽一定时间陪伴患者，让其体会到他并不是独自承担痛苦。对耐受性差，常呻吟、烦恼、过多地依赖和相信止痛药物的患者，在护理过程中可采取帮助、指导和暗示止痛等方法，从而解决一些心理问题，使症状得以减轻，同时也能调整患者的情绪反应。肿瘤患者情绪问题的初级心理干预，一般有情感疏导、放松训练、疏泄疗法、安慰处理等。

（2）饮食护理：合理搭配营养成分，多食富含纤维素、高热量、高维生素、易消化、清淡食物，改善进食环境，增强患者食欲。

（3）睡眠护理：病室宜安静、光线柔和、空气新鲜、温度适宜，每晚睡前进行足浴，以促进睡眠。睡前忌喝浓茶、咖啡等。根据患者自身情况，适当运动，劳逸结合。

总之，癌性疼痛治疗作为肿瘤舒缓治疗的核心环节，通过全面评估、个体化制定药物与非药物的综合治疗方案，并通过反复评估、不断修正治疗方案，绝大多数患者的疼痛都可以得到控制。

第二节　疲乏

一、定义

疲乏是持续的、主观的一种劳累、无力的感觉，在躯体或精神上感觉精力不足。恶性肿瘤相关性疲乏(cancer-related fatigue，CRF)又称癌因性疲乏，是一种由恶性肿瘤本身或恶性肿瘤相关治疗引起的包括躯体、情绪和(或)认知等方面疲乏或耗竭的主观感觉。恶性肿瘤患者普遍存在疲乏症状，患病率为30%~99%。与健康人的疲乏不同，CRF往往更严重、更痛苦，且不能通过休息或睡眠缓解。有研究显示，与恶心呕吐、疼痛等其他症状相比，CRF对癌症患者日常生活的影响更显著，并很可能导致抗肿瘤治疗中断，直接影响抗肿瘤治疗效果。

疲乏属于中医学"虚劳"的范畴。虚劳病是以脏腑功能衰退、气血阴阳不足为主要病机的多种慢性衰弱性疾病的总称。《医宗金鉴》谓虚劳病机大抵"虚""损"两端，"虚"者气血阴阳、骨髓精液、荣卫精神之不足也，"损"者责之筋骨、皮肉、血脉、五脏虚损，"虚""损"迁延不愈，积而成劳，此之谓"五劳、六极、七伤"。《理虚元鉴·虚证有六因》亦指出导致虚证主要有先天之因、后天之因、痘疹及病后之因、外感之因、境遇之因、医药之因共6种病因。CRF的发生因放化疗、手术等直接损伤人体气血津液，或由于癌毒日久耗伤人体正气逐渐发展而来。其病性有虚有实，但以虚为主，而气虚又最常见，人之一身全赖元气的充养，元气禀赋于先天而滋养于后天，"肾为先天之本，脾胃为后天之本"，脾肾强壮则元气充足，脏腑功能正常，因此，虚劳虽涉及五脏六腑，但以脾、肾为主。

二、评估

(一)诱因

(1)贫血。

(2)营养不良。

(3)电解质紊乱。

(4)肌肉失用或萎缩。

(5)甲状腺功能低下等。

(二)需要关注的问题

1.疲劳的特点

(1)主观感觉。

(2)躯体的疲乏感。

(3)不同于平常：休息得不到缓解、症状与活动量不平行、需要额外的休息。

(4)时程上的差异：可以是慢性进展、急性发作、持续、阵发。

2.疲劳的表现

(1)躯体功能方面：功能下降、生活质量下降、减少了日常活动、无法完成工作等。

(2)情感上的不适：无用感(自己是没有用处的)、麻木、焦虑、悲伤。

(3)认知能力下降：注意力下降、失去动力、记忆力下降、无法完成用脑的工作等。

3.评估要点

在过去1个月内，持续两周每日或几乎每日出现以下6项(或6项以上)症状，并且其中1项为明显的疲乏(A1)。

A1：明显的疲乏、精力减退或需要更多的休息，与近期活动量的改变不成比例；

A2：全身无力或肢体沉重；

A3：注意力不能集中；

A4：对平时从事活动的积极性或兴趣减退；

A5：失眠或者嗜睡；

A6：睡眠后感到精力未能恢复；

A7：活动困难；

A8：因疲乏引起情绪反应，如悲伤、挫折感、易怒；

A9：因疲乏不能完成原先胜任的日常活动；

A10：短期记忆力减退；

A11：活动后疲乏持续数小时。

B：在社交、职业或其他重要职能领域，这些症状引起临床上严重的痛苦或障碍；

C：有病史、体格检查或实验室检查表明这些症状由恶性肿瘤或恶性肿瘤治疗引起；

D：这些症状主要不是由共存的精神疾病引起的，如重度抑郁症、躯体化障碍、躯体形式障碍、谵妄等。

4.筛查

(1)数字分级法：应在患者初次就诊时使用疼痛数字评分法进行CRF的筛查，其中0分表示无疲乏，1~3分为轻度疲乏，4~6分为中度疲乏，7~10分为重度疲乏。对中重度(4~10分)CRF患者进行详尽的评估，遵循"量化、全面、及时、动态"的原则，以便更好地治疗和管理CRF。

(2)简易疲乏量表(brief fatigue inventory，BFI)：适用于中重度疲乏的评估，如表4-1所示。

表 4-1 **BFI 中文版**

1. 请选择一个能够描述你现在疲乏的数值

没有疲乏   极度疲乏

0   1   2   3   4   5   6   7   8   9   10

2. 请选择一个能够描述你过去 24 h 内异常疲乏程度的数值

没有疲乏   极度疲乏

0   1   2   3   4   5   6   7   8   9   10

3. 请选择一个能够描述你过去 24 h 内最差疲乏程度的数值

没有疲乏   极度疲乏

0   1   2   3   4   5   6   7   8   9   10

4. 请选择过去 24 h 内疲乏影响你的方式

A. 对日常活动的影响

没有影响   完全影响

0   1   2   3   4   5   6   7   8   9   10

B. 对情绪的影响

没有影响   完全影响

0   1   2   3   4   5   6   7   8   9   10

C. 对行走能力的影响

没有影响   完全影响

0   1   2   3   4   5   6   7   8   9   10

D. 对日常生活(包括日常家务和正常工作)的影响

没有影响   完全影响

0   1   2   3   4   5   6   7   8   9   10

E. 对他人关系的影响

没有影响   完全影响

0   1   2   3   4   5   6   7   8   9   10

F. 对日常兴趣的影响

没有影响   完全影响

0   1   2   3   4   5   6   7   8   9   10

注：0 分表示无，10 分表示最严重；1~3 分，轻度疲乏；4~6 分，中度疲乏；7~10 分，重度疲乏。

　　(3)Piper 疲乏修订量表(the revised piper fatigue scale, PFS-R)：适用于中重度疲乏的评估，如表 4-2 所示。

表 4-2　**PFS-R 中文版**

1. 您现在感到疲乏吗?

□有　　　　　　　　　　　　　　　　　　　　□没有(无需回答以下问题)

2. 您现在所感到的疲乏维持多久了? (只填以下其中 1 个)

分钟　　　　　小时　　　　　星期　　　　　月　　　　　其他(请注明)

3. 您现在感到的疲乏, 为您带来多大程度的忧虑?

毫不忧虑　　　　　　　　　　　　　　　　　　　　　　　非常忧虑

0　　1　　2　　3　　4　　5　　6　　7　　8　　9　　10

4. 您现在感到的疲乏, 有没有妨碍您完成工作或学习活动的能力? 影响有多大?

毫无影响　　　　　　　　　　　　　　　　　　　　　　影响非常大

0　　1　　2　　3　　4　　5　　6　　7　　8　　9　　10

5. 您现在感到的疲乏, 有没有妨碍您探望朋友或与朋友的社交活动? 影响有多大?

毫无影响　　　　　　　　　　　　　　　　　　　　　　影响非常大

0　　1　　2　　3　　4　　5　　6　　7　　8　　9　　10

6. 您现在感到的疲乏, 有没有妨碍您的性生活?

□有(请回答 7 题)　　　　□没有(请回答 8 题)　　　　□不适用(请回答 8 题)

7. 影响有多大?

毫无影响　　　　　　　　　　　　　　　　　　　　　　影响非常大

0　　1　　2　　3　　4　　5　　6　　7　　8　　9　　10

8. 总体而言, 您现在感到的疲乏, 有没有妨碍您做自己喜欢的事情? 影响有多大?

毫无影响　　　　　　　　　　　　　　　　　　　　　　影响非常大

0　　1　　2　　3　　4　　5　　6　　7　　8　　9　　10

9. 您如何形容您现在感到的疲乏? 您疲乏的密度和严重性是什么程度?

轻度　　　　　　　　　　　　　　　　　　　　　　　　严重

0　　1　　2　　3　　4　　5　　6　　7　　8　　9　　10

10. 您如何形容您现在感到的疲乏? 您所感到的疲乏有多大程度是……

a. 令自己愉快的

0　　1　　2　　3　　4　　5　　6　　7　　8　　9　　10

b. 并不惹自己讨厌的

0　　1　　2　　3　　4　　5　　6　　7　　8　　9　　10

c. 没有破坏性的

0　　1　　2　　3　　4　　5　　6　　7　　8　　9　　10

d. 正面的

0　　1　　2　　3　　4　　5　　6　　7　　8　　9　　10

e. 正常的

0　　1　　2　　3　　4　　5　　6　　7　　8　　9　　10

续表4-2

11. 您现在有多大程度感到……										
a. 躯体强壮										躯体虚弱
0	1	2	3	4	5	6	7	8	9	10
b. 清醒										有睡意
0	1	2	3	4	5	6	7	8	9	10
c. 有冲劲										懒洋洋
0	1	2	3	4	5	6	7	8	9	10
d. 有精神										疲倦
0	1	2	3	4	5	6	7	8	9	10
e. 有活力										无活力
0	1	2	3	4	5	6	7	8	9	10
f. 有耐心										不耐烦
0	1	2	3	4	5	6	7	8	9	10
g. 轻松										紧张
0	1	2	3	4	5	6	7	8	9	10
h. 开心										抑郁
0	1	2	3	4	5	6	7	8	9	10
i. 能够集中精神										难以集中精神
0	1	2	3	4	5	6	7	8	9	10
j. 记忆力良好										记忆力很差
0	1	2	3	4	5	6	7	8	9	10
k. 能够清晰地思考										不能清晰地思考
0	1	2	3	4	5	6	7	8	9	10

注："0分"表示没有，"10分"表示很严重；1~3分，轻度疲乏；4~6分，中度疲乏；7~10分，重度疲乏。

三、疗护

(一)西医治疗

1. 原则

强调个体化干预，解释很重要。与患者及家属沟通，明确症状对患者的影响及可能的原因，确认可逆的和不可逆的因素，讨论患者的预期及干预所可能达到的效果。

2. 药物治疗

(1)控制并发症的症状，如控制疼痛、抗抑郁治疗、改善食欲及睡眠等。

(2)纠正贫血(铁剂、促红细胞生成素、适当输血)。

（3）感染：适当使用抗生素。

（4）针对营养不良的干预。

（5）纠正电解质紊乱。

（6）处理甲状腺功能低下。

（7）对于厌食或恶病质引起的疲劳，糖皮质激素可能有效：地塞米松 1~2 mg/d，泼尼松 20~40 mg/d，疗程 2~4 周。短期使用地塞米松可显著改善晚期恶性肿瘤患者的疲乏，提高其生活质量。但考虑到皮质类固醇长期使用的不良反应，仅推荐用于终末期恶性肿瘤患者 CRF 治疗。

（8）精神刺激药物：少量研究证实可以轻度改善疲劳，建议咨询专科医生。

哌醋甲酯（利他林）5 mg，口服，每日 2 次（早上及中午），可逐渐加量至 15 mg，口服，每日 2 次。不良反应主要为眩晕、焦虑、食欲减退、恶心等，因此临床应用时，应掌握给药原则，做好不良反应的处理。

3. 非药物治疗

（1）活动锻炼：活动锻炼是经一级证据证实有效的 CRF 干预措施。最佳的运动形式为有氧运动，包括步行、跑步、游泳、骑自行车、登山、跳健身操、瑜伽等。有氧运动能刺激垂体腺分泌内啡肽，刺激机体神经系统产生微电刺激，缓解肌肉紧张和精神抑郁，使患者大脑皮质放松，减轻心理紧张，缓解疲乏。应根据患者自身情况制定个体化运动方案，如运动时间每次 20~60 min；运动频率为每周 3~5 次，持续 8 周。

（2）记录活动日记：了解疲劳发作是否与某项特定的活动相关，了解疲劳发作的时间，在精力最好的时候安排活动。

（3）减少能量消耗，把精力用于优先进行的活动，避免不必要的活动。

（4）在不影响夜间睡眠的情况下日间可小睡。

（5）精神干预：压力释放、放松疗法等。

（6）亮白光疗法（bright white light therapy，BWLT）：BWLT 是采用高亮度的家用荧光灯刺激调节昼夜节律的下丘脑视交叉上核，起到调整昼夜节律的作用，被普遍用于治疗情绪异常及睡眠障碍。临床研究表明，BWLT 可以改善乳腺癌患者的疲乏状态。

（二）中医治疗

1. 中药内服

（1）寒湿困脾证。

辨证要点：腹痛，便溏，头身困重，面黄，舌质淡，苔白腻，脉滑。

治法：健脾利湿，温中散寒。

常用中药：附子、人参、白术、炮姜、干姜、炙甘草等。

代表方剂：理中丸、附子理中丸、参苓白术散等。

（2）肺气亏虚证。

辨证要点：咳嗽，气喘，自汗，舌淡苔白，脉细软弱。

治法：补益肺气。

常用中药：人参、黄芪、五味子、炙甘草、生地黄、麦冬、北沙参、天花粉等。

代表方剂：补肺汤、保元汤、八珍汤等。

（3）肝气郁结证。

辨证要点：胁胀，易叹息，舌暗苔白，脉弦细。

治法：疏肝理气，健脾和胃。

常用中药：柴胡、白芍、枳实、川芎、陈皮、香附、当归、茯苓、薄荷等。

代表方剂：柴胡疏肝散合四物汤、逍遥散等。

（4）脾阳虚证。

辨证要点：食少，腹胀，便溏，喜温喜按，舌淡胖，苔白或白腻，脉濡细。

治法：温中健脾。

常用中药：桂枝、炙甘草、大枣、芍药、生姜、饴糖、人参、制附子、白术、干姜等。

代表方剂：小建中汤、附子理中汤等。

（5）脾胃阴虚证。

辨证要点：口干，食少，舌红少苔或舌红苔黄而干，脉细数。

治法：养阴和胃。

常用中药：北沙参、麦冬、冰糖、生地黄、玉竹、石斛、白芍等。

代表方剂：益胃汤、养胃增液汤等。

（6）脾气虚证。

辨证要点：食少，腹胀，疲乏，舌淡苔白，脉细弱。

治法：益气健脾。

常用中药：党参、白术、茯苓、陈皮、山药、白扁豆、薏苡仁、砂仁等。

代表方剂：四君子汤、补中益气汤等。

2. 中成药治疗

中成药多以丸、散居多，"丸者缓也"，丸剂起效虽缓，但作用持久，多适合于放疗、化疗完成后肿瘤尚未完全去除但正气已虚，此期多邪正胶着，此时当以扶正为主，可予丸药，以达长期扶正之功，也更有利于患者长期坚持服用。如扶正胶囊、贞芪扶正颗粒、薯蓣丸、养正消积胶囊等。

3.膏方治疗

膏方适应于慢病虚弱之体以缓缓补之，以防峻补太过，同时可较长期应用，能够解决长期服用汤剂依从性差的问题。因此，膏方是 CRF 治疗的最佳选择之一，可根据患者辨证分型制定处方，熬药成膏，长期服用。

4.督脉灸疗法

主穴：督脉诸穴。

配穴：足太阳膀胱经穴(肺俞、厥阴俞、心俞、膈俞、肝俞、胆俞、脾俞、胃俞、三焦俞、肾俞、气海俞、大肠俞、关元俞、小肠俞)。

注意事项：阴虚火旺者不宜使用。

5.针刺疗法

主穴：关元、气海、脾俞、肾俞、三阴交。

配穴：①脾气虚者，加足三里、胃俞；②肺气虚者，加肺俞、太渊；③心气虚者，加心俞、神门；④气血虚者，加血海、天枢；⑤气滞血瘀者，加血海、膈俞、合谷；⑥阴虚火旺者，加阴陵泉、涌泉、太溪；⑦脾肾阳虚者，加足三里、命门、神阙；⑧痰湿凝聚者，加水分、阴陵泉、足三里。

操作：毫针补法。留针 30 min，每日 1 次。

6.子午流注低频电疗法

取穴：同针刺治疗。

操作：治疗时除所选取穴位，增加子午流注所开穴的穴位，将电极片贴敷于穴位上，调整到患者能适应的强度，每次治疗时间为 30 min，每日 1 次。

7.艾灸疗法

主穴：关元、气海、神阙、脾俞、心俞、肾俞、足三里、三阴交。

配穴：①气滞血瘀者，加血海、膈俞；②痰湿凝聚者，加水分、阴陵泉、足三里。

操作：将艾条点燃置于艾盒内，将艾盒置于所选穴位上，每次施灸 30 min，每日 1 次，10 次为 1 个疗程。

8.功法锻炼

传统功法通过导引结合呼吸吐纳，可以促进全身气血的流通，改善乏力症状。例如，每日进行 2 次八段锦锻炼，每次 30 min，持续 8 周为 1 个疗程，能一定程度上辅助减轻肿瘤化疗患者 CRF 的程度，改善临床治疗效果，提高患者的生活质量。

(三)护理

(1)心理护理：应充分支持、理解和尊重患者，认真听取患者的倾诉，鼓励患者积极面对疾病及配合治疗，增强患者对治疗的信心；家属应给予患者足够的陪伴和安慰等,都可能缓解患者的疲劳症状。专业性的心理干预方法则需专业的心理治疗师进行干预,包括认知行为疗法、正念减压训练等多种干预方法。

(2)健康教育:普及CRF相关知识、教会患者使用CRF评估量表、告知患者或家属处理疲乏的有效策略(如节约体能、分散注意力、适当运动等)、鼓励并引导患者参与到CRF的管理中,主动观察并记录CRF的严重程度和临床表现,提高应对CRF的积极性等。

(3)睡眠护理:癌症患者常伴有睡眠障碍,对患者睡眠进行适当干预,使患者养成良好的睡眠习惯,有助于患者保持正常的生物节律,减轻疲乏症状。可行的干预措施包括:培养良好的睡眠习惯,如在有困意时才上床、不要在床上做与睡眠无关的活动、保持规律起床时间、日间避免过长时间的小憩;营造安静、舒适的睡眠环境;在临近睡前避免服用咖啡等兴奋性物质等。

(4)饮食护理:恶性肿瘤患者由于化疗、放疗等,常导致进食困难、食欲下降、营养摄入不足。因此,应对患者营养状况进行全面评估,制定个体化营养方案,原则上需以清淡、易消化及高营养饮食为主。对于胃肠道反应严重者,应及时对其采取对症处理,并与营养师共同协商制定合理的饮食计划。

疲乏的发生率高、持续时间长,严重影响患者的抗肿瘤治疗及生活质量,甚至缩短患者的生存时间。其共同特点是久虚不复而成劳,五脏功能衰退,气血阴阳亏损,是本病的基本病机,辨证当以气血阴阳为纲,五脏虚损为目,在治疗过程中应当注意气血阴阳相兼为病及五脏之间的相互影响。"虚则补之"是本病的基本治疗原则,结合病位、病性的不同辨证用药,通过益气扶正、固本培元、养血益气等扶正法,调整人体阴阳平衡,可以振奋人体正气,进而改善患者的整体机能来抵御邪毒。

第三节　恶心、呕吐

一、定义

恶心、呕吐是临床常见症状。恶心为上腹部不适和紧迫欲吐的感觉。呕吐是通过胃的强烈收缩迫使胃或部分小肠内容物经食管、口腔而排出体外的现象。一般恶心后随之呕吐,但也可仅有恶心而无呕吐,或仅有呕吐而无恶心。在恶性肿瘤晚期患者中,恶心、呕吐的发生率很高。

恶心、呕吐归属于中医学"呕吐"范畴。有物有声谓之呕，有物无声谓之吐，无物有声谓之干呕。临床呕与吐常同时发生，很难截然分开，故统称为"呕吐"。其基本病机是外邪犯胃、饮食不节、情志失调、素体脾胃虚弱等病因，导致胃失和降，气逆于上，故治疗上多以和胃降逆为法。

二、评估

（一）诱因

（1）恶性肿瘤相关治疗，如化疗、放疗、手术等。

（2）胃肠道疾病：胃潴留、胃肠道梗阻、胃部挤压综合征、胃部松弛综合征、胃食管反流、胃炎、胃肠道肿瘤等。

（3）肝胆胰疾病：肝硬化等。

（4）咽喉部问题：鼻咽部慢性炎症等。

（5）泌尿系统问题：如肾、输尿管结石。

（6）神经系统疾病：①颅内感染，如各种脑炎；②脑血管疾病，如脑出血；③颅脑损伤，如脑挫裂伤；④癫痫，特别是持续状态；⑤肿瘤脑转移。

（7）全身性疾病：尿毒症、肝昏迷、糖尿病酮症酸中毒、甲亢危象、甲状旁腺危象等。

（8）药物、中毒、精神因素：某些抗生素、抗癌药、洋地黄等可兴奋呕吐中枢而致呕吐；乙醇、重金属、一氧化碳等中毒均可引起呕吐；胃神经官能症、癔症、神经性厌食等可表现为呕吐症状。

（9）前庭障碍性疾病：呕吐伴有听力障碍、眩晕等耳科症状者，须考虑前庭障碍性呕吐，常见疾病有迷路炎、梅尼埃病和晕动病等。

（二）需要关注的问题

（1）近期使用了什么药物？（是否为药物引起恶心、呕吐的症状）

（2）近期是否有放疗或化疗？（放疗、化疗是引起肿瘤患者恶心、呕吐的主要原因之一）

（3）有无毒物接触史？

（4）患者的主要症状是呕吐吗？是单纯的恶心还是伴有呕吐？活动是否会引起恶心、呕吐症状加重？

（5）呕吐物性质：是未消化食物？胆汁？粪便？（帮助判断梗阻的位置）

（6）是否有便秘或肠道梗阻？

（7）是否有抑郁、焦虑或者恐惧？

(8)是否伴有头痛：颅内压升高会伴有头痛。

(9)是否有吞咽困难：口腔真菌感染时会有吞咽困难，同时会有恶心、呕吐。

(10)是否有口干、昏睡：高钙血症可以引起多系统症状，包括恶心、呕吐、口干、嗜睡。

(11)是否伴有听力障碍、头晕等？

(12)除了呕吐，是否有其他症状？

三、疗护

(一)西医治疗

1.药物治疗

(1)病因治疗：临床上导致恶心、呕吐的原因多样，如胃肠道梗阻、食管反流、颅内压升高、前庭功能疾病、中毒、电解质紊乱、某些药物等，积极治疗原发病、去除诱因是减轻恶心、呕吐症状的关键措施。

(2)对症治疗。

1)止呕治疗。①抗胆碱药：东莨菪碱用于防治晕动病和内耳眩晕症；②抗组胺药：苯海拉明、茶苯海明、异丙嗪、美克洛嗪、羟嗪和布克利嗪等，主要用于晕动病，或内耳眩晕症、手术、妊娠呕吐；③抗精神失常药：氯丙嗪、硫乙拉嗪、舒必利等，对各种原因的呕吐都有止吐作用，但对晕动病无效；④促胃肠动力药：多潘立酮、甲氧氯普胺、西沙必利等；⑤5-HT$_3$受体阻断药：昂丹司琼、格拉司琼、托烷司琼等，能阻断中枢及迷走神经传入纤维的5-HT$_3$受体，止吐作用强大；⑥B族维生素：如维生素B$_6$，多用于妊娠早期的早孕反应引起的呕吐，也可用于抗癌症和放射性治疗引起的呕吐；⑦皮质类固醇类药物：如地塞米松等。

2)补液治疗：根据患者呕吐情况，适当予以液体补充，防止水、电解质失衡。

2.非药物治疗

(1)如患者呕吐，应该准备桶、纸和漱口用的水或果汁。

(2)进食碱性固体饮食可适当缓解恶心、呕吐，如馒头。

(3)少量多餐，每日4~5餐，细嚼慢咽。

(4)可适当饮用清凉的饮料，如果汁可缓解症状。

(5)做好口腔清洁，可减轻恶心、呕吐的发生。

(6)转移注意力：看书，做一些感兴趣的事。

（7）音乐治疗：选取喜欢的或舒缓的音乐可使患者放松心情，有效减轻焦虑情绪及呕吐症状。

（8）肌肉放松疗法：气功、瑜伽、坐禅、渐进松弛训练等均是以放松为主要目的的自我控制训练，可降低骨骼肌的紧张程度及减轻焦虑、紧张的状态，从而缓解恶心、呕吐症状的发生。

（9）催眠及行为疗法可阻断预期性呕吐及焦虑/呕吐恶性循环。

（二）中医治疗

1. 中药内服

（1）外邪犯胃证。

辨证要点：突然呕吐，频频泛恶，伴有恶寒发热，头身疼痛，舌苔白腻，脉濡。

治法：疏邪解表，化浊和中，降逆止呕。

常用药物：广藿香、厚朴、紫苏叶、陈皮、大腹皮、白芷、茯苓、白术、半夏曲、桔梗、甘草、生姜、大枣等。

代表方剂：藿香正气散、新加香薷饮、玉枢丹等。

（2）饮食停滞证。

辨证要点：呕吐酸腐量多，或吐出未消化的食物，得食更甚，吐后反快，舌苔厚腻，脉滑实有力。

治法：消食化滞，和胃降逆。

常用药物：山楂、神曲、半夏、茯苓、陈皮、连翘、莱菔子、麦芽等。

代表方剂：保和丸。

（3）痰饮内阻证。

辨证要点：呕吐物多为清水痰涎，或胃部如囊裹水，胸脘痞闷，呕而肠鸣，舌苔白滑而腻，脉沉弦滑。

治法：温化痰饮，和胃降逆。

常用药物：半夏、生姜、茯苓、白术、桂枝、甘草、苍术、厚朴、豆蔻、砂仁等。

代表方剂：小半夏汤、苓桂术甘汤等。

（4）肝气犯胃证。

辨证要点：呕吐吞酸，脘胁胀痛，嗳气频频，每因情志不遂而发作或加重，舌边红，苔薄腻或微黄，脉弦。

治法：疏肝和胃，降逆止呕。

常用药物：半夏、厚朴、茯苓、紫苏叶、生姜、大枣、川楝子、郁金、香附、柴胡等。

代表方剂：四七汤。

（5）脾胃虚寒证。

辨证要点：饮食稍多即欲呕吐，倦怠乏力，四肢不温，口干不欲饮或喜热饮，舌质淡，苔薄白，脉濡弱或沉。

治法：温中健脾，和胃降逆。

常用药物：人参、白术、干姜、甘草、砂仁、半夏、吴茱萸、生姜等。

代表方剂：理中丸。

（6）胃阴亏虚证。

辨证要点：呕吐反复发作，胃中嘈杂，似饥而不欲食，口燥咽干，舌红少津，苔少，脉细数。

治法：滋养胃阴，和胃降逆。

常用药物：人参、麦冬、半夏、粳米、大枣、甘草、竹茹、枇杷叶、瓜蒌仁、郁李仁等。

代表方剂：麦门冬汤。

2. 针刺疗法

治法：和胃降逆。

主穴：中脘、胃俞、足三里、内关。

配穴：①饮食停滞者，加天枢、上巨虚；②痰饮内停者，加胞中、丰隆；③肝气犯胃者，加阳陵泉、太冲、合谷、章门；④胃阴不足者，加脾俞、三阴交、阴陵泉；⑤脾胃虚弱者，加脾俞、胃俞、肾俞、三阴交。

操作：寒证留针多施温针灸，热证疾出不灸；肝气犯胃宜泻足厥阴经穴、补足阳明经穴；中虚宜补脾气，根据其他伴随症状加减穴位。

3. 穴位注射疗法

主穴：足三里、内关。

配穴：口吐涎液不断者，加三阴交。

操作：选择 5 mL 一次性注射器，按无菌技术操作原则，抽吸胃复安 10 mg 或维生素 B_6 100 mg，加 0.9% 氯化钠溶液至 3 mL，找准穴位，常规消毒，针刺产生酸胀麻感后即为得气，抽吸无回血，先在刺激性小的足三里穴注射 2 mL，后在刺激性较强的内关穴注射 1 mL，缓慢注入，每次 2 穴，双侧交替使用，根据恶心、呕吐的程度，每日 1~2 次。

4. 耳穴贴压疗法

主穴：胃、脾、贲门。

配穴：肾上腺、内分泌、神门、食管、交感、脑点。

操作：用75%乙醇棉球或纱布，清洁消毒耳郭局部皮肤，待干，将王不留行籽贴于双耳部所选穴位并粘牢。于化疗前1天用手指进行耳穴按压刺激，每个穴位按压120~150下，以患者局部感到疼、胀、热、酸麻感，但能忍受为度，留贴至化疗完成。留贴期间，每日指压王不留行5~7次（三餐前、午睡和晚间睡觉前30 min）。

5.手指点穴

主穴：内关、足三里。

配穴：口吐涎液者，加三阴交；疼痛者，加梁丘、血海；大便不畅或腹泻者，加下巨虚、丰隆；肝气郁结者，加章门、外关。

6.隔姜灸

主穴：上脘、中脘、下脘、神阙、梁门。

配穴：腹胀者，加关元、气海；便秘、腹泻者，加大横。

操作：取直径2~3 cm，厚2~3 mm的鲜姜片，在其上用针点刺小孔若干，放在所选择的穴位上，将艾炷放置在姜片上，从顶端点燃艾炷，待其燃尽时接续另一个艾炷。隔姜灸可视病情和患者的耐受力，每日每穴灸5~7壮，根据恶心、呕吐缓解程度，一般连续施灸3~7 d。施灸过程中询问患者有无不适，观察皮肤情况，如有艾灰，用纱布擦去。

7.穴位敷贴

取穴：足三里、涌泉、内关、曲池、中脘等。

操作：把吴茱萸、半夏、丁香等具有温中和胃、降逆止呕的中药研成粉末，用水、醋、酒等调制成软膏敷在纱布上，然后直接贴在相应穴位之上即可。

第四节　咳嗽

一、定义

咳嗽是喉部或气管受到机械、物理或化学刺激时迅速吸气，随即强烈地呼气，声带振动发声。在肿瘤终末期患者中，咳嗽的发生率很高，在恶性肿瘤患者中的发生率为23%~37%，在肺癌患者中的发生率为60%~80%。恶性肿瘤患者由于肿瘤迅速长大而压迫支气管或肺组织，或者放化疗等治疗过程损伤肺组织，常表现为剧烈咳嗽、咳痰或咯血、持续胸痛、呼吸困难、低热、乏力等症状。西医常规镇咳祛痰药物疗效欠佳，而有效的中枢性镇咳药物又会带来诸多不良反应。近年来，中医药治疗肺癌咳嗽的临床研究不断深入，取得了较好疗效且不良反应少。

中医学认为,咳嗽是邪犯肺系,肺失宣肃,肺气上逆所致的以咳嗽为主要症状的一组病症。它既是一个症状,又是一种独立的疾病。近年来,中医在咳嗽的病因病机、诊疗方法上的认识不断深入,临床诊疗中发现,越来越多的咳嗽患者外感症状已消失,内伤脏腑的表现不明显,咳嗽的病因不再局限于外感、内伤两类。现认为咳嗽是由多种因素共同作用所致的一类疾病:禀赋异常,环境刺激,鼻、咽喉、胃等相关因素均可导致咳嗽的发生。风邪伏肺、邪壅肺窍、胃气上逆及诸脏先伤后传于肺所致的肺失宣降、肺气上逆均可作咳。

中医对肺癌引起的咳嗽认识较早,如《杂病源流犀烛》谓:"邪积胸中,阻塞气道,气不得通,为痰……为血……遂结成形而有块"。《外科证治全书》云:"息贲……肺虚痰热壅结所致。"由此可见,肺癌咳嗽乃虚实夹杂之证。虚以阴虚、气虚或气血两虚多见,实以邪毒、痰凝、气滞、血瘀壅结为主。此外,肿瘤患者常有明显的心理变化,以焦虑、抑郁为主,长期焦虑、抑郁易致肝气郁结日久郁而化火,最终导致肝火横逆犯肺引起咳嗽。

二、评估

1. 诱因

(1)肿瘤本身引起。

1)肺原发癌或转移癌。

2)肿瘤压迫、堵塞气管。

3)胸腔积液。

4)胸膜肿瘤。

5)上腔静脉阻塞综合征。

6)类肿瘤综合征。

7)气管食管瘘。

(2)抗肿瘤治疗引起。

1)放射性肺炎。

2)化疗(如博来霉素、环磷酰胺)导致的间质性肺炎。

3)各种靶向药物、免疫药物引起的肺间质病变。

(3)与恶性肿瘤无关的其他病因。

1)呼吸道疾病:上气道咳嗽综合征、咳嗽变异性哮喘、慢性支气管炎、慢性阻塞性肺疾病、肺间质纤维化、支气管扩张症、感染后咳嗽等。

2)胃食管反流性疾病。

3)由吞咽困难和反复误吸导致(见于痴呆晚期、脑血管疾病、多发性硬化症、肌萎缩性侧索硬化、遗传性共济失调的患者)。

4)免疫力低下患者机会性感染(多见于白细胞减少症、器官移植、HIV 感染患者)。

5)充血性心力衰竭。

6)终末期肾衰竭。

2. 需要关注的问题

(1)有无吸烟史。

(2)有无应用血管紧张素转换酶抑制剂类药物。

(3)有无情绪问题。

3. 分类

(1)急性咳嗽:持续时间<3 周,主要包括急性上呼吸道感染(包括普通感冒、流行性感冒、急性咽喉炎、鼻炎、副鼻窦炎等)和急性气管-支气管炎。

(2)亚急性咳嗽:持续时间为 3~8 周,主要包括感染后咳嗽、咳嗽变异性哮喘和上气道咳嗽综合征。

(3)慢性咳嗽:持续时间>8 周,主要包括咳嗽变异性哮喘、上气道咳嗽综合征、嗜酸粒细胞性支气管炎、胃食管反流性咳嗽、变应性咳嗽及咳嗽高敏综合征。

三、疗护

(一)西医治疗

1. 药物治疗

(1)咳嗽原因明确的病因治疗。

1)咳嗽变异性哮喘:吸入或全身糖皮质激素联合支气管舒张剂。

2)胃食管反流病:抑酸剂(PPI 或 H_2 受体拮抗剂)、促胃动力药。

(2)咳嗽原因不明或由于肿瘤压迫、堵塞气道等无法解决的病因治疗。

1)吸入支气管扩张剂。

2)糖皮质激素:地塞米松 4~8 mg,口服,每日 1 次。

3)可待因:双氢可待因比可待因更常用,常与右美沙芬联用,但也有小样本的系统评价报道,双氢可待因的疗效不肯定,可由吗啡替代。

4)苯佐那酯:50~100 mg,口服,每日 3 次。

5)色甘酸钠气雾剂:每揿含色甘酸钠 3.5 mg,每次 1~2 揿,每日 3~4 次。

6)吗啡：5~20 mg，口服，每日 2~3 次。

7)利多卡因：对于顽固性咳嗽，可吸入局部麻醉剂利多卡因，有效浓度 1%~4%，10~20 mg，每日 4~6 次，每日最高剂量 200~400 mg，用利多卡因雾化后 1 h 内避免进食防误吸。

(3)咳嗽有痰：有明确感染，如咳脓痰，可加用抗生素。

(4)中枢性止咳药：抑制延髓的咳嗽中枢。

1)可待因：起始剂量为每次 15~30 mg，每日 4~6 次，每日总量 30~90 mg；极量为每次 100 mg，每日 240 mg。镇咳用量为常用量的 1/3~1/2。

2)喷托维林：具有中枢及外周性镇咳作用，镇咳强度约为可待因的 1/3。每次 25 mg，每日 3 次。

3)右美沙芬：每次 10~30 mg，每日 3 次，每日最大剂量 120 mg。与可待因联用可起到协同作用。

4)福尔可定：每次 5~10 mg，每日 3~4 次。

(5)外周性镇咳药：抑制咳嗽反射弧中的感受器、传入神经及效应器中的某一环节。

1)苯佐那酯：每次 50~100 mg，每日 3 次。

2)那可丁：每次 15~30 mg，每日 2~3 次，剧咳可用至 60 mg/次。

3)苯丙哌林：每次 20~40 mg，每日 3 次。

4)莫吉司坦：每次 100~200 mg，每日 3 次。

(6)祛痰药。

1)氨溴索：每次 30 mg，每日 3 次。

2)溴己新：每次 8~16 mg，每日 3 次。

3)乙酰半胱氨酸：每次 200 mg，每日 2~3 次。

4)羧甲司坦：每次 250~500 mg，每日 3 次。

2. 非药物治疗

体位引流：用于湿性咳嗽。置患者于相应的引流体位，将病灶肺叶处于高位，使引流支气管开口向下，促使痰液借重力作用顺体位引流经各级支气管咳出，体位引流最好在雾化吸入后 15 min 进行。体位引流应配合肺部拍打，拍打时手固定成背隆掌空的杯状，自下及上，由外向内，向肺门方向拍击肺部。每部位 1~2 min，每分钟 120~180 次。

(二)中医治疗

1. 中药内服

(1)风寒犯肺证。

辨证要点:咳嗽,痰稀色白,苔薄白,脉浮紧。

治法:疏风散寒,宣肺止咳。

常用中药:麻黄、苦杏仁、桔梗、前胡、橘皮、甘草、荆芥、紫苏叶、紫菀等。

代表方剂:三拗汤、止嗽散等。

(2)风热犯肺证。

辨证要点:咳嗽声嘶、痰稠色黄,苔黄,脉浮数。

治法:疏风清热,宣肺止咳。

常用中药:桑叶、菊花、薄荷、连翘、前胡、牛蒡子、苦杏仁、桔梗、浙贝母等。

代表方剂:桑菊饮、银翘散等。

(3)风燥伤肺证。

辨证要点:干咳,咽喉干痛,唇鼻干燥。

治法:疏风清肺,润燥止咳。

常用中药:桑叶、薄荷、前胡、苦杏仁、牛蒡子、南沙参、浙贝母、天花粉、芦根等。

代表方剂:桑杏汤、杏苏散等。

(4)邪壅肺窍证。

辨证要点:咳嗽伴鼻塞,鼻腔、咽喉分泌物增加,或浊涕、咽喉不利、头面部疼痛等。

治法:疏风宣肺,止咳通窍。

常用中药:荆芥、桔梗、紫菀、百部、白前、陈皮、苍耳子、辛夷、薄荷、白芷、蔓荆子等。

代表方剂:苍耳子散、止嗽散等。

(5)痰湿蕴肺证。

辨证要点:咳嗽痰多,咳声重浊,舌苔白腻,脉滑。

治法:燥湿化痰,理气止咳。

常用中药:法半夏、茯苓、陈皮、苍术、白芥子、莱菔子、紫苏子等。

代表方剂:二陈汤、三子养亲汤等。

(6)痰热郁肺证。

辨证要点：咳喘气粗，痰黄稠，舌红，苔黄腻。

治法：清热肃肺，豁痰止咳。

常用中药：黄芩、栀子、知母、桑白皮、苦杏仁、浙贝母、瓜蒌、蛤壳、竹沥、射干等。

代表方剂：清金化痰汤、定喘汤等。

(7)肝火犯肺证。

辨证要点：上气咳逆阵作，咽干口苦，胸胁胀痛，咳时隐痛，症状可随情绪波动而增减，舌红或舌边红，苔薄黄少津，脉弦数。

治法：清肺泄肝，顺气降火。

常用中药：桑白皮、地骨皮、黄芩、栀子、牡丹皮、青黛、蛤壳、竹茹等。

代表方剂：黛蛤散、泻白散等。

(8)肝阴亏耗证。

辨证要点：干咳，咳声短促，口干咽燥，潮热盗汗，日渐消瘦，舌红少苔，脉细数。

治法：滋阴润肺，化痰止咳。

常用中药：南沙参、麦冬、天花粉、玉竹、百合、川贝母、苦杏仁、桑白皮等。

代表方剂：沙参麦冬汤、百合固金汤等。

(9)胃气上逆型。

辨证要点：呛咳，咳甚时呕吐酸苦水。

治法：降浊化痰，和胃止咳。

常用中药：旋覆花、代赭石、法半夏、干姜、枇杷叶、黄芩、吴茱萸、瓦楞子、丁香等。

代表方剂：旋覆代赭汤、半夏泻心汤等。

2. 中成药

(1)疏风散寒、宣肺止咳类。

通宣理肺丸(胶囊、口服液)口服。通宣理肺丸剂：水蜜丸每次7 g，大蜜丸每次2丸，每日2或3次；通宣理肺胶囊剂：每次0.72 g，每日2或3次；通宣理肺口服液：每次20 mL，每日2或3次。解表散寒，宣肺止咳。适用于风寒束表、肺气不宣所致的咳嗽。

(2)清热化痰、宣肺止咳类。

杏贝止咳颗粒开水冲服。每次4 g，每日3次，疗程7 d。清宣肺气，止咳化痰。用于外感咳嗽属表寒里热证，症见微恶寒、发热、咳嗽、咳痰、痰稠质黏、口干口苦、烦躁等。

治咳川贝枇杷滴丸口服或含服。每次 90~180 mg，每日 3 次。宣肺降气，清热化痰。用于痰热阻肺所致的咳嗽、咯痰、咽干、咽痛、发热、全身不适。

肺力咳胶囊(合剂)口服。胶囊剂：每次 9~12 g，每日 3 次；合剂：<7 岁每次 10 mL，7~14 岁每次 15 mL，成人每次 20 mL，每日 3 次，或遵医嘱。清热解毒，镇咳祛痰。用于痰热犯肺所引起的咳嗽痰黄。

(3)疏风宣肺，利咽止咳类。

苏黄止咳胶囊口服。每次 1.35 g，每日 3 次。疏风宣肺，止咳利咽。适用于风邪犯肺、肺气失宣所致的咳嗽、咽痒、痒时咳嗽、干咳无痰；或呛咳阵作，气急，遇冷空气、异味等因素突发或加重；或夜卧、晨起咳剧符合上述症状者。

(4)养阴清热、利咽解毒类。

养阴清肺口服液口服。每次 10 mL，每日 2 或 3 次。养阴润肺，清热利咽。用于咽喉干燥疼痛，干咳、少痰或无痰。

3. 针刺疗法

(1)外感咳嗽。

治法：疏风解表，宣肺止咳。以手太阴肺经穴、手阳明大肠经穴为主。

主穴：肺俞、中府、列缺、太渊。

配穴：风寒袭肺者，加肺门、合谷；风热犯肺者，加大椎、曲池、尺泽；燥邪伤肺者，加太溪、照海。

实证患者针刺用泻法，虚证患者针刺用平补平泻法，风寒者加用灸法。

(2)内伤咳嗽。

治法：肃肺理气，止咳化痰。以手足太阴经穴为主。

主穴：肺俞、中府、列缺、太渊。

配穴：①痰湿蕴肺者，加足三里、丰隆；②痰热郁肺者，加尺泽、天突；③肝火犯肺者，加太冲、行间、鱼际；④肺阴亏虚者，加膏肓、太溪；⑤肺脾气虚者，可加脾俞、足三里；⑥素体阳虚，咳嗽遇冷加重，证属虚寒者，以火针点刺督脉及膀胱经背俞穴。

操作：主穴用毫针平补平泻，或加用灸法，配穴按补虚泻实手法操作。

4. 子午流注低频电疗法

取穴：同针刺治疗。

操作：治疗时除所选取的穴位外，还可增加子午流注开穴，将电极片贴敷于穴位上，调整到患者能适应的强度，治疗时间为 30 min，每日 1 次。

5. 穴位敷贴疗法

取穴：大椎、肺俞、定喘、风门、膻中、丰隆。

操作：用白芥子、细辛、丁香、苍术、川芎、甘遂等量，研磨成细粉，加入基质，调成糊状，制成直径为 1 cm 的圆饼，贴于穴位上，用胶布固定，每 3~5 日更换 1 次，5 次为 1 个疗程。

注意事项：贴敷之前应当询问患者有无胶布及相关药物过敏史，无过敏史者方可应用。

6. 穴位注射疗法

取穴：定喘、大杼、风门、肺俞、三阴交。

操作：用维生素 B₁ 注射液 100 mg，每次 1~2 个穴位，每个穴位注入药液 0.5 mL。选取穴位一般由上而下轮换，隔日 1 次。

7. 耳穴贴压疗法

取穴：支气管、肺、脾、神门、咽喉、交感。外感咳嗽加肾上腺，内伤咳嗽加肝、肾。

8. 呼吸操疗法

(1) 平静呼吸：立位吸气，前倾位呼气，单举上臂吸气，双手轻压腹部呼气，平举上肢吸气，双臂下垂呼气，立位上肢上举吸气，蹲位呼气；

(2) 腹式缩唇呼吸：先缓慢呼气，用鼻吸气，嘴巴成鱼嘴状，缓慢呼气，双手轻压腹部，尽量呼尽气体，吸呼比是 1∶3~1∶2。做呼吸操时应取站位，每日 2 次，每次 10 min。另可经常练习太极拳，以提高人体心肺功能。

9. 康复理疗

(1) 对于炎症期间伴有大量痰液产生的情况，采用短波、超短波等高频电治疗或磁疗，可以起到促进炎性渗出吸收、炎症局限化、减少痰液的作用。

(2) 对于难于引流的肺段，或者极度衰弱的老年人和儿童，可以在相应体位下采取体外手法排痰，促进痰液引流。

(3) 对于慢性局灶性炎症，可以采取激光局部照射或相应穴位照射，减轻咳嗽症状。

(三) 预防与调摄

(1) 不同季节所对应的外感类型亦有不同，夏季咳嗽多见湿热证；秋季多见燥咳；冬季多见痰湿咳，治疗及用药亦有侧重。注意气候变化的同时，更要注意调摄。

(2) 对于风热、风燥、肺阴虚等咳嗽反复不愈者，应首先注重生活饮食习惯，戒除烟酒等不良习惯，不宜食用辛辣香燥之品，以免伤阴化燥助热；咳嗽痰多者，忌饮食油腻、肥甘厚味，以免蕴湿生痰。

(3) 长期卧床或痰多难咳患者应定期护理，翻身拍背、时常活动，助痰排出。必要时吸痰，但操作时要避免刺激或损伤咽部。

（4）增强体质，对慢性久咳的肾虚患者，应嘱其进行适当的体育锻炼，以提高肺的通气功能，增强抗病能力。

（5）雾霾天更应注意健康，减少外出及室内通风，使用防雾霾口罩、室内空气净化装置，可有效减少雾霾吸入，预防对身体的损害，亦可采用传统中医食疗方法（如雪梨、银耳、川贝、百合等）预防保健。

（6）药物预防：可根据患者体质，辨证用药，预防调护。平素自汗，易感冒属肺卫不固者，可服用玉屏风散；气阴两虚者，可服用生脉饮。

（四）护理

1. 环境

保持病房整洁、空气流通、温湿度适宜。在室内换气通风的时候，要为患者适当地添加衣物或盖被子。避免刺激性因素，劝解患者戒烟。

2. 基础护理

每日指导患者用淡盐水进行漱口，长期卧床接受治疗的患者可根据需要给予低流量氧疗，并采用黄芩油膏对鼻腔进行涂抹，每 2 小时变换 1 次体位，可实施耳穴贴压疗法，在适当的时候指导患者进行床边活动，练习八段锦及太极拳，活动量以不感到疲劳为宜。胸闷者可以帮助其取半坐卧位，服温水，使气道的湿化水平增加，必要的时候可以进行机械吸痰和雾化治疗。讲解有效咳痰的方法，并进行适当的缩唇呼吸训练，防止呼吸道堵塞。

指导正确的咳痰方式：采取坐位，先进行深而慢的腹式呼吸 5~6 次，再深吸气后屏气 3~5 s，身体前倾，由胸部发出震动，同时收缩腹肌，或用手按压上腹部，进行 2~3 次短促有力的咳嗽，使痰液咳出；痰多时体位引流，痰稠时湿化气道，患者意识不清或无力咳痰时可机械吸痰。

3. 饮食

（1）饮食以高热量、高蛋白和高维生素为宜，并补充适量无机盐，同时避免摄入过多碳水化合物及易产气食物。多吃绿叶蔬菜及水果，食物烹饪以蒸、煮为宜，食物宜软烂，以利于消化吸收，同时忌辛辣、肥腻、过甜、过咸及煎炸之品。

（2）不同证型，可以采用不同的饮食调摄。①燥邪伤肺证：宜多食清凉润肺之品，如藕粉、梨、百合等。②风热犯肺证：宜进食疏风清热、宣肺化痰的食物，如金银花茶、丝瓜鸡片汤等。③痰浊壅肺证：宜进食清肺化痰、理气止咳的食物，如雪梨银耳百合汤等。④风寒袭肺证：宜饮食祛风散寒、止咳化痰食物，如紫苏粥、杏仁粥。⑤痰湿蕴肺证：宜饮食有节，多食健脾化湿之品，如山药、赤小豆、薏苡仁、皮蛋瘦肉粥等。

4.情志

多与患者交流，讲解相关知识，减轻其不良心理，以便能够以积极的态度配合治疗。

5.对症护理

(1)风寒袭肺咳甚者，可于背部大椎、肺俞、风门穴拔火罐。

(2)燥邪犯肺咳嗽，干咳少痰，黏稠难咯者，可雾化吸入。

(3)痰热壅肺咳嗽者，遵医嘱可服竹沥水、川贝母粉清热化痰；痰中带血者，可遵医嘱给予三七粉分服，或用白茅根、藕节水、鲜芦根煎汤送服；痰多难咳者，遵医嘱给浙贝母、瓜蒌等燥湿化痰。

咳嗽是一个常见症，西医主要有病因治疗、镇咳治疗及祛痰治疗等方法。临床上肺癌咳嗽多选用中枢性镇咳药，代表药物为磷酸可待因，此药镇咳效果较强，但其治疗作用靶点单一，不良反应多，长期使用还会产生耐药性和成瘾性。肿瘤常见咳嗽大多为内伤咳嗽，患者体质普遍较差，感受外邪致发作加重，中医药治疗应权衡标本的主次缓急，或先后分治，或标本兼顾。外感忌用敛肺、收涩的镇咳药物，内伤忌用宣肺散邪药物。在治疗中，注意审证求因，切勿见咳止咳。

第五节　淋巴水肿

一、定义

淋巴水肿是指淋巴循环受阻，导致组织间隙中积存过多液体。女性发病率高于男性。

二、评估

1.疾病

(1)接受淋巴摘除手术的乳腺癌患者(尤其是合并放射治疗)。

(2)腹股沟淋巴结摘除或盆腔肿瘤压迫所致。

2.需要注意的问题

(1)有无其他因素导致的水肿，如静脉血栓、蜂窝织炎、贫血、心力衰竭、腹水等。

(2)药物性因素(类固醇、钙离子通道阻滞剂等)。

三、疗护

(一)西医治疗

1. 药物治疗

(1)利尿药：呋塞米 20~40 mg，口服，每日 1 次；或螺内酯 40~120 mg，口服，每日分 2~4 次。

(2)激素：地塞米松 8 mg/d。

2. 非药物治疗

(1)抬高肢体、运动：有助于淋巴回流，促进淋巴系统侧支循环的建立。

(2)按摩：可配合抬高肢体同时进行，由远心端至近心端(中、重度先近心端，再远心端)，环状平压手法，重复 5~7 次，施压时间>放松时间，避免人为损伤，按摩躯干和一侧肢体至少 20 min。

(3)加压治疗：弹力袜或弹力衣、弹力绷带等，加压装置如经皮电神经刺激器等。水肿范围波及整个肢体，如乳腺癌根治术后的上肢水肿或神经系统病变引发的偏侧肢体肿胀，可以采用气压式血液循环治疗改善组织间隙水肿，促进淋巴循环。

(4)理疗：急慢性、炎性局灶性水肿，采用高频电治疗(短波、脉冲短波等)、磁疗、紫外线、超声波及电蜡疗等多种治疗，均有较好疗效。对于体外固定引发的肢体或局部水肿，可以局部予以肌肉神经电刺激，改善肌肉容积、提高肌肉张力，发挥肌肉反复收缩的"泵"作用，以改善运动受限引起的局部组织液潴留。

(二)中医治疗

1. 中药内服

(1)脾虚湿阻证。

辨证要点：患肢水肿，压之凹陷，不随手而起，体胖，舌淡、边有齿痕，苔白腻，脉濡。

治法：健脾利湿，活血通络。

常用药物：人参、白术、茯苓、陈皮、木香、砂仁、黄芪、当归、酸枣仁、远志、薏苡仁、莲子、白扁豆、桔梗等。

代表方剂：人参健脾丸、参苓白术散等。

(2)湿热下注证。

辨证要点：皮肤焮红灼热，肿胀疼痛，舌红，苔黄腻，脉滑数。

治法：清热利湿，活血消肿。

常用药物：茯苓、牛膝、车前子、紫花地丁、萆薢、薏苡仁、黄柏、牡丹皮、泽泻、滑石、通草。

代表方剂：萆薢渗湿汤、五神汤等。

(3)痰瘀阻滞证。

辨证要点：患肢肿胀，皮肤增厚、粗糙，按之即起，状如象皮，舌淡暗有瘀斑，苔薄白，脉涩。

治法：健脾化痰，活血通络。

常用药物：桃仁、红花、当归、川芎、丹参、党参、白术、茯苓、夏枯草、地龙等。

代表方剂：桃红四物汤合四君子汤等。

2. 中药熏洗法

将桂枝 10 g、鸡血藤 15 g、金银花 15 g、苏木 15 g、红花 15 g、透骨草 30 g、千年健 15 g、乳香 15 g、没药 15 g、干姜 15 g、花椒 100 g、樟脑 15 g(分两次后下)装入布口袋中，缝制好，撒以少量白酒或黄酒，用水 2000 mL 煎汤，初煎可煮沸 10 min 后去火，以热气熏患处，待药液温度适宜，再淋洗或泡洗患处；或将药袋置于患处热熨，待第二煎煮沸即可，用法同上。每剂用两天，每日 1 次，每次 30 min 以上。

(三)护理

(1)保护患肢：避免在其患肢进行输液及抽血操作，避免患处受到外力压迫、感染，并要求患者不要长时间下垂及大幅度、强力摆臂。

(2)功能锻炼：对患者进行科学、合理、适时的上肢功能锻炼，既能让病患腋窝部位平展愈合，还可极大地发挥其积极的代偿作用。

第六节　腹腔积液

人体的胸腔、腹腔和心包腔统称为浆膜腔。正常情况下，浆膜腔内仅含有少量的液体起润滑作用；病理情况下，浆膜腔内有大量液体潴留而形成浆膜腔积液，按积液部位不同可分为胸腔积液(胸水)、腹腔积液(腹水)等。

一、定义

腹腔积液是指病理性的腹腔内液体积聚，人体腹腔内有少量液体(一般小于 200 mL），对肠道蠕动起润滑作用。任何病理状态下导致腹腔内液体超过 200 mL 时即为腹水。恶性腹水所产生的高腹压和内环境紊乱通常会导致患者出现呼吸困难、消化道梗阻、食欲缺乏、乏力等症状；晚期患者可出现尿少、血压降低，严重影响患者的生活质量。各种肿瘤晚期均可引起恶性腹水，出现恶性腹水预后较差，平均生存期不超过 20 周，胃肠道肿瘤预后更差，仅有 12 周左右。终末期患者更容易形成顽固性腹水。

二、评估

(一)疾病

(1)腹腔内原发性肿瘤(发生率依次为卵巢癌、子宫内膜癌、肝癌、结肠癌、胃癌、胰腺癌)。

(2)继发性的腹腔肿瘤或者肿瘤并发有广泛性的腹膜种植、转移和播散的病例。

(3)腹腔外肿瘤如乳腺癌、恶性淋巴瘤及白血病腹腔转移或腹膜浸润等也很多见。

(4)原发于腹膜的恶性肿瘤，临床上较为少见。

(5)恶性肿瘤间接导致的营养不良或原发性腹膜炎等也是引发恶性腹水的因素。

(二)需要关注的问题

1.腹水的分型

(1)中央型腹水：约占 15%，肿瘤浸润肝实质，导致门静脉或淋巴系统压力升高，常见于肝癌。

(2)周围型腹水：约占 50%，在腹膜壁层和脏层之间有癌细胞存在。

(3)混合型腹水：约占 15%，肝脏及腹膜均有癌细胞。

(4)乳糜型腹水：肿瘤侵犯腹膜后间隙，使淋巴回流受阻。

2.腹水的评估

(1)少量腹水(300~500 mL)时，需要超声诊断。

(2)中等量腹水(500~3000 mL)时，自觉腹胀，呈膨隆的腹部外形，腹水达 500 mL 时，可用肘膝位叩诊法证实；1000 mL 以上移动性浊音阳性。

(3)大量腹水(在 3000 mL 以上)时，两侧胁腹膨出如蛙腹，检查可有液波震颤。

三、疗护

(一)西医治疗

1. 药物治疗

(1)螺内酯：每日 40~120 mg，口服，分 2~4 次给药。

(2)呋塞米：每日剂量 40~80 mg，口服，分次或一次给药。

(3)氢氯噻嗪：每次 25~50 mg，口服，每日 3 次。

使用利尿药的注意事项：①口服呋塞米 30 min 后开始起效，1~2 h 达峰，作用持续 3~4 h，具有起效快，但作用持续时间短的特点；而口服螺内酯后 1 d 左右起效，2~3 d 达高峰，停药后作用仍可维持 2~4 d，具有起效慢，但可持续起效的特点；②注意水电解质平衡，利尿药治疗可引起多种并发症，例如肾功能不全、电解质紊乱、酸碱平衡失常、男性乳房发育和肌肉痛性痉挛等；③有乳糜性腹水时需给予低脂、高中链甘油三酯饮食。

2. 非药物治疗

腹腔穿刺引流是可被用来诊断和治疗腹水的简易技术。作为姑息性手段，它可暂时较好地缓解腹痛、气促、恶心、呕吐和消化不良等症状。腹水量大或难治性腹水患者受益最大。腹腔穿刺的禁忌证是患者无法配合、拟穿刺点处皮肤感染、严重肠胀气及凝血障碍，对部分有禁忌证的患者要权衡利弊和取得患者和家属的充分知情同意。

(二)中医治疗

1. 中药内服

(1)气滞湿阻证。

辨证要点：腹胀按之不坚，胁下胀满或疼痛，舌苔薄白腻，脉弦。

治法：疏肝理气，健脾利湿。

常用药物：茯苓、苍术、陈皮、白术、桂枝、泽泻、猪苓、厚朴、甘草、生姜、大枣、柴胡、枳壳、白芍、香附、川芎等。

代表方剂：柴胡疏肝散合胃苓汤、五皮饮等。

(2)水湿困脾证。

辨证要点：腹大胀满，按之如囊裹水，舌苔白腻，脉缓。

治法：温中健脾，行气利水。

常用药物：制附子、干姜、木瓜、厚朴、木香、槟榔、草果、甘草、白术、茯苓、生姜、大枣等。

代表方剂：实脾饮、参苓白术散等。

（3）水热蕴结证。

辨证要点：腹大坚满，脘腹胀急，烦热口苦，舌边尖红，苔黄腻或兼灰黑，脉象弦数。

治法：清热利湿，攻下逐水。

常用药物：厚朴、枳实、黄连、黄芩、知母、法半夏、陈皮、茯苓、猪苓、泽泻、砂仁、干姜、姜黄、人参、白术、炙甘草等。

代表方剂：中满分消丸合茵陈蒿汤、疏凿饮子、己椒苈黄丸等。

（4）瘀结水留证。

辨证要点：脘腹坚满，青筋显露，胁下癥结痛如针刺，舌质紫暗或有瘀斑，脉细涩。

治法：活血化瘀，行气利水。

常用药物：莪术、川芎、当归、延胡索、赤芍、瞿麦、大黄、槟榔、陈皮、大腹皮、葶苈子、茯苓、桑白皮、细辛、肉桂、炙甘草、生姜、大枣、白芷等。

代表方剂：调营饮、桃红四物汤合五苓散等。

（5）阳虚水盛证。

辨证要点：腹大胀满，形似蛙腹，朝宽暮急，舌体胖，质紫，苔淡白，脉沉细无力。

治法：温补脾肾，化气利水。

常用药物：制附子、干姜、人参、白术、茯苓、泽泻、猪苓、桂枝、甘草等。

代表方剂：附子理苓汤合济生肾气丸、真武汤、济生肾气丸等。

（6）阴虚水停证。

辨证要点：腹大胀满，或见青筋暴露，唇紫，口干舌燥，心烦失眠，舌质红绛少津，苔少或光剥，脉弦细数。

治法：滋肾柔肝，养阴利水。

常用药物：北沙参、麦冬、当归、生地黄、枸杞子、川楝子、熟地黄、山药、山茱萸、茯苓、牡丹皮、泽泻等。

代表方剂：六味地黄丸合一贯煎、实脾饮等。

2.艾盒灸疗法

主穴：中脘、神阙、水分、气海、关元。

配穴：①气滞湿阻、寒湿困脾者，加脾俞、阴陵泉；②湿热蕴结者，加阳陵泉；③气滞血瘀者，加支沟、血海、膈俞；④脾肾阳虚者，加脾俞、肾俞、复溜；⑤肝肾阴虚者，加肝俞、肾俞。

3.脐疗

花椒、黄芪、龙葵、桂枝各 10 g，细辛 3 g，共研细末，取适量，敷于脐部神阙穴，后用艾条灸神阙穴，第一次 2 h，而后每次 1 h，14 d 为 1 个周期，据患者病情 4~6 个周期为 1 个疗程。

4.中药蒸汽浴疗法

治法：温阳利水。

方药：黄芪 30 g，白术 9 g，茯苓 30 g，泽泻 15 g，泽兰 15 g，制附子 3 g，益母草 30 g。

注意事项：置有腹腔引流管者禁止蒸汽浴。

(三)护理

(1)饮食护理：给予高蛋白、高能量、多种维生素饮食，蛋白质以植物蛋白为主，如豆制品。

(2)腹胀护理：指导患者半侧卧位，在背部垫软枕；对于腹胀所致皮肤绷紧者，可涂抹橄榄油，缓解不适症状。

(3)睡眠护理：提供安静、整洁、温馨、温湿度适宜的病房环境，睡前可行足浴及足底按摩，还可听柔和的安眠曲。

(4)心理舒适护理：护理人员当从患者的角度去理解患者，耐心解释，倾听患者的心声，鼓励家属积极与患者交流，给予物质、情感上的支持，让患者心情舒畅；另外，在病情允许的情况下，可用轮椅推患者到病房外晒太阳、呼吸新鲜空气，缓解其焦虑的心情。

第七节　胸腔积液

一、定义

恶性胸腔积液是指原发于胸膜的恶性肿瘤或其他部位的恶性肿瘤转移至胸膜引起的胸腔积液。几乎所有的恶性肿瘤均可出现恶性胸腔积液。恶性胸腔积液，又称癌性胸腔积液、恶性胸水，是肿瘤常见且难以控制的并发症，是疾病晚期的标志。临床上一旦出现恶性胸腔积液，则意味着疾病已到晚期，患者生活质量将显著下降。因此，治疗的目的主要在于有效地控制积液量，缓解呼吸困难，提高患者生存质量，延长生存期。

二、评估

(一)疾病

(1)胸腔内原发肿瘤(肺癌、淋巴瘤、浸润性乳腺癌等)。

(2)继发性的胸腔肿瘤或者肿瘤并发有广泛性的胸膜种植、转移和播散的病例。

(3)原发于胸膜的恶性肿瘤,临床上较为少见。

(4)恶性肿瘤间接导致的营养不良或原发性胸膜炎等也是引发恶性胸水的因素之一。

(二)需要关注的问题

(1)胸水的性质,是渗出液还是漏出液,是否伴有血性胸水等。

(2)胸水量的评估,根据症状、体征和影像学结果评估胸水量。

(3)伴随症状,是否伴有咳嗽、气促、胸痛等。

三、疗护

(一)西医治疗

1.药物治疗

同第四章第六节。

2.非药物治疗

对于有临床症状,胸腔积液不断生成的患者,留置胸腔引流导管优于反复胸腔穿刺;对于恶性胸腔积液导致呼吸困难并影响生活质量的患者,英国胸科学会推荐首选胸膜固定术治疗,其次为持续胸腔引流。根据近年来国外多项研究结果,结合我国国情,持续胸腔引流可能是更合适的选择。推荐小口径肋间引流管行胸腔积液引流,强调缓慢引流,就预防复张性肺水肿而言,控制速度比控制单次引流量更为重要。

既往胸腔粗管引流操作较复杂,损伤较大,拔管后伤口难愈合,现已不提倡采用。细管引流(外径3~5 mm)操作简便,损伤小,易注药,现在较广泛使用,拔管指征:引流量<150 mL/d,胸片显示肺复张。

穿刺或抽液过程中,如患者发生咳嗽、气短,除了警惕气胸外,还应注意因胸腔内压力减低、压缩肺重新膨胀、功能未恢复的肺血管充血、通透性增强导致的肺水肿。此时,应停止引流或抽液,予吸氧、利尿药,患者症状缓解后的第 2 天再次引流或针刺抽液直至将胸水尽量引流干净。

（1）穿刺引流频率：在美国和加拿大，引流的频率是每日或隔天引流 1 次。而在英国，认为引流频率应该根据患者的症状来决定。主张积极引流的学者认为，这样可以使症状得到最好的控制，保持胸膜腔无水可以使得脏层胸膜和壁层胸膜最大程度地接近。而主张缓和引流的学者认为，患者没有出现呼吸困难的症状，这时给予引流并不会提高患者生活质量，相反，还会花费更多的人力物力，并且可能增加感染的风险。

（2）胸水一次引流量：常规为每次 600~1000 mL。引流结束后是否需要封管在临床上并没有统一要求，也没有共识。我国临床上对于恶性胸腔积液，治疗性胸腔穿刺的抽液量应视患者当时的症状如咳嗽、胸部不适等情况而定，单次抽液量不宜>1500 mL。目前没有循证医学证据支持首次胸腔穿刺抽液量要<1000 mL 的说法。大量恶性胸腔积液需要胸腔置管引流时，首次排液量不宜超过 1500 mL，以后每间隔 2 h 排液 1500 mL。排液过程中如果患者出现胸部不适、持续咳嗽或胸膜反应时应随时终止操作。采用肝素封管，或采用 0.9% 氯化钠溶液封管。

（3）拔管注意事项：拔管时嘱患者深吸一口气，屏住呼吸，在吸气末快速拔出导管，立即消毒，贴无菌敷料，必要时局部加压包扎。

（4）胸腔置管并发症处理。

1）胸膜反应：胸膜腔压力骤降，刺激胸膜引起的牵张反应，表现为刺激性咳嗽、大汗、呼吸困难。处理：马上停止引流，平卧，吸氧，监测生命体征变化，必要时给予肾上腺素皮下注射。

2）复张性肺水肿：是胸腔置管引流较为严重的并发症，是由胸水引流过快使得萎陷的肺快速复张而引起的非心源性肺水肿。肺水肿的发生可能主要与排液速度过快有关，而与排液量关系不大。预防：控制引流胸水速度，引流过程中严密观察患者生命体征、症状变化。

3）胸痛：多由局部刺激引起的胸膜牵拉神经末梢所引起，在咳嗽及变化体位时疼痛会加剧。处理：可按照世界卫生组织三阶梯止痛原则处理。

4）发热：胸腔逆行感染及胸腔注射药物引起局部肿瘤坏死是常见原因。如果是胸腔注射药物引起的发热，一般发生在注射药物后 24 h 以内，体温常在 38.5℃ 左右，3 d 一般可恢复正常。而感染性发热则需要密切观察穿刺部位有无红、肿、热、痛及引流液外渗，注意无菌操作、及时换药、更换引流袋，必要时行胸水细菌培养，给予抗生素处理，必要时拔出胸腔导管。

5）气胸：少量气胸可自行吸收，大量气胸需要闭式引流。

6）管道堵塞：有些胸水为血性，凝血因子、纤维蛋白原、蛋白质、血细胞含量比较大，而导管往往孔径比较细，引流液中的纤维蛋白沉积可能会形成血栓样物质导致管道堵塞。处理办法：注入 0.9%氯化钠溶液，使堵塞物离开管道或将堵塞物冲开，使得引流恢复通畅。如果不能注入，且考虑血凝块管道堵塞，可用肝素、尿激酶等注入导管，30 min 后待导管内容物溶解后再注入，使得管道通畅；如果注水通畅，但引流不出胸水，可保持负压吸引并适当将引流管退出少许。如果这 3 种方法都没用，则需要重新置管。

7) 置管相关皮肤过敏：可采用含有地塞米松的乳膏治疗置管部位的皮肤过敏，也有报道将庆大霉素和地塞米松注射液加入 0.9%氯化钠溶液混匀后进行湿敷，效果也不错。

（二）中医治疗

1. 中药内服

(1) 饮停胸胁证。

辨证要点：胸胁疼痛，咳唾引痛，舌苔白，脉沉弦或弦滑。

治法：泻肺祛饮。

常用药物：花椒、瓜蒌仁、桑白皮、葶苈子、橘红、半夏、茯苓、紫苏子、蒺藜、生姜、芫花、大戟、甘遂、大枣等。

代表方剂：花椒瓜蒌汤合十枣汤、控涎丹等。

(2) 络气不和证。

辨证要点：胸胁疼痛，若灼如刺，胸闷不舒，呼吸不畅，舌苔薄，质黯，脉弦。

治法：理气和络。

常用药物：香附、旋覆花、紫苏子、半夏、薏苡仁、茯苓、橘皮等。

代表方剂：香附旋覆花汤等。

(3) 阴虚内热证。

辨证要点：呛咳时作，咯吐少量黏痰，口干咽燥，舌质偏红少苔，脉细数。

治法：滋阴清热。

常用药物：北沙参、玉竹、麦冬、天花粉、白扁豆、桑叶、甘草、桑白皮、地骨皮、粳米等。

代表方剂：沙参麦冬汤合泻白散等。

2. 药物外敷疗法

大黄、白芷、枳实、山豆根、石打穿研细粉作基质，取石菖蒲、甘遂、大戟、芫花、薄荷等为主药煎浓汁作为溶剂，两者混合调匀成膏，做成饼状，外敷肺俞、膏肓及胸水病变部位，每日 1 次，每次敷 2~4 h，每敷 2 天停 1 天。

3.针刺疗法

治法：温阳利水。

取穴：膻中、关元、中极、水道、归来、太溪、期门、章门。

操作：随症采用虚补实泻针刺治疗，治疗期间用艾条温灸针刺穴位，治疗时间为 30 min，每日 1 次。

4.子午流注低频电疗法

取穴：同针刺疗法。

操作：治疗时除所选取穴位外，增加子午流注所开穴的穴位，将电极片贴敷于穴位上，调整至患者能适应的强度，治疗时间为 30 min，每日 1 次。

（三）护理

（1）饮食护理：给予易消化、高能量、高蛋白、富含维生素软食。

（2）心理护理：解除患者各种顾虑，保持精神愉快、轻松。

（3）防止交叉感染：可每日用食醋熏蒸病房（2~10 mL/m³，加 1~2 倍水，使醋充分蒸发）。

（4）皮肤护理：保持床铺干燥、平整，每日用温水或 30%~50% 乙醇按摩尾骨部、骨突部及受压皮肤 1~2 次；每 2~3 小时翻身 1 次，并给予气垫床。

第八节　厌食

一、定义

厌食是食欲缺乏的医学术语。某些疾病产生的代谢产物如酮体、乳酸、炎症因子等物质，紧张、焦虑的情绪均可造成患者厌食。癌性厌食是与恶性肿瘤或抗肿瘤治疗相关的食欲减少甚至丧失，伴或不伴体重下降。在晚期恶性肿瘤患者中，厌食是仅次于疲乏、疼痛、无力的第四大常见症状，患者长期摄食量减少就会造成体重下降，营养不良，最终导致癌性厌食恶病质综合征。

厌食归属于中医学"纳呆""恶食"等范畴。其发生机制主要是由于某些疾病及其代谢产物、治疗药物等因素损伤患者脾胃，导致脾胃虚弱、运化失司。因此，健脾和胃、调理气机为治疗厌食的关键。张景岳云："胃气为养生之主，胃强则强，胃弱则衰，有胃则生，无胃则死。"改善厌食症状，促进患者食欲恢复有助于提高患者生活质量，在一定程度上促进疾病好转甚至痊愈。

二、评估

（一）诱因

（1）原发病：是否有近期的放疗或者化疗、原发疾病与厌食的关系、目前合并用药情况。

（2）躯体不适引起的厌食：如疼痛、恶心、口干、口腔溃疡、治疗或肿瘤本身引起的味觉和嗅觉的改变。

（3）口腔念珠菌感染。

（4）胃肠道疾病：胃酸问题（胃炎、消化性溃疡）、便秘。

（二）需要关注的问题

（1）厌食是在恶心、呕吐之前还是之后？

（2）症状是否由药物、毒物、电解质、肾功能异常引起？

（3）是否存在胃肠动力问题？

（4）是否有焦虑或恐惧情绪？

（5）是否伴口腔问题：口腔溃疡（口腔炎症也可伴有溃疡发生）、口腔念珠菌感染。

（6）是否有吞咽困难：咽喉部炎症会引起吞咽困难。

（7）是否有环境变化：环境变化时会导致抑郁或焦虑而引起厌食。

三、疗护

（一）西医治疗

1. 药物治疗

（1）病因治疗：积极寻找导致厌食的原因是治疗厌食的关键要素之一。如厌食由疼痛引起者应积极减轻患者痛苦（详见"疼痛"章节）；恶心、呕吐引起的厌食，需要处理恶心、呕吐病因（详见第四章第三节"恶心、呕吐"）。

（2）改善食欲：①孕激素类，甲羟孕酮或甲地孕酮；②糖皮质激素类，泼尼松、地塞米松。

（3）存在胃动力问题：甲氧氯普胺 5~10 mg，口服，每日 3 次。

2. 非药物治疗

（1）尊重患者意愿，选择是否进食。

（2）食物多样化，如粥、蔬菜、水果等。

（3）对陪伴者的宣教：告知陪伴者，厌食通常是晚期恶性肿瘤患者的常见症状，患者这时通常进食量少，不要强迫患者进食。

（4）音乐：通过音乐放松等方法来调节恶心、呕吐后的不良感受，同时帮助转移注意力及增强患者积极应对问题的能力。若遇有吞咽困难者，可酌情评估，运用音乐节奏等促使患者进行吞咽动作的模仿练习。

（二）中医治疗

1. 中药内服

（1）脾胃虚弱证。

辨证要点：厌食或食欲不振，面色萎黄，倦怠少言，舌淡苔白，脉细。

治法：健脾益气和胃。

常用药物：党参、白术、茯苓、薏苡仁、砂仁、白扁豆、山药、陈皮、桔梗、甘草等。

代表方剂：参苓白术散。

（2）脾胃阴虚证。

辨证要点：食欲不振或不欲饮食，口渴心烦，手足心热，唇干舌燥，舌红少苔或无苔，脉细数。

治法：健脾益胃养阴。

常用药物：北沙参、麦冬、茯苓、玉竹、石斛、黄精、山药、白扁豆、莲子、山楂、谷芽、麦芽等。

代表方剂：益胃汤、沙参麦冬汤等。

（3）肝郁脾虚证。

辨证要点：食欲不振或纳呆拒食，郁郁不乐，腹胀，便溏不爽，舌苔白或腻，脉弦。

治法：疏肝理气，健脾益胃。

常用药物：人参、白术、茯苓、甘草、陈皮、法半夏、柴胡、白芍、佛手、谷芽、麦芽等。

代表方剂：柴芍六君子汤。

（4）脾虚湿阻证。

辨证要点：食欲不振或不欲饮食，倦怠嗜卧，大便泄泻或不爽，舌淡苔白而腻，脉滑。

治法：健脾渗湿，和胃化浊。

常用药物：党参、白术、茯苓、广藿香、白芷、陈皮、厚朴、佩兰、薄荷、薏苡仁、豆蔻、甘草、砂仁等。

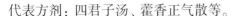

代表方剂：四君子汤、藿香正气散等。

(5)脾胃阳虚证。

辨证要点：食欲不振或不欲饮食，腹痛绵绵，面黄神疲，舌淡苔白腻，脉沉迟。

治法：温中健脾。

常用药物：党参、黄芪、白术、茯苓、干姜、桂枝、砂仁、白芍、木香、麦芽、谷芽、陈皮、甘草等。

代表方剂：黄芪建中汤、香砂六君子汤等。

2.针刺疗法

治法：和胃降逆，调理气机。

主穴：中脘、梁门、足三里、三阴交等，以足阳明经穴为主。

配穴：①脾胃虚弱者，加脾俞、胃俞、公孙；②胃有痰湿者，加下脘、丰隆；③胃有痰火者，加合谷、丰隆、内庭；④饮食积滞者，加建里、内庭；⑤肝胃不和者，加太冲、期门、章门。

操作：针刺手法随证采取虚补实泻。每日1次，每次留针30 min，7~10次为1个疗程。

3.子午流注低频电疗法

取位：取穴同针刺疗法。

操作：采用子午流注低频电治疗仪，治疗时将电极片贴敷于穴位上，调整到患者能适应的强度，治疗时间为30 min，每日1次。

4.耳穴贴压疗法

取位：胃、大肠、肝、脾、肾、胆、十二指肠、胰腺等耳穴。

操作：用75%乙醇消毒耳郭局部皮肤待干，将王不留行贴于双耳部所选穴位并粘牢。于化疗前1天用手指进行耳穴按压刺激。留贴期间，每穴按压100~120次(晨起前、午睡前、晚间休息前、三餐前)。1~2 d更换耳贴1次，贴压时间不宜过长，粘贴不牢时，应及时更换。

5.隔姜灸疗法

取位：中脘、下脘、梁门、天枢、神阙、脾俞、胃俞等。

操作：每穴灸3~5壮，每日1次，7 d为1个疗程。

6.穴位埋线疗法

取穴：脾俞、胃俞、足三里、中脘。

配穴：合并胆汁反流性胃炎者，加胆俞和幽门；反流性食管炎者，加巨阙；腹胀者，加下巨虚。

7. 穴位敷贴及按摩

取位：神阙、中脘、足三里及内关等。

操作：使用无菌贴敷将药粉（如香砂六君子方等）敷于内侧面并将其贴敷覆盖于选取的穴位上，每次贴敷 6 h 后去除。选取穴位部位用指腹以顺时针方向轻轻按压并旋转，力度以患者感到酸、麻、胀、疼、热感且能忍受为宜，按压 3 次/d，每次 3~5 min。贴敷及穴位按摩时间均于化疗前 1 天持续至化疗结束后 1 天。

（三）护理

（1）心理护理：建立良好的医患关系，取得患者信任，根据患者性格特点，运用安慰、劝导、鼓励等方法，与患者多接触、多交谈，耐心倾听患者的想法，疏导心理压力，尽可能使其减少对食物的排斥心理。多关心患者，给予心理支持，让患者产生被重视的感觉，根据患者提出的不同问题，满足其不同的心理需要。

（2）饮食护理：采取增加食欲的措施，根据患者饮食习惯及爱好选择食物品种，烹调时注意色、香、味及营养成分，经常更换饮食品种，增加新鲜感，可少食多餐。创造整洁、舒适、良好的进餐环境，避免引起不愉快的情景和气味。如病情允许，可少量进食咸的食物，避免过甜或油炸食物。

（3）生活护理：使患者保持良好心情，尊重患者意愿，合理安排生活作息，适当进行体育运动。

第九节　便秘

一、定义

排便次数减少（每周排便次数<3 次）、排便量减少（每日<35 g）、粪质干结、排便费力、排便不尽感、肛门阻塞感等，上述症状同时存在≥2 种时即可诊断为便秘。

中医学"便秘"病名首见于《黄帝内经》。由于感受外邪、情志抑郁、年老体虚等因素，致使热结、寒凝、气滞、气血阴阳亏虚，邪滞胃肠、壅塞不通，或肠失濡润、推动无力以致糟粕内停，大便排出困难，发为便秘。治疗上多以"通"为用。

二、评估

（一）诱因

（1）肠道疾病：肿瘤、结核、肠梗阻等。

（2）脊髓受压。

（3）内分泌和代谢性疾病：糖尿病、高钙血症、甲状腺功能减退症等。

（4）神经系统疾病：帕金森病等退行性病变。

（5）其他疾病：如痔疮、肛裂等。

（二）需要关注的问题

（1）近期使用的药物：阿片类药物、抗胆碱能药物、止呕药物、非甾体抗炎药、铝剂、抗抑郁药、钙离子通道阻滞剂等。

（2）近期是否有放疗或者化疗。

（3）是否有情绪相关问题。

（4）进食状况、饮食类型。

（5）营养不良。

（6）脱水。

（7）神志异常：如痴呆、谵妄等。

（8）行动不便。

（9）合并症状：腹胀腹痛、排便不尽感、厌食、恶心、呕吐、尿潴留等。

三、疗护

（一）西医治疗

1. 药物治疗

（1）容积性泻药：应用时应注意补充足够的液体，有粪嵌塞、肠梗阻的患者慎用。如聚卡波非钙、麦麸等。

（2）渗透性泻药：如复方聚乙二醇、乳果糖、50%硫酸镁溶液、甘露醇等。

（3）刺激性泻药：作用迅速可引起腹痛，长期应用可能导致不可逆的肠神经损害。如比沙可啶、番泻叶颗粒等。

（4）促动力药：如莫沙必利、伊托必利等。

（5）润肠剂：长期应用可影响脂溶性维生素及钙、磷的吸收。如石蜡油、甘油、开塞露、甘油灌肠剂、其他植物油等。

(6)微生态制剂：如双歧杆菌、益生菌等。

2.非药物治疗

多吃粗纤维、富含维生素的食物，适当运动增加胃肠蠕动，行动不便患者进行适当腹部按摩等。

（二）中医治疗

1.中药内服

【实秘】

(1)热秘。

辨证要点：大便干结，腹胀或痛，口干口臭，面红心烦，或有身热，小便短赤，舌质红，苔黄燥，脉滑数。

治法：泻热导滞，润肠通便。

常用药物：火麻仁、白芍、枳实、大黄、厚朴、苦杏仁、生地黄、玄参、麦冬、瓜蒌仁、紫苏子、黄芩等。

代表方剂：麻子仁丸、更衣丸、大承气汤等。

(2)气秘。

辨证要点：欲便不得出，或便后不爽，肠鸣矢气，嗳气频作，胁腹痞满胀痛，舌苔薄腻，脉弦。

治法：顺气导滞，降逆通便。

常用药物：沉香、木香、槟榔、乌药、枳实、大黄、厚朴、柴胡、莱菔子、黄芩、栀子、法半夏、陈皮、白芍、合欢皮等。

代表方剂：六磨汤、五磨饮子等。

(3)冷秘。

辨证要点：大便艰涩，腹痛拘急，手足不温，呃逆呕吐，苔白腻，脉弦紧。

治法：温里散寒，通便止痛。

常用药物：制附子、人参、大黄、甘草、干姜、法半夏、硫黄、枳实、厚朴、木香、高良姜、小茴香等。

代表方剂：温脾汤、半硫丸、理中丸、附子理中丸等。

【虚秘】

(1)气虚秘。

辨证要点：大便干或不干，虽有便意，但排出困难，用力努挣则汗出短气，便后乏力，面白神疲，肢倦懒言，舌淡苔白，脉弱。

治法：补脾益肺，润肠通便。

常用药物：黄芪、陈皮、火麻仁、蜂蜜、白术、党参、人参、茯苓、白扁豆、薏苡仁、炒麦芽、砂仁等。

代表方剂：黄芪汤、生脉散、大补元煎、补中益气汤等。

（2）血虚秘。

辨证要点：大便干结，面色无华，皮肤干燥，头晕目眩，心悸气短，健忘少寐，口唇色淡，舌淡苔少，脉细。

治法：养血滋阴，润燥通便。

药物：当归、黄芪、生地黄、火麻仁、桃仁、枳壳、玄参、制何首乌、枸杞子、知母、胡黄连等。

代表方剂：润肠丸、五仁丸、四物汤、当归补血汤等。

（3）阴虚秘。

辨证要点：大便干结，形体消瘦，头晕耳鸣，两颧红赤，心烦少寐，潮热盗汗，腰膝酸软，舌红少苔，脉细数。

治法：滋阴增液，润肠通便。

常用药物：玄参、生地黄、麦冬、白芍、玉竹、火麻仁、柏子仁、瓜蒌仁等。

代表方剂：增液汤、益胃汤、六味地黄丸、增液承气汤等。

（4）阳虚秘。

辨证要点：大便干或不干，排出困难，小便清长，面色㿠白，四肢不温，腹中冷痛，腰膝酸冷，舌淡苔白，脉沉迟。

治法：补肾温阳，润肠通便。

常用药物：肉苁蓉、当归、牛膝、枳壳、泽泻、升麻、肉桂、木香、法半夏、砂仁等。

代表方剂：济川煎、左归丸、肾气丸等。

2. 推拿

取穴：中脘、天枢、大横、关元、气海、肝俞、胃俞、肾俞、大肠俞、长强等。

操作：患者取仰卧位，操作者站于患者一侧，在患者腹部中脘、天枢、大横、关元、气海等穴位处采用一指禅推法治疗，每个穴位大约 1 min，之后沿顺时针方向摩腹大约 10 min。协助患者取俯卧位，沿脊柱两侧从肝俞、脾俞到八髎穴（双侧上髎、次髎、中髎、下髎）用一指禅推法往返治疗，然后在肾俞、大肠俞、八髎、长强等穴用按、摩、揉法治疗，往返重复 2~3 次，时间大约 5 min。

3. 针刺疗法

治法：调理肠胃，导滞通便。以足阳明、手少阳经穴为主。

主穴：支沟、天枢、大横、上巨虚、丰隆。

配穴：①燥热内结者：合谷、曲池、内庭；②阴寒凝滞者：关元、气海、神门、大肠俞；③气虚者：脾俞、胃俞、气海；④血虚者：足三里、三阴交；⑤阴虚者：太溪、照海；⑥阳虚者：命门、腰阳关。

操作：主穴毫针刺，采用泻法，实证配穴用泻法，虚证配穴用补法。

4. 穴位注射疗法

取穴：天枢、支沟、归来、足三里。

操作：选择 5 mL 一次性注射器，按无菌技术操作原则，抽吸维生素 B_1 或维生素 B_{12} 注射液加 0.9%氯化钠溶液至 4 mL。嘱患者取仰卧位，操作者准确定位所选穴位，常规消毒，针刺产生酸、胀、麻感后即为得气，抽吸无回血，缓慢注入药液，每穴注入 0.5~1 mL，每日 1 次或隔日 1 次。

5. 穴位埋线疗法

取穴：大肠俞、天枢、大横、上巨虚、足三里。

操作：按无菌技术操作原则，打开一次性换药包，操作者戴好无菌手套，常规消毒埋线部位，用无菌镊夹取 3 号胶原蛋白埋线，将其放置在 9 号埋线针针管的前端，后接针芯，左手拇、食指绷紧或提起埋线部位的皮肤，右手持针，缓慢刺入所需深度，出现针感后，边推针芯，边退针管，将线埋入所选穴位内，针孔处加压包扎。

6. 耳穴贴压疗法

主穴：大肠、直肠、皮质下、交感、脾。

配穴：①燥热内结者，加耳尖、肾上腺等耳穴，也可用三棱针在耳尖处点刺放血；②阴寒凝滞者，加肾、肾上腺等耳穴；③气机郁滞者，加交感、肝等耳穴；④气血亏虚者，加肾、小肠等耳穴；⑤阴虚者，加肾等耳穴。

(三)护理

(1)饮食护理：摄入充足水分，多食高纤维食物，如苹果、芹菜、南瓜等，同时也可在医生指导下补充 B 族维生素或叶酸以加快胃肠蠕动。

(2)生活护理：调整生活作息，养成良好的排便习惯，建议患者在晨起或餐后 2 h 内尝试排便，另外当有便意时也需及时排便。排便时集中注意力，减少其他事物的干扰。保持适当的有氧运动，如揉腹、提肛运动、步行、慢跑、太极、八段锦等有利于肠道气体排出，缓解便秘症状。

(3)心理护理：对伴有睡眠障碍、焦虑、抑郁等情绪问题的晚期患者，在经验治疗不能缓解便秘时，应对患者进行精神心理、睡眠状态和社会支持情况的评估，判断心理因素与便秘的关系。

(4)用药护理：对于长期便秘的患者，应避免擅自用药，需前往医院进行相应治疗，同时还需及时治疗肛裂、肛周感染等导致便秘的原发疾病，以免加重病情。

第十节 谵妄

一、定义

谵妄是指短时间(数小时至数天)出现的意识和认知障碍,并且随时间而波动,可分为活动减少型、活动增多型及混合型。约80%的终末期癌症患者在其生命的最后几周内出现谵妄,其中约50%属阿片类镇痛药物、代谢紊乱和器官衰竭相关的活动减低型谵妄。

在中医学中,谵妄的症状描述与癫狂相近,癫狂依据病情程度分为癫与狂。其主要病机为阴阳失调,即《难经·二十难》所说:"重阳者狂,重阴者癫"。癫狂发生的原因总与七情内伤密切相关——或因思虑不遂,或因悲喜交加,或因恼怒惊恐,皆能损伤心、脾、肝、胆,导致脏腑功能失调和阴阳失衡,进而产生气滞、痰结、火郁、血瘀,蒙蔽心窍而引起神志失常。

二、评估

(一)病因

(1)水电解质紊乱。

(2)血糖异常。

(3)贫血。

(4)药物(苯二氮䓬类、阿片类、氢化可的松、抗乙酰胆碱类等)。

(5)感染。

(6)肝衰竭、肾衰竭。

(7)低氧血症。

(8)年老、病情严重。

(9)创伤性治疗。

(10)尿潴留、便秘、肠梗阻。

(11)环境的改变。

(12)睡眠障碍。

(13)疼痛。

(二)需要关注的问题

(1)近期使用了什么药物?

(2)有无环境因素?

(3)有无焦虑、抑郁?

(4)其他伴随症状。

(5)当前疾病情况:如原发病、合并症、功能状态及预后。

三、疗护

(一)西医治疗

1.药物治疗

(1)氟哌啶醇:起始剂量 1 mg,每日 3 次,口服。严重谵妄 5 mg,口服、肌内注射或静脉滴注(起始 0.5 mg 静注,随后 12 h 内以 0.1 mg/h 静脉滴注)。24 h 给药剂量不超过 30 mg。

(2)氯丙嗪:可用于镇静,25 mg/次,每 6 小时 1 次,静注。

(3)奥氮平:起始剂量 0.625~2.5 mg。根据患者情况调节剂量,可睡前顿服或早晚分两次给药,有口腔崩解剂型可供选择。

(4)利培酮:起始剂量 0.25~0.5 mg,最大剂量 4 mg/d。

(5)喹硫平:起始剂量 25~50 mg,之后可每日以 25~50 mg 的幅度增至有效剂量。对于患有帕金森病或抗精神病药出现帕金森病不良反应的患者,喹硫平是首选药物。

(6)阿立哌唑:更适用于活动减低型谵妄。根据患者情况调整剂量为 5~15 mg/d。

(7)氨磺必利:起始剂量 100 mg,口服,每日 1 次。

2.非药物治疗

(1)对于思维混乱的患者,鼓励其进行智力运动。

(2)在醒目的位置可放置日历和钟表,以便经常提醒日期及时间,提供有关定向的资料帮助患者记住时间、日期、所在地方和周围的人。

(3)减少与患者接触的人数和对患者的刺激,如电视、大声的音乐。

(4)保证所有人每次遇见患者时均介绍自己,即便数分钟前遇见过。

(5)鼓励家属或志愿者长期陪伴患者,使患者感到安心。

(6)室内光线设置为合适的柔光。

(7)在做治疗及操作前,应耐心做好解释工作,尽最大可能取得患者及家属的理解；在与患者交谈时，语速应放慢，使用简单的句子；并做相应的措施避免患者出现跌倒、坠床。

（8）对于睡眠障碍的患者，提供温暖、舒适的被褥，保证患者睡眠规律，避免出现昼睡夜醒。

（9）对于有需要的患者，保证其可使用眼镜和助听器，改善感官感受及定向力，减少困扰，方便沟通。

（10）提供充足的营养和有效的胃肠道及二便管理策略。

（11）监控液体入量。补充水分，选择经口饮入含盐液体，如汤、运动饮料、蔬菜汁等。

（12）去除不必要的束缚（如导尿管、静脉输液管路等）；不提倡物理约束，仅作为保护严重躁动患者及工作人员的最后一项措施。

（13）给予患者家属支持和健康教育，方便他们应对可能面对的问题。

（二）中医治疗

1. 中药内服
（1）痰气郁结证。
辨证要点：精神忧郁，表情淡漠，沉默痴呆，舌苔白腻，脉弦滑。
治法：疏肝解郁，行气导滞。
常用药物：法半夏、制天南星、橘红、枳实、茯苓、人参、石菖蒲、竹茹、甘草、生姜、大枣等。
代表方剂：温胆汤、顺气导痰汤等。
（2）心脾两虚证。
辨证要点：心悸易惊，善悲欲哭，肢体乏力，舌淡，苔腻，脉沉细无力。
治法：健脾益气，养心安神。
常用药物：当归、茯神、人参、酸枣仁、柏子仁、五味子、远志、黄芪、茯苓、川芎、肉桂、炙甘草等。
代表方剂：养心汤、归脾汤、补心汤等。
（3）痰火扰神证。
辨证要点：狂乱无知，不避亲疏，打人毁物，舌质红绛，苔多黄燥而垢，脉弦大或滑数。
治法：清心泻火，涤痰醒神。
常用药物：生铁落、钩藤、胆南星、浙贝母、橘红、石菖蒲、远志、茯神、朱砂、天冬、麦冬、玄参、连翘、茯苓、丹参等。
代表方剂：生铁落饮、礞石滚痰丸、癫狂梦醒汤等。

(4)火盛伤阴证。

辨证要点：癫狂久延不愈，时作时止，其势较缓，呼之能自制，但有疲惫之象，舌尖红，无苔，脉细数。

治法：育阴潜阳，交通心肾。

常用药物：生地黄、麦冬、酸枣仁、甘草、玄参、黄连、茯苓、木通、灯心草、淡竹叶、琥珀、龙齿、远志、牛黄、石菖蒲、茯神、人参、当归、柏子仁、朱砂等。

代表方剂：二阴煎、琥珀养心汤、黄连阿胶汤等。

2. 音乐疗法

让患者欣赏歌曲，可先向患者播放优美、柔和乐曲，待患者心绪逐渐平稳后，再播放轻松、欢快的歌曲，使积极快乐情绪感染患者，抑郁情绪得到疏导。

3. 耳穴贴压疗法

取穴：内关、四神聪、三阴交、太冲等穴，结合王不留行籽贴压脑、神门、内分泌、心等耳穴治疗。

操作：嘱患者每日按压 5~6 次，每次每穴按压 150~200 次，在睡前和夜间醒后按压更为重要。

4. 五行音乐疗法

针对肝郁气滞证患者，应选择角调式乐曲，形成万物萌生、大地回春、生机盎然的旋律；音乐曲调具有"木"之特性，亲切爽朗，可入肝，达到疏肝解郁的功效；针对气结痰阻证患者，可选择角调式乐曲和宫调式乐曲相配合，可入脾，助运化，健脾气，达到理气化痰、疏肝健脾的功效；针对心脾两虚证患者，可选择宫调式乐曲配合徵调式乐曲，风格淳厚庄重、悠扬沉静，可入脾、心，达到健脾养血的功效；针对脾肾阳虚证患者，可选择宫调式乐曲和羽调式乐曲，可入脾、肾，达到温补脾肾的目的；针对肝郁化火证患者，可选择角调式乐曲和羽调式乐曲，可入肝、肾，达到滋补肾阴、清肝火的功效。每次 30 min，每日 1~2 次，共治疗 40 次。

5. 针灸疗法

根据患者的病情，选择不同穴位，痰火扰神证治宜疏肝解郁、泻火安神，针灸可选取阳陵泉、肝俞、支沟、太冲、神门等穴；痰气郁结证治宜疏肝解郁、健脾安神，针灸可选取肝俞、脾俞、膻中、足三里等穴；心脾两虚证治宜健脾益气、养血安神。针灸可选取心俞、脾俞、内关、气海、三阴交、足三里等穴；火盛伤阴证治宜补益肝肾、滋养阴精，针灸可选取肝俞、太冲、风池、肾俞、太溪等穴。

（三）护理

（1）支持护理：必要时约束患者；定时监测生命体征，注意观察患者血压、心率、体温变化，及时给予适当处理。

（2）睡眠护理：利用按摩减少不良刺激、睡前喝温牛奶或轻声与患者交谈使患者放松入眠；减少夜间护理工作，避免干扰其夜间睡眠，提高患者睡眠质量。

（3）安全护理：谵妄患者可出现暴力行为，注意防止伤害自己或他人，必要时留陪护，提供一对一护理。

第十一节　失眠

一、定义

失眠是睡眠障碍的一种表现形式，为患者的主观感受，其典型特征以睡眠困难、难以入睡、过早或间歇性醒等为主，同时伴有一系列的自我感觉，如情绪不佳、乏力、疲乏、注意力不集中、头痛等，对患者的生活造成严重影响，约40%的肿瘤晚期患者会出现失眠。

失眠归属于中医学"不寐""不得卧""目不瞑"范畴。中医学认为，失眠的病因较多，如心神受扰、阴阳不交、魂无所藏等，均可能导致失眠症状，主要病机则包括阴阳失调、脏腑失调、营卫失调、邪气入侵。在对失眠的治疗中，应根据患者的病症特点，按照调其虚实、泄其有余、补其不足的原则，灵活采用中药内服、针灸、推拿等外治方法，并给予患者必要的情志调节，多管齐下，才能有效改善失眠患者的症状。中医药治疗失眠具有其独特优势，主要包括针灸、推拿、中药熏洗、耳穴贴压、子午流注低频电疗法等疗法。

二、评估

（一）诱因

（1）自身身体原因导致的失眠，如疼痛、呼吸困难、尿失禁、腹泻、皮疹瘙痒、老龄化等。

（2）外部因素导致的失眠，如环境的改变、强烈的灯光噪音刺激等。

（3）精神因素导致的失眠，如对死亡的恐惧、焦虑、抑郁等。

（4）药物等原因引起的失眠，如利尿药、糖皮质激素、拟交感神经药物、咖啡因及停用安眠药后反复。

（二）需要关注的问题

（1）失眠的原因。

（2）失眠的程度。

（3）失眠的加重或缓解因素。

三、疗护

（一）西医治疗

睡眠障碍治疗药物包括苯二氮䓬类、苯二氢䓬类、抗抑郁药3类，具体药物如表4-3所示。

（1）苯二氮䓬类：短效（半衰期＜5 h）如咪达唑仑等；中效（半衰期5~25 h）如劳拉西泮、阿普唑仑、艾司唑仑等；长效（半衰期＞25 h）如硝西泮、氯硝西泮、地西泮等。

（2）苯二氢䓬类：环吡咯酮类（如佐匹克隆）、咪唑吡啶类（如唑吡坦）。

（3）抗抑郁药：帕罗西汀、米氮平等。

表4-3　睡眠障碍治疗药物

药物	用法用量	抗焦虑	镇静催眠	肌肉放松	抗痉挛
地西泮	5~10 mg, qn	+++	+	+++	+++
劳拉西泮	0.5~1 mg, qn	+++	+	+	+
氯硝西泮	0.75~4 mg, qn	+	++	+	+++
咪达唑仑	7.5~15 mg, qn	+	+++	++	+
阿普唑仑	0.4~0.8 mg	+++	++	+	+
奥沙西泮	15~30 mg, qn	+++	+	−	−
佐匹克隆	3.7~15 mg, qn				
氯丙嗪	10~50 mg				
氟哌啶醇	3~5 mg				
替马西泮	10~40 mg, qn	+	−	−	−

续表4-3

药物	用法用量	抗焦虑	镇静催眠	肌肉放松	抗痉挛
多塞平	3~6 mg, qn				
曲唑酮	50~100 mg, qn				
帕罗西汀	10~40 mg				
米氮平	7.5~45 mg				

注：qn，每晚1次；+，有作用。

需要注意的是：苯二氮䓬类可加重呼吸抑制。老年患者生理功能下降、肝代谢能力下降，可导致体内药物半衰期延长，易蓄积中毒，同时老年人肾功能减退，对药物的排泄能力下降，导致镇静催眠药物的作用时间延长，对苯二氮䓬类等镇静催眠药物敏感性增高，易出现精神错乱、共济失调等不良反应。

(二)中医治疗

1. 中药内服
(1)肝火扰心证。
辨证要点：不寐多梦，甚则彻夜不眠，急躁易怒，舌红，苔黄，脉弦而数。
治法：疏肝泻火，镇心安神。
常用药物：龙胆草、黄芩、泽泻、木通、车前子、当归、柴胡、生地黄、栀子、甘草等。
代表方剂：龙胆泻肝汤、当归龙荟丸等。
(2)痰热扰心证。
辨证要点：心烦不寐，胸闷脘痞，头晕目眩，舌偏红，苔黄腻，脉滑数。
治法：清化痰热，和中安神。
常用药物：黄连、竹茹、枳实、法半夏、陈皮、茯苓、甘草、生姜、大枣等。
代表方剂：黄连温胆汤、涤痰汤等。
(3)心肾不交证。
辨证要点：心悸多梦，伴头晕耳鸣，腰膝酸软，舌红，少苔，脉细数。
治法：滋阴降火，交通心肾。
常用药物：熟地黄、山药、山茱萸、牡丹皮、泽泻、茯苓、黄连、肉桂等。
代表方剂：六味地黄丸、交泰丸、天王补心丹等。
(4)心脾两虚证。
辨证要点：多梦易醒，心悸健忘，四肢倦怠，腹胀便溏，面色少华，舌淡，苔薄，脉细无力。

治法：补益心脾，养血安神。

常用药物：人参、黄芪、白术、茯神、酸枣仁、龙眼肉、木香、炙甘草、当归、远志、生姜、大枣等。

代表方剂：归脾汤、八珍汤等。

(5)心胆气虚证。

辨证要点：虚烦不寐，触事易惊，终日惕惕，胆怯心悸，舌淡，脉弦细。

治法：益气镇惊，安神定志。

常用药物：人参、石菖蒲、龙齿、茯苓、茯神、远志、酸枣仁、知母、川芎、茯苓、甘草等。

代表方剂：安神定志丸、酸枣仁汤、朱砂安神丸等。

2.经穴推拿疗法

经穴推拿疗法具有开穴位、调阴阳、缓和神经紧张、镇静安神的作用。

操作：患者取仰卧位，双手自然放于身体两侧，闭目，全身放松，必要时可播放轻音乐，如高山流水、二泉映月等。

(1)抹：从印堂抹至上星(前发际上 1 寸)，从印堂抹至头维(头围上 0.5 寸)，从印堂抹至眉头至眉尾(攒竹至丝竹空)，每个步骤重复 36 次。

(2)梳理太阳经(10~12 次)。

(3)叩印堂 36 次。

(4)点百会、四神聪(各 36 次)。

(5)揉太阳(顺时针 10 次，逆时针 10 次)。

(6)叩印堂至左太阳，叩印堂至右太阳，叩印堂至额顶(各 5~10 次)。

(7)按风池(5~10 次，朝鼻尖方向)。

(8)按揉涌泉，同时双手揉搓脚心、手心。

3.中药熏洗疗法

睡前用热水浴足对于睡眠有很好的促进作用，并能适当缓解紧张的情绪。对于肿瘤患者通过中药足浴更能疏通气血，促进局部血液循环，进而濡养全身脏腑，解除疲劳。

常用中药为藏红花、姜黄、桂枝、黄芪、当归、制附子、血竭、桑枝、白芍、酸枣仁等。

中药水温以温热不烫为宜，一般为 38℃~40℃，最好不要超过 42℃。嘱患者在浴足过程中注意保暖，一般时间为 20~30 min，不可浸泡过久，以免引起头晕、心悸。

4. 耳穴贴压疗法

取穴：心、神门、肾、脾、肝、脑、交感、皮质下。

操作：嘱患者每日按压5~6次，每次每穴按压150~200次，在睡前和夜间醒后按压更为重要。

5. 针刺疗法

治法：补虚泻实，调和阴阳。取穴以督脉及手少阴经穴为主。

主穴：百会、神门、印堂、三阴交、照海、安眠、太冲、合谷、内关。

配穴：①肝火扰心者，加行间、侠溪；②肝气郁结者，加期门；③心脾两虚者，加心俞、脾俞、足三里；④心肾不交者，加心俞、肾俞、太溪；⑤心神失养者，加通里、心俞；⑥痰气郁结者，加丰隆。

6. 子午流注低频电疗法

取穴：同针刺治疗，另外增加施治时辰所开的穴位。

操作：将电极片贴敷于所取穴位上，调整强度及频率，以患者能适应的最大强度为标准，随着患者的耐受力提高，每5分钟调整强度及频率1次，治疗时长为30分钟，每日1次，7~10次为1个疗程。

7. 刮痧疗法

取穴：所有患者皆取背部膀胱经、督脉所属皮部及百会、风池、四神聪三穴；心脾两虚型，加神门、内关、三阴交、足三里、血海；肝阳上亢型，加太冲、间使、中都、蠡沟；心肾不交型，加命门、神门、太溪、复溜。

治疗方法：①背部膀胱经、督脉所属皮部涂刮痧油，施术者右手持刮痧板，在背部沿膀胱经走行由上向下进行刮拭，一般先刮督脉后背正中线皮部，再刮两侧的膀胱经皮部；②通过刮痧板突起部分对准选定的百会、风池、四神聪及辨证取穴的穴位顺着一个方向小幅度(2 cm左右)刮拭，以患者头皮出现发热发红为度，每个穴位约10下；③背部及其他部位刮痧以皮下出现紫红、暗红或紫黑色瘀点、瘀斑即可，如果无上述痧象，每个穴位刮拭20下左右或出现发热、发红感觉亦可；④治疗时间为15：00~18：00，间隔5 d重复1次，连续治疗6次为1个疗程。

8. 音乐调护

①根据《素问·阴阳应象大论》，五音与五行(五脏)的关系为：角-木(肝)、徵-火(心)、宫-土(脾)、商-金(肺)、羽-水(肾)；②根据不同脏腑疾病，选取不同的乐曲，如：肝-《胡笳十八拍》；心-《紫竹调》；脾-《十面埋伏》；肺-《阳春白雪》；肾-《梅花三弄》；③针对不同证型失眠患者，采取不同的音乐，如心脾两虚型，选取《紫竹调》和《十面埋伏》循环交替播放，声音略小；肝阳上亢型，选取《胡笳十八拍》和《紫竹调》(实则泻其子)循环交替播放，声音

略高；心肾不交型，选取《紫竹调》(声音略高)和《梅花三弄》(声音略低)循环交替播放；④治疗室环境光线柔和、安静，患者使用立体声耳机，刮痧及平躺休息时聆听，共 30 min。

(三) 护理

(1)心理调护：①用通俗易懂的语言向患者讲解刮痧的作用原理、刮痧的适应证与禁忌证，并用疗效明显的病例鼓励患者树立起改善睡眠的信心。②热情耐心地与患者进行心理沟通，解除患者对疾病的紧张、焦虑、悲观、抑郁等情绪，增强战胜疾病的信心。③针对心脾两虚型的患者，考虑此型是由于患者思虑过度，对所患疾病不了解及过度的担心，导致存在恐惧心理，因此，应对患者进行正确及时的健康教育，使患者了解失眠，尽早适应新的角色及医院环境，打消其恐惧、思虑的心理；对于情绪激动易怒的肝阳上亢型的患者，我们采用合理的发泄方法，施术者轻言细语地对患者进行心理疏导，使患者内心的怒气得以有效缓解；心肾不交型的患者往往是工作没有节奏，常常熬夜工作，压力很大，心情不乐观等原因引起的，为此我们要采取有效的措施，合理安排生活并减慢工作节奏，如慢跑、公园散步等，以缓解紧张、压抑和惊恐的情绪。④每次 10~15 min，刮痧、音乐疗法后进行干预。

(2)饮食调护：①肝郁化火者，予清淡疏利食物，忌肥腻辛辣。②痰热内扰者，予清淡可口食物，忌食辛辣、肥甘、醇酒、厚味食品，常食新鲜蔬菜、水果；③心脾两虚者，予补益心脾的莲子、龙眼肉、大枣、赤小豆等养血安神之品，多食豆类、瘦肉、猪心；④阴虚火旺者，予滋肾阴降火的桑椹、百合，或桑椹大枣粥；⑤心虚胆怯者，予甘润补益的茯苓、莲子、龙眼肉、大枣、小麦等，或柏子仁粥。

失眠在中医学中归属于心神病变，重视精神调摄和讲究睡眠卫生具有实际的预防意义，积极进行情志调整，克服过度紧张、兴奋、焦虑、抑郁、惊恐等不良情绪；积极治疗身体原发疾病，避免使用导致失眠的药物，建立良好的作息制度，适当从事体力活动或体育锻炼以增强体质，注意睡眠环境的安宁，去除各种可能影响睡眠的外在因素，均有利于失眠的治疗，也有利于改善患者的疲乏，增强患者的体质，从而提高患者的生活质量。

第十二节　抑郁

一、定义

抑郁是一种常见的心境障碍，可由各种原因引起，以显著而持久的心境低落为主要临床特征，且心境低落与其处境不相称，病程超过 2 周，同时每日一半以上时间都有不适，其中以兴趣减退、精力减退、情绪低落为核心症状，严重者可出现自杀念头和行为。5%~10% 的终末期患者有抑郁症，10%~20% 的终末期患者可能出现抑郁状态。

抑郁症可归属于中医学"郁证""百合病""脏躁"等范畴，主要是由七情失调、气血不和导致。通常情况下，患者可见不同程度的心烦意乱、自责内疚及负罪感，严重情况下，还可见精神紧张、压力大、无食欲及其他的身体状况，如有自杀、自残的倾向性。

二、评估

(一)诱因

(1)基础疾病。
(2)既往有抑郁病史。
(3)伴有疼痛、乏力、呼吸困难等躯体不适。
(4)合并睡眠障碍。

(二)需要关注的问题

(1)文化程度。
(2)家庭收入。
(3)社会支持度。
(4)人际关系。

三、疗护

(一)西医治疗

1.药物治疗

抗抑郁药物包括选择性 5-羟色胺再摄取抑制剂、去甲肾上腺素及特异性

5-羟色胺能抗抑郁药、选择性5-羟色胺及去甲肾上腺素再摄取抑制剂、三环类药物、精神兴奋剂、非典型抗精神病药物等，具体药物如表4-4所示。

(1)选择性5-羟色胺再摄取抑制剂：是一线用药，该类药物包括氟西汀、舍曲林、帕罗西汀、西酞普兰和艾司西酞普兰。这些药物耐受性好，最常见不良反应是恶心、头痛和食欲减退，偶可引起腹泻，治疗过程中有一过性的焦虑，大部分不良反应会随着时间消退，初始剂量要小，当准备停用抗抑郁药物时，需逐渐减量。

表4-4　抗抑郁药物

常规用药剂量/mg		备注
5-羟色胺再吸收抑制剂		
艾司西酞普兰	5~10, qd	最大日剂量 20 mg，老年患者通常不超过 10 mg
氟西汀	10~60, qd	5 羟色胺再吸收抑制剂当中半衰期最长的药物
帕罗西汀	10~60, qd	老年患者日剂量不超过 40 mg
舍曲林	50~200, qd	
三环类		
去甲替林	10~25, tid	三环类中最不易出现直立性低血压的药物。 老年患者剂量 10 mg, tid
其他类抗抑郁药物		
度洛西汀	20~30, bid	
文拉法辛	37.5~225, qd	
米氮平	15~45, qn	小剂量可改善睡眠及提高食欲；有口崩片
抗精神病药		
奥氮平	5~15, qd	有口崩片
喹硫平	25~200, qd	适用于帕金森病患者
利培酮	1~3, qd	

(2)去甲肾上腺素及特异性5-羟色胺能抗抑郁药：米氮平适用于存在体重减轻和失眠症状的抑郁患者。

(3)选择性 5-羟色胺及去甲肾上腺素再摄取抑制剂：文拉法辛或度洛西汀治疗抑郁有效，同时可缓解神经痛。

(4)三环类药物：针对抑郁治疗同样有效，对神经痛及肌肉痛也有效，该类药物有抗抑郁及预防抑郁再发的作用，但停药后患者有更高的抑郁再发风险。阿米替林可增宽 QRS 和延长 QT 间期，故在患有房室传导阻滞的患者中禁用该类药物，它还具有抗乙酰胆碱作用，可引起直立性低血压。

(5)精神兴奋剂：哌甲酯用于提高患者的注意力、心境和能量。其特点是起效快，口服，早晨 10 mg，中午 5 mg，但不建议用于治疗严重抑郁。近期有 Meta 分析表明，此类药物能轻微改善抑郁症状和肿瘤相关乏力。

(6)非典型抗精神病药物：用于缓解精神病性抑郁症中的精神症状，可减少恐惧，增强抗抑郁药物效应。常用的有奥氮平、喹硫平。

2.非药物治疗

(1)营造安宁环境。

(2)心理行为治疗：请心理科专科会诊。

(3)康复：请康复理疗科会诊，进行有效、规律、适度的有氧运动，缓解焦虑、抑郁情绪，缓解心理压力。

(二)中医治疗

1.药物治疗

药物治疗见第四章第十一节"失眠"。

2.非药物治疗

(1)手指点穴疗法：根据患者的病情，选择不同穴位。针对心脾两虚者，选择内关、三阴交、百会、梁丘、足三里等穴，以补法进行点按，力道轻柔，3 次/d，300 次/穴；肝气郁结者选择太冲、照海、太溪、天突为主穴，力道强弱交替，3 次/d，150 次/穴；脾肾阳虚者选择太溪、太冲、肾俞、肝俞等穴，按揉与点按配合，3 次/d，200 次/穴。

(2)音乐疗法：让患者欣赏歌曲，可先向患者播放优美、柔和乐曲，待患者心绪逐渐平稳后，再播放轻松、欢快的歌曲，使积极快乐情绪感染患者，抑郁情绪得到疏导。

(3)足浴护理疗法：以 35℃~40℃的温水，放入石菖蒲、沉香、麝香、合欢皮等进行足浴，每次浸泡 20 min 左右。

(4)耳穴贴压疗法。

取穴：内关、四神聪、三阴交、太冲等穴结合王不留行籽贴压脑、神门、内分泌、心等耳穴治疗。

操作：嘱患者每日按压 5~6 次，每次每穴按压 150~200 次，在睡前和夜间醒后按压更为重要。

(5)五行音乐疗法：见第四章第十节"谵妄"。

(三)护理

护理内容见第四章第十一节"失眠"。

抑郁一般病程较长，用药不易峻猛，不能求其速效，宜缓缓图之，抑郁主要是由精神因素所引起，以气机郁滞为基本病机，舒畅气机，疏肝解郁及精神治疗对于本病有重要的意义，努力解除病因，使患者正确认识和对待自己的疾病，增强信心，保持心情舒畅，避免不良的精神刺激，对本病甚有裨益。

第十三节　发热

一、定义

正常人的体温在体温调节中枢的调控下，通过神经、体液等因素使产热和散热过程呈动态平衡，从而保持在相对恒定的范围内。当机体在致热源或其他原因作用下引起体温调节中枢功能障碍，导致体温升高超出正常范围，即称为发热。发热持续 3 周，体温不止一次超过 38℃，并且在医院检查 1 周后，仍不能明确诊断的，称为不明原因发热(fever of unknown origin，FUO)。

发热在中医学上可分为外感和内伤两种。外感发热常因感受六淫之邪及疫疠之气所致，发热多实，见于感冒、伤寒、温病、瘟疫等病证。内伤发热多由久病体虚、饮食劳倦、情志失调、外伤出血等导致脏腑功能失调，气血阴阳亏虚所致，发热多虚，病程较长或反复发作。

二、评估

(一)诱因

1.肿瘤

(1)诊断肿瘤热需先排除其他原因引起的发热，一般都是与 FUO 相关的。

(2)与肿瘤或肿瘤相关的免疫反应所释放的致热源相关。

(3)常见的引起发热的肿瘤包括：霍奇金淋巴瘤、淋巴瘤、白血病、肾癌、黏液瘤、骨肉瘤。

（4）肿瘤热一般可发热汗出，但多无畏寒、寒战等症状，对乙酰氨基酚的退热效果较差，但对 NSAIDs 类则较为敏感。

（5）诊断肿瘤热的流程：①发热原因不明，可先试用经验性抗生素治疗（至少治疗 7 d）；②如抗生素治疗无效，可使用萘普生 375 mg 口服，每日 2 次，至少使用 36 h；③肿瘤引起发热一般 24 h 内完全退热，并且在用药期间一直不发热；④如使用后仍持续发热，则可能为感染引起发热，应继续寻找可能的感染。

2. 感染

（1）通过详细地询问病史和查体，必要时行相应的辅助检查，来寻找可能的感染部位。

（2）病原学检查：血培养、体液的培养等。

（3）多伴有畏寒、寒战等症状。

（4）经验性的抗感染治疗有效（注意如没有感染表现，仅单纯发热，不应马上使用抗生素）。

（5）出现重症感染的表现，高热、心跳加快、低血压、神志改变等。

（6）在疾病终末期患者中，需结合患者及家属意愿，决定是否应用/换用抗生素。

3. 其他原因

（1）药物：抗生素本身，中枢神经系统药物等；静脉使用阿片类药物易有汗出，但发热少见。

（2）肿瘤治疗：某些化疗药，放疗引起的放射性肺炎、脑炎、生物治疗等。

（3）结缔组织病：应注意病史及多系统症状。

（4）中枢神经系统病变：如转移瘤、脑出血等引起的中枢性发热。

（5）内分泌因素：如肾上腺皮质功能不全、甲亢等。

（二）需要关注的问题

（1）发热的热型。

（2）水、电解质情况。

三、疗护

（一）西医治疗

1. 药物治疗

（1）病因治疗：生命体征稳定的患者动态观察体温，积极查找病因；生命体征不稳定的患者立即开始经验性抗菌药物治疗，必要时抗病毒治疗。

（2）药物退热。

1）非甾体抗炎药：如布洛芬、阿司匹林、塞来昔布、吲哚美辛等。

2）糖皮质激素：小剂量糖皮质激素，如地塞米松。

3）冬眠合剂：常由氯丙嗪、异丙嗪和哌替啶组成。

2. 非药物治疗

（1）物理降温：用温水或酒精进行擦拭。需注意"擦拭"可能会引起患者不适，一般在炎热、潮湿的环境下可以考虑使用，应注意用"温水擦拭"——冷水可能会诱发寒战、增加不适，反而使体温升高。研究显示，过于积极的物理降温，可能会增加病死率。

（2）发热伴有汗出者，须注意有无脱水及电解质紊乱问题，如汗出较多者，还应注意皮肤（尤其是皮肤褶皱处）有无浸渍、淹红。

（3）发热不明显而汗出较多的，可控制环境温度，增加通风，穿宽松、棉质、透气的衣物。

（二）中医治疗

1. 中药内服

【外感发热】

（1）卫表证。

辨证要点：发热恶寒，鼻塞流涕，头身疼痛，咳嗽，或恶寒甚而无汗，舌苔薄白或薄黄，脉浮。

治法：解表退热。

常用药物：荆芥、防风、羌活、独活、柴胡、前胡、枳壳、茯苓、桔梗、川芎、甘草、金银花、连翘、淡竹叶等。

代表方剂：荆防败毒散、银翘散等。

（2）肺热证。

辨证要点：壮热胸痛，咳嗽喘促，痰黄稠或痰中带血，口干，舌红，苔黄，脉数。

治法：清热解毒，宣肺化痰。

常用药物：石膏、麻黄、苦杏仁、甘草、金银花、连翘、前胡、浙贝母、郁金、瓜蒌等。

代表方剂：麻杏石甘汤。

（3）胃热证。

辨证要点：壮热，口渴引饮，面赤心烦，口苦口臭，舌红，苔黄，脉洪大有力。

治法：清胃解热。

常用药物：石膏、粳米、甘草、知母、连翘、黄连、大黄、芒硝、玄参、牡丹皮等。

代表方剂：白虎汤。

(4)腑实证。

辨证要点：壮热，日晡热甚，腹胀满，大便秘结或热结旁流，舌苔有芒刺，脉沉实有力。

治法：通腑泄热。

常用药物：大黄、芒硝、厚朴、枳实、黄芩、栀子、生地黄、玄参等。

代表方剂：大承气汤。

(5)胆热证。

辨证要点：寒热往来，胸胁苦满，口苦咽干，身目发黄，舌红，苔黄腻，脉弦数。

治法：清热利胆。

常用药物：大黄、黄芩、柴胡、白芍、枳实、半夏、生姜、连翘、败酱草、茵陈、延胡索、川楝子等。

代表方剂：大柴胡汤。

(6)脾胃湿热证。

辨证要点：身热不扬，胸腹胀满，纳呆呕恶，口渴不欲饮，舌苔白腻或黄腻，脉濡数。

治法：清热利湿，运脾和胃。

常用药物：黄连、栀子、法半夏、厚朴、石菖蒲、芦根、淡豆豉等。

代表方剂：王氏连朴饮、甘露消毒丹等。

(7)大肠湿热证。

辨证要点：发热，腹痛，泄泻或痢下赤白脓血，里急后重，肛门灼热，舌红，苔黄腻，脉滑数。

治法：清利湿热。

常用药物：黄芩、黄连、葛根、金银花、木通、车前子、栀子、黄柏、白头翁、马齿苋等。

代表方剂：葛根芩连汤。

(8)膀胱湿热证。

辨证要点：寒热起伏，午后热甚，尿频、尿急、尿痛，小便灼热黄赤，舌红，苔黄，脉滑数。

治法：清利膀胱湿热。

常用药物：大黄、栀子、萹蓄、瞿麦、木通、车前子、滑石、甘草、柴胡、黄芩、白茅根、小蓟等。

代表方剂：八正散。

【内伤发热】

(1)气郁发热。

辨证要点：发热多为低热或潮热，热势常随情绪波动而起伏，精神抑郁，胁肋胀满，烦躁易怒，口干而苦，纳食减少，舌红苔黄，脉弦数。

治法：疏肝理气，解郁泻热。

常用药物：牡丹皮、栀子、柴胡、薄荷、当归、白芍、白术、茯苓、甘草、郁金、香附、龙胆草、黄芩等。

代表方剂：丹栀逍遥散。

(2)血瘀发热。

辨证要点：午后或夜晚发热，肢体或躯干有固定痛处或肿块，面色萎黄或晦暗，舌质青紫或有瘀点、瘀斑，脉弦或涩。

治法：活血化瘀。

常用药物：当归、川芎、赤芍、生地黄、桃仁、红花、牛膝、柴胡、枳壳、桔梗、甘草、秦艽、牡丹皮、丹参、郁金等。

代表方剂：血府逐瘀汤。

(3)湿郁发热。

辨证要点：低热，午后热甚，胸闷脘痞，全身重着，舌苔白腻或黄腻，脉濡数。

治法：利湿清热。

常用药物：苦杏仁、豆蔻、薏苡仁、法半夏、厚朴、通草、滑石、淡竹叶、竹茹、广藿香、郁金、佩兰等。

代表方剂：三仁汤。

(4)气虚发热。

辨证要点：发热，常在劳累后发作或加剧，倦怠乏力，气短懒言，舌质淡，苔薄白，脉细弱。

治法：益气健脾，甘温除热。

常用药物：黄芪、党参、白术、甘草、当归、陈皮、升麻、柴胡、牡蛎、浮小麦、糯稻根等。

代表方剂：补中益气汤。

(5)血虚发热。

辨证要点：发热，头晕眼花，心悸不宁，面白少华，唇甲色淡，舌质淡，脉细弱。

治法：益气养血。

常用药物：黄芪、党参、茯苓、白术、甘草、当归、龙眼肉、酸枣仁、远志、木香、熟地黄、枸杞子等。

代表方剂：归脾汤。

(6)阴虚发热。

辨证要点：午后潮热，或夜间发热，手足心热，盗汗，舌质红，或有裂纹，苔少甚至无苔，脉细数。

治法：滋阴清热。

常用药物：银柴胡、知母、胡黄连、地骨皮、青蒿、秦艽、鳖甲、甘草、玄参、生地黄、南沙参、麦冬、五味子等。

代表方剂：清骨散。

(7)阳虚发热。

辨证要点：发热而欲近衣，形寒怯冷，四肢不温，面色㿠白，舌质淡胖，或有齿痕，苔白润，脉沉细无力。

治法：温补阳气，引火归元。

常用药物：制附子、肉桂、山茱萸、熟地黄、山药、茯苓、牡丹皮、泽泻、人参、白术、干姜等。

代表方剂：金匮肾气丸。

2.中药灌肠

对于体温为 39.1℃～41.0℃ 的患者，用 28℃～32℃ 的中药液 200 mL 行大量不保留灌肠。根据不同证型选择不同方药。

(1)热毒炽盛型：金银花、连翘、黄芩、栀子、黄柏、黄连、生地黄、七叶一枝花、芦根、地骨皮、半枝莲、半边莲、紫草、白花蛇舌草、侧柏叶、野菊花等。

(2)肝气郁结型：牡丹皮、栀子、柴胡、薄荷、当归、白术、茯苓、甘草、白芍等。

(3)毒瘀互结型：当归、川芎、赤芍、生地黄、桃仁、红花、牛膝、柴胡、枳壳、桔梗、甘草等。

(4)湿热蕴结型：苦杏仁、豆蔻、薏苡仁、法半夏、厚朴、通草、滑石、淡竹叶等。

(5)气虚型：黄芪、党参、白术、甘草、当归、陈皮、升麻、柴胡等。

(6)血虚型：黄芪、党参、茯苓、白术、甘草、当归、龙眼肉、酸枣仁、远志、木香等。

(7)阴虚发热型：银柴胡、知母、胡黄连、地骨皮、青蒿、秦艽、鳖甲、甘草等。

(8)阳虚发热型：制附子、桂枝、山茱萸、熟地黄、山药、茯苓、牡丹皮、泽泻等。

3.针刺疗法

(1)实证。

治法：清泄热邪。以督脉、手太阴、手阳明经穴及井穴为主。

主穴：大椎、十二井、曲池、合谷、外关。

配穴：①肺热者，加少商、尺泽；②湿热内蕴者，加阳陵泉、阴陵泉；③肝气郁结者，加期门、章门、太冲；④热入营血者，加委中、中冲、内关、十宣。

操作：毫针刺，进针得气后，各穴用泻法。大椎、十二井、十宣可点刺出血。

(2)虚证。

治法：以补虚为要。

主穴：足三里、气海。

配穴：①阴虚发热者，加肝俞、肾俞、膏肓、三阴交；②阳虚发热者，加大椎、肾俞、命门；③气虚发热者，加脾俞、三阴交；④血虚发热者，加膈俞、脾俞、太冲、血海。

操作：先取俯卧位，后取仰卧位，进针得气后，施以补法，留针30 min。

4.艾灸疗法

(1)艾盒灸。

适应证：适用于气虚、血虚、阳虚所致的发热。

治法：以补虚为要。

主穴：足三里、气海。

配穴：①气虚发热者，加脾俞、三阴交；②血虚发热者，加膈俞、脾俞、太冲、血海；③阳虚发热者，加大椎、肾俞、命门。

操作：先取仰卧位，取胸腹部及下肢穴位，以艾盒置于所取穴位上，灸30 min，再取俯卧位，取项背及腰骶部穴位，以同样的方法施灸。

(2)督脉灸。

适应证：适用于阳虚发热者。

治法：温阳益气。

主穴：取督脉诸穴。

操作：患者取俯卧位，暴露背部，在大椎至腰俞的部位上敷督灸粉（香附、附子、桃仁、桂枝等），再铺上桑皮纸，桑皮纸上铺宽10 cm、厚3 cm的生姜泥，于生姜泥上放置梭形艾炷，点燃艾炷，待其燃尽后更换另一炷。一般灸2~3壮，约1 h。

（3）刺络拔罐加穴位注射疗法。

适应证：对高热、低热都适用，低热者只采用大椎穴刺络拔罐。

操作：大椎局部消毒后用三棱针点刺，使其自然出血，再加火罐于穴位上，留罐5～10 min后起罐，每周1次；穴位注射可选用曲池穴，常规消毒后，用5 mL注射器抽取柴胡注射液4 mL，每侧穴位注射2 mL，每日1次。

注意事项：操作时应选择合适体位，准确取穴。颈项粗短者往往难以确定第7颈椎棘突，可嘱患者左右摇头，棘突活动者为第7颈椎棘突，其下为大椎，棘突不活动者为第1胸椎。三棱针可刺入2～3分深，过浅则出血量不够，会影响疗效。屈肘取曲池穴，注射时针尖刺入皮肤后应缓慢进入1寸许深，推药速度不可过快。

5.穴位敷贴疗法

操作：足底敷贴氨咖黄敏。贴敷前嘱患者先用热水泡足30 min，水温以不烫伤为准，水量淹过踝部，双足微微发红时，擦干双脚。将预先准备好的一粒氨咖黄敏胶囊掰开，将胶囊中的小药粒倒于外用风湿止痛膏上，贴于足底涌泉穴，每晚睡前换药1次，3 d为1个疗程。

6.耳尖放血疗法

治法：清热泻火，活血化瘀。

操作：患者需要在专业人士的操作下对耳尖进行按摩，待其充血发红消毒后，再使用三棱针或注射针头点刺，并轻轻按压使血液从耳尖流出。动作应敏捷，手法宜轻、快、浅、准，出血不宜过多。放血后需用干棉球压迫止血以防形成血肿。

禁忌证：久病体虚、贫血及低血压者慎刺；过饥、过饱、大醉、大汗、大怒、过度疲劳者禁刺；孕妇、习惯性流产者禁刺；女性经期慎刺；严重心、肝、肾衰竭者禁刺；凝血功能障碍者、有自发性出血倾向者及损伤后出血不止者禁刺；血管瘤患者禁刺；局部皮肤破损、感染者禁刺。

（三）护理

（1）环境护理：温度适宜，不过高或过低，一般可维持在25℃左右。适当通风，减少环境中细菌、病毒的存在，避免交叉感染。卧床休息，保存体力。若发汗过多，应及时用干毛巾擦拭或更换衣服、床单，防止着凉。

（2）饮食护理：补充营养，给予患者高热量、高蛋白、富含维生素、清淡、易消化的流质或半流质饮食。随着体力恢复，可根据个人口味增加促进食欲的食物。及时补充水分，多饮水，以促进毒素排泄，可适当选用糖盐水。

（3）心理护理：对发热患者进行健康宣教，尽可能地减轻患者的心理负担，告知患者需要保持良好的心理状态，以增强身体抵抗力，有利于病情好转。

第十四节　皮肤瘙痒

肿瘤终末期患者皮肤极其脆弱，易发生各种皮肤问题，如皮肤瘙痒、压疮、下肢慢性溃疡等，应积极予以准确评估、预防和治疗，减轻患者痛苦，提高生活质量。

一、定义

皮肤瘙痒症是一种无原发性皮肤损害而仅以皮肤瘙痒为表现的皮肤病症状。根据瘙痒范围可分为局限性和全身性两大类。局限性瘙痒常发生在肛门、会阴、阴囊等部位。全身性瘙痒常为许多疾病的伴随症状，如尿毒症、糖尿病、恶性肿瘤等，另外也与环境因素、外用药物、皮肤干燥等有关。

皮肤瘙痒属于中医学"风瘙痒"范畴。《黄帝内经》中有言："诸痛痒疮，皆属于心"。《圣济总录》提出："风瘙痒者，表虚卫气不足，风邪乘之，血脉留滞，中外鼓作，变而生热，热则瘙痒。"《诸病源候论》认为"风瘙痒者，是体虚受风，风入腠理，与气血相搏，而俱往来在于皮肤之间。邪气微，不能冲击为痛，故但瘙痒也"。因此，其病因病机可概括为卫外不固，风、湿、热邪蕴于肌肤，与气血相搏结，瘀而化热，热微则痒，或因血虚生风，肌肤失养所致。治疗上多采用养血润燥、清热除湿、祛风止痒之法。

二、评估

(1)原发疾病：如糖尿病、肝脏疾病、肾脏疾病等。

(2)需要关注的问题：外界刺激，如寒冷、温热、化纤织物等；进食刺激性食物、情志因素等。

三、疗护

(一)西医治疗

1.药物治疗

(1)外用药物：①低 pH 的清洁剂和润滑剂，如复方炉甘石洗剂等；②冷却剂和局部麻醉药：如薄荷脑、樟脑、局麻药利多卡因和丙胺卡因的混合物恩纳；③外用抗组胺剂和外用糖皮质激素；④免疫抑制剂；⑤锶盐。

(2)系统治疗：①抗组胺药、钙剂、维生素C、硫代硫酸钠及镇静催眠等药物，可根据病情选择使用；②全身性瘙痒可用盐酸普鲁卡因静脉封闭；③沙利度胺治疗炎症性皮肤病；④阿片受体拮抗剂纳洛酮治疗胆汁性瘙痒和尿毒症性瘙痒有效；⑤5-羟色胺受体拮抗剂昂丹司琼。

2.非药物治疗

(1)寻找病因，加以去除。

(2)避免各种刺激因素，如过度搔抓、开水烫洗、应用洗涤剂、饮酒、进食辛辣食物等；精神紧张及情绪不安的患者应注意休息，适当改变不良的生活环境。

(3)早期诊断及早期治疗。

(4)当发生全身性瘙痒症时可选用紫外线照射、矿泉浴、糠浴、淀粉浴等；局限性瘙痒症有继发性皮肤浸润肥厚并经多种方法治疗无效时，可选用高频电疗或局部液氮冷冻喷雾治疗，必要时考虑使用浅部X射线照射。

(二)中医治疗

1.中药内服

(1)风热血热证。

辨证要点：皮肤瘙痒，遇热或饮酒后加重，伴心烦，口渴，小便黄，大便干，舌质红，苔薄黄，脉浮数或弦数。

治法：清热疏风，凉血止痒。

常用药物：荆芥、防风、苦参、浮萍、生地黄、当归、牡丹皮、知母、蝉蜕、甘草等。

代表方剂：消风散。

(2)湿热内蕴证。

辨证要点：瘙痒不止，抓破后渗液结痂，或外阴肛周皮肤潮湿瘙痒，舌红，苔黄腻，脉滑数。

治法：清热利湿止痒。

常用药物：龙胆草、苦参、苍术、生地黄、黄芩、栀子、车前草、白鲜皮、地肤子、甘草等。

代表方剂：龙胆泻肝汤。

(3)血虚风燥证。

辨证要点：以老年人多见，皮肤干燥瘙痒，伴头晕眼花，失眠多梦，舌红，少苔，脉细数。

治法：养血平肝，祛风止痒。

常用药物：熟地黄、生地黄、当归、黄芪、天冬、麦冬、鸡血藤、首乌藤、刺蒺藜、黄芩、甘草等。

代表方剂：当归饮子。

2. 药物外用

(1)溶液：皮损搔抓后渗液结痂、局部潮湿瘙痒，常用苦参、茵陈、马齿苋、蒲公英、紫花地丁、黄柏、蛇床子等药物煎汤外洗或熏蒸，可选用复方黄柏液涂剂、皮肤康洗液等。皮损干燥瘙痒、肥厚、苔藓样变，常用大皂角、苍术、苦杏仁、桃仁、当归、地肤子、白鲜皮等药物煎汤外洗或熏蒸。

(2)洗剂：适用于各型皮肤瘙痒症，如甘霖洗剂、川百止痒洗剂等。

(3)霜剂：适用于皮肤干燥瘙痒，可选用羌月乳膏、肤舒止痒膏等。

(4)软膏：适用于皮肤干燥瘙痒，甚至肥厚、苔藓样变，可选用冰黄肤乐软膏、丹皮酚软膏、除湿止痒软膏等。

3. 针刺疗法

适应证：各型瘙痒症。

穴位：血海、曲池、三阴交，随证加减。如血热生风型，加合谷、曲池、大椎，采用泻法；血虚生风型，加脾俞、肝俞、膈俞、足三里，采用补法。

操作：常规皮肤消毒后用一次性毫针根据辨证选取不同穴位。

4. 刺络拔罐

适应证：适用于局部瘙痒剧烈的瘙痒症患者。

操作：选定治疗部位后，用75%的乙醇棉球消毒皮肤，先用梅花针、三棱针快速点刺局部，以皮肤红润稍有渗血为好。将火罐迅速拔在刺血部位，火罐吸着后，留置时精心观察出血多少决定拔罐的时间。血少可时间稍长，血多即刻取罐。一般每次留罐 10 min。起罐后，用消毒纱布擦净血迹，每次吸出的血不可太多。

5. 穴位注射疗法

适应证：适用于各型瘙痒症。

操作：将维生素 B_{12} 注射液 1 mg 于曲池或足三里穴位注射，隔日 1 次，10 次为 1 个疗程。

(三) 护理

(1)饮食调节：避免进食辛辣、刺激性食物，不要饮酒、浓茶或咖啡。

(2)衣着护理：以松软棉织品为宜，不宜穿紧身的化纤内衣。新内衣宜清洗后再穿着。

(3)皮肤护理：根据气候情况清洗皮肤，洗澡时避免热水烫洗，忌使用强碱性皂液，洗浴后及时涂抹保湿乳液润肤。

（4）情志调节：建立良好医患关系，做好患者心理疏导，嘱患者调畅情志，避免劳累，减少搔抓，以防继发感染。

（5）环境调节：夏季注意通风干燥，冬季注意适当使用加湿器，保持居住环境温度适宜。

第十五节　压疮

一、定义

压疮是指发生在皮肤、皮下组织的局限性损伤，可表现为完整皮肤或开放性溃疡，或伴有疼痛，易发生在骨质突出部位，如骶尾部、坐骨结节、股骨大转子、足跟部等或与医疗器械接触的部位。常见于截瘫患者或老年长期卧床患者。

压疮属于中医学"席疮"范畴。《外科真诠》载"席疮乃久病着床之人，挨擦磨破而成，上而背脊，下而尾闾……"。中医学认为，本病与络脉受阻、气滞血瘀、肌肤失养而渐致皮肤坏死溃烂有关。患者久病卧床，气血两虚，脏腑功能虚衰，脉络不通，气滞血瘀，导致肌肤红肿；局部因外力而受损，经脉气血运行不畅，肌肤失于温煦濡养，最终破溃；严重者毒邪入营血，邪伏血络，气血壅滞，从而形成局部组织溃疡甚至坏死。

二、评估

（1）疾病及诱因：如腹水、水肿、糖尿病等。

（2）需要关注的问题：营养不良，活动受限，理化因素刺激。

（3）好发部位：仰卧位好发于枕骨粗隆、肩胛部、肘、脊椎体隆突处、骶尾部、足跟；侧卧位好发于耳部、肩峰、肘部、髋部，膝关节的内、外侧及内外踝；俯卧位好发于耳、颊部、肩部、髂嵴、膝部、脚趾。

三、疗护

（一）西医治疗

1. 药物治疗

（1）营养治疗：压疮的发生、发展与患者的营养状况密不可分，增加蛋白质和纤维素的摄入，积极改善患者的营养状态对促进创面愈合至关重要。

（2）控制感染：压疮后期皮肤破损形成开放性溃疡，易合并各种细菌等感染。若患者发热，可进行创面的细菌培养，根据药敏结果选择适宜的抗生素控制感染。

2.非药物治疗

（1）创面敷料治疗：目前有干性、湿性两种愈合敷料。干性愈合敷料主要起到保护及隔绝的作用，但不利于上皮细胞生长。湿性愈合敷料如水凝胶敷料、水胶体敷料等，能够为创面营造湿润环境，有利于坏死组织及纤维蛋白溶解，对创面的完整愈合起到促进作用。

（2）物理干预疗法：主要包括激光照射、紫外线、高压氧、电刺激等。

（3）负压封闭引流技术：通过负压吸引的方式将创面渗出物、坏死组织和细菌等引流排出。此方法可与中药冲洗液结合，能抑制创面炎症反应、促进创面愈合。

（4）手术治疗：主要包括外科清创术、局部皮瓣转移术等术式。

（二）中医治疗

1.中药内服

中医根据压疮的不同病理阶段将其进行分期，并制定治则治法，辨证论治。

（1）气滞血瘀期。

辨证要点：多见于压疮初期。

治法：活血化瘀，理气通络。

常用药物：桃仁、红花、当归、生地黄、白芍、川芎、丹参、三七等。

代表方剂：桃红四物汤。

（2）蕴毒腐溃期。

辨证要点：对应压疮2~4期、不可分期和部分深部组织损伤期。

治法：清热解毒，凉血和营，托腐生肌。

常用药物：人参、黄芪、川芎、白芍、当归、白术、茯苓、金银花、白芷、甘草等。

代表方剂：托里消毒散。

（3）生肌收敛期。

辨证要点：创面损伤逐渐缓解、缩小并开始愈合的时期。

治法：益气养血生肌。

常用药物：黄芪、白术、陈皮、升麻、柴胡、炙甘草、当归、人参等。

代表方剂：补中益气汤、八珍汤等。

2. 药物外用

将部分膏药或散剂如云南白药、如意金黄散、湿润烧伤膏、疮疡平软膏等药物外用可减缓疼痛、改善血供、促进肉芽生长、促进创面愈合；将紫草油、地榆油等进行中药涂擦亦具有凉血止血、清热解毒之功效。

3. 艾灸疗法

适应证：压疮各阶段治疗。

操作：以无损伤创面为中心，以局部出现红晕为度，每次施灸 30 min。

4. 针刺疗法

穴位：双侧天枢、足三里、关元、三阴交等穴位，随证加减。

操作：常规皮肤消毒后用一次性毫针根据辨证选取不同穴位，平补平泻后取针。

5. 穴位按摩

循经络对受压部位进行穴位按摩，可促进局部血液循环，具有散瘀、止痛、消肿的疗效。

(三) 护理

(1) 变换体位是有效预防压疮的关键，每 2~4 小时翻身 1 次，翻身时避免拖拽，将患者侧倾 30°并用枕头支撑更有益。

(2) 长期卧床患者使用气垫床，软枕置于小腿下，悬空脚跟。

(3) 抬高床头勿超过 30°。

(4) 皮肤护理：保持皮肤清洁、干燥；及时清理排泄物、引流液、汗液等；保持床单位及患者衣物清洁、平整。

(5) 营养调整：增加蛋白质和维生素摄入。

(6) 按摩：有效背部按摩，促进血液循环。

(7) 情志调节：进行卫生宣教，介绍压疮发生、发展和护理的卫生知识，鼓励患者在不影响疾病的情况下，有计划、适量地活动全身，使患者及家属积极参与自我护理。

第十六节　下肢慢性溃疡

一、定义

下肢慢性溃疡是指一系列创伤和疾病等原因导致的发生于下肢体表的长期

未愈合的创面,常见于久立、久行或负担重物者,多有下肢静脉曲张病史。好发于小腿下 1/3 胫前或内侧及内踝上方。

下肢慢性溃疡属于中医学"臁疮"范畴,俗称"老烂脚""裙边疮""裤口疮"等。本病多因先天禀赋不足,脾胃虚弱,中气下陷,致使筋脉弛缓薄弱;加之后天失养,久行、久立、久坐、久负重物,劳倦伤气,致使下肢气血运行乏力,瘀血阻络,湿浊内生,湿、瘀郁久化热,热盛肉腐,血肉腐败而成。

二、评估

(1)有外伤及感染病史,有血管淋巴疾病、神经营养障碍性疾病等。

(2)局部皮肤破溃、糜烂,可有脓性分泌物,伴有肿胀、疼痛。

(3)部分患者可有发热及全身中毒症状。

三、疗护

(一)西医治疗

1. 药物治疗

遵医嘱口服 B 族维生素、他汀类药物。有感染征象时及时使用抗生素类药物。

2. 非药物治疗

(1)清创治疗:局部创面有继发感染,生存期长的患者可选择清创治疗,可先用 0.9%氯化钠溶液清洗创面,必要时可用无齿镊夹取或刮除,清理脓性分泌物及坏死组织,露出新鲜的肉芽粒,利于上皮生长及爬行。

(2)根据溃疡类型、大小、伤口深度、渗液量,选用合适敷料覆盖。

(3)必要时使用紫外线、超短波、红外线以促进伤口愈合。

(二)中医治疗

1. 中药内服

(1)湿热毒蕴证。

辨证要点:局部破溃,创面腐肉较多,脓水浸淫,或秽臭难闻,创周皮肤漫肿灼热,舌质红,苔黄腻,脉滑数。

治法:清热解毒,和营利湿。

常用药物:苍术、黄柏、薏苡仁、金银花、紫花地丁、蒲公英、皂角刺、牛膝、甘草等。

代表方剂:三妙丸、四妙勇安汤等。

（2）湿热瘀阻证。

辨证要点：局部破溃，创面腐肉未脱，脓水淋漓，或局部瘙痒，创周糜烂、流滋，舌质偏红，苔薄黄腻，脉弦数。

治法：清热利湿，化瘀通络。

常用药物：苍术、黄柏、薏苡仁、萆薢、茯苓、泽泻、滑石、皂角刺、牛膝、甘草等。

代表方剂：三妙丸、萆薢渗湿汤等。

（3）气虚血瘀证。

辨证要点：局部创面腐肉已净，脓水清稀，淋漓不尽，创面肉色淡白或紫暗不鲜，新肌难生或不生，创周起白色厚边，肤色暗黑，板滞木硬，舌质淡暗、或有瘀斑，苔白腻，脉弦细。

治法：益气活血，祛瘀生新。

常用药物：黄芪、党参、白术、茯苓、当归、赤芍、熟地黄、丹参、川芎、桃仁、升麻、牛膝、炙甘草等。

代表方剂：补阳还五汤、补中益气汤、升陷汤、四君子汤、桃红四物汤、八珍汤等。

（4）脾虚湿盛证。

辨证要点：病程日久，创面肉芽色暗，或肿胀，或上附脓苔，下肢肿胀沉重，腹胀便溏，舌质淡，苔薄白腻，脉细。

治法：健脾利湿。

常用药物：黄芪、党参、苍术、白术、茯苓、山药、薏苡仁、黄柏、牛膝、炙甘草等。

代表方剂：参苓白术散、三妙丸等。

2. 中药贴敷疗法

适应证：适用于创面各阶段。

操作：常规消毒，用无菌压舌板将药膏均匀摊涂于无菌纱布上，后贴敷于患处；创周红肿灼热明显者，外用金黄膏；创周红肿灼热不甚，或伴疮周湿疹、糜烂，或金黄膏过敏者，外用青黛膏；创周肤色暗黑，皮肤发凉者，外用冲和膏。

3. 中药熏洗

适应证：适用于创面各阶段。

操作：①常规揭除敷料，用干棉球拭净创面周围脓污；②用75%乙醇棉球消毒创周皮肤，先由创面边缘向外围擦拭，再用0.9%氯化钠溶液棉球轻轻拭净分泌物；③中药煎液加水至1000 mL后加热，待水温降至40℃后用药液蒸汽熏蒸患处，患处与药液要保持 25 cm 距离，以能耐受为度，每日 1 次，每次 30 min；④祛腐阶段用清热利湿解毒中药煎剂熏洗，生肌阶段用益气活血生肌中药煎剂熏洗，每日 1 次，每次 30 min。

4.中药浸渍

适应证：适用于创面分泌物较多者。

操作：使用 8 层纱布浸湿中药煎剂，以不滴水为度湿敷患处。祛腐阶段可用清热利湿解毒中药煎剂，生肌阶段可用益气活血生肌中药煎剂。此外，可应用复方黄柏液、公英解毒洗剂、复方虎杖敛疮液、奚氏海桐皮汤、溃疡油等湿敷患处。

5.艾灸疗法

适应证：适用于溃疡后期，腐肉尽，新肌未生之际。

操作：把艾条或温灸药料放在姜片或蒜片上，点燃后，置于创面下方(3~5 cm)，使其烟对准患处，直至创面局部温热为度，每日或隔日 1 次。对创面红肿明显，有继发感染者，不宜采用艾灸疗法。

6.砭镰法

适应证：适用于下肢静脉性溃疡，创周色素沉着明显者。

操作：①暴露创面，创周局部常规消毒后用镊子适度祛除创口边缘锁口皮；②使用三棱针或 1 寸毫针沿着患者创面四周瘀斑位置快速垂直啄刺，由内到外，由密到疏，根据病变部位大小，可连续垂直点刺 10~20 次，针距为 5 mm，深度 2~3 mm，以拔针见血如珠为度，出针后让瘀血自然流出数滴，如未出血或出血较少，可局部挤压，放出黑血；③待出血停止后，常规消毒，敷以凡士林纱条，覆盖无菌纱布，外以弹力绷带包扎加压固定。上述操作每周 1 次。

7.蚕食清创术

适应证：适用于腐肉组织多而难以脱落者，应在创面感染得到控制、坏死组织与健康组织分界线清楚的基础上进行。

操作：①常规消毒创周皮肤；②将腐肉组织分期分批逐一剪除，以断端新鲜或出血、无明显疼痛为度，并尽量保护筋膜及肌腱组织。

(三)护理

(1)精神护理：下肢慢性溃疡病程长，反复发作、缠绵难愈，严重影响患者正常生活，使其有较重的心理负担。《黄帝内经》有云："怒伤肝""喜伤心""思伤脾""悲伤肺""恐伤肾"，这些情志变化，可使人体气机升降失常、气血功能紊乱，导致疾病加重。应鼓励患者保持良好精神状态，正确面对现实，积极配合治疗，以促进疾病好转。

（2）饮食护理：患者宜进食清淡、富有营养、易消化饮食。忌如辣椒、咖喱、韭菜、蒜苗、芥末等辛辣之物；忌酒类；忌助火之品如羊肉、鹿肉、大蒜等；忌海腥海鲜之发物；忌油炸、烧烤、高脂肪食物。

（3）患部护理：保持患部清洁；减少活动，避免渗出；及时换药，注重无菌观念，避免交叉感染；静脉性溃疡要注意抬高患肢。

（4）整体护理：注意个人整体卫生，包括勤换衣物、床单被罩；及时就诊，针对病因进行治疗等；忌冷热水交替洗脚；忌双下肢久立或负重，预防下肢静脉曲张及慢性溃疡；避免长时间下肢不动，可根据患者具体情况采取适当方式活动肢体及关节。

第十七节　口干

肿瘤患者因疾病因素致口腔咀嚼活动减少，自洁作用减弱，或因化疗、放疗等抗肿瘤治疗，患者机体抵抗力下降，口腔内外环境的改变，唾液分泌减少，容易出现口干、口腔念珠菌感染、单纯疱疹性口炎、口腔黏膜炎、牙源性疼痛及感染等。

一、常见诱因

（1）药物不良反应：超过400种药物存在口干不良反应，在老年人最常用的药物中有80％均可导致口干（如抗胆碱能药物、抗抑郁或精神病药物、利尿药、抗惊厥药物、镇痛剂、抗组胺药物等）。

（2）化疗。

（3）头颈部放疗。

（4）脱水。

（5）焦虑。

二、评估

（1）目前所使用的药物中是否存在口干不良反应？

（2）近期是否有放疗或化疗？

（3）摄水量是否足够？是否有其他的脱水症状？

（4）口腔卫生状况如何？

（5）是否存在念珠菌感染、龋齿等口腔问题？是否需要口腔科会诊？

三、疗护

1. 药物治疗

治疗口干的常用药物如表4-5所示。

表4-5　口干的常用药物

类别	药物/产品	用法
人造唾液/口腔润滑剂	口腔保湿喷雾	
	口腔润滑凝胶	
	口干患者专用漱口水	必要时
	木糖醇含片	
	口腔保湿剂	
拟副交感神经药	毛果芸香碱	5 mg，口服，qd
	2%毛果芸香碱口服制剂（国外报道可应用）	4滴，用水稀释后漱口
	西维美林	30 mg，口服，tid

2. 非药物治疗

口干的非药物治疗如表4-6所示。

表4-6　口干非药物治疗手段

类别	方法/手段
去除诱发因素	减量或替换可致口干的药物；纠正脱水；控制导致口干的原发疾病
保持口腔湿润	口腔喷雾；含水海绵棒；冰块、冰冻果汁、冰棒
刺激唾液分泌	酸性水果：菠萝、青柠檬等；维生素C含片；无糖/木糖醇口香糖
保持环境湿度	加湿器；氧气湿化
其他	避免烟、饮酒和咖啡因

第十八节　口腔念珠菌感染

一、常见诱因

(1)长期使用免疫抑制剂(如糖皮质激素)。
(2)长期使用广谱抗菌药物。
(3)口干。
(4)口腔卫生不良或义齿卫生不良。

二、评估

(1)口腔卫生状况如何?
(2)是否佩戴义齿? 义齿的清洁状况如何?
(3)是否存在口干?
(4)近期是否使用大剂量激素或广谱抗生素?
(5)喉部及消化道是否有弥漫性感染?

三、疗护

1. 药物治疗
口腔念珠菌感染常用口腔局部治疗如表4-7所示。

表4-7　口腔念珠菌感染常用口腔局部治疗

类别	用法
制霉菌素含片	推荐用药200000~400000 U,每日4~5次,疗程14 d;待口周症状消失48 h后再停药
制霉菌素混悬液	推荐用药400000~600000 Uqd,尽可能在口腔内多含会再咽下,待口周症状消失48 h后再停药;HIV患者的推荐疗程为7~14 d
制霉菌素冰片	200000~500000 U制霉菌素含漱液+无糖果汁冰冻后含化
克霉唑含片	10 mg,每日5次,疗程为14 d
1%克霉唑阴道软膏剂	涂布于假牙表面,每日3~4次,疗程为7 d

续表4-7

类别	用法
硝酸口含片	50 mg，置于中切牙上齿龈与面颊之间向颊部，每日早上1次，连续用14 d
伊曲康唑口服溶液	200 mg，qd，漱口几秒钟后咽下，疗程为1~2周
两性霉素B	配成0.1 mg/mL溶液，15 mL，qid，漱口后吐出

2.非药物治疗

(1)重建并保持良好的口腔卫生。

(2)治疗口干。

(3)保持良好的义齿卫生。每日用肥皂或小苏打清洁义齿，并将义齿泡入氯己定或苏打水(1茶勺食用小苏打+1杯温开水)或100000 U制霉菌素含漱液中。

第十九节　单纯疱疹性口炎

一、概述

单纯疱疹性口炎是由单纯疱疹病毒引起的急性传染病。其发病率为11%~65%。

二、常见诱因

单纯疱疹性口炎多为单纯疱疹病毒Ⅰ型感染。

三、临床表现

(1)常见于附着龈(靠近牙根部的牙龈组织)，硬腭和唇部。

(2)口腔黏膜出现多个成簇小疱，疱破后形成溃疡，可引发剧烈疼痛，并影响口腔功能。

(3)患者可伴有发热、不适、进食减少等症状。

四、预后

(1)自限性疾病，多数可在7~14 d愈合。

(2)恶性肿瘤、免疫抑制患者可引发气管支气管炎、肺炎等全身并发症。

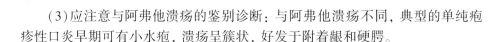

(3)应注意与阿弗他溃疡的鉴别诊断：与阿弗他溃疡不同，典型的单纯疱疹性口炎早期可有小水疱，溃疡呈簇状，好发于附着龈和硬腭。

五、疗护

1.保持口腔清洁

(1)刷牙或用棉签或海绵棒清洁口腔，每日至少1次。

(2)温盐水或氯己定漱口，每日2~3次。

2.营养支持

3.抗病毒药物

(1)局部用药(应戴指套或一次性手套，避免其他部位感染)，5%阿昔洛韦软膏每3小时1次，取适量涂抹于患区，每日6次，疗程7d。1%喷昔洛韦乳膏，取适量涂抹于患区，每2小时1次，疗程4d。

(2)全身用药：如阿昔洛韦片剂、泛昔洛韦片剂等，根据病情程度选择不同的剂量和疗程。

第二十节　口腔黏膜炎

一、发病率

头颈部肿瘤患者在接受放疗时约80%会出现口腔黏膜炎(无论是否接受化疗)，只接受化疗的患者，约20%出现口腔黏膜炎。

二、评估

世界卫生组织口腔黏膜炎分级如表4-8所示。

表4-8　世界卫生组织口腔黏膜炎分级

级别	临床表现
0级	黏膜正常
Ⅰ级	黏膜充血发红，并伴有疼痛不适
Ⅱ级	黏膜溃疡，可进食固体食物
Ⅲ级	黏膜溃疡，饮食受限，只能进食流质
Ⅳ级	黏膜溃疡，完全无法进食

三、疗护

1. 药物治疗

常见局部用药如表 4-9 所示。

表 4-9　放疗/化疗性口腔黏膜炎的常见口腔局部用药

级别	临床表现
表面麻醉剂	2%利多卡因胶浆，漱口 30 s，再吐出；10%利多卡因气雾剂，PRN；0.5%~1%达克罗宁液，PRN
黏膜保护剂	硫糖铝口服混悬液，10 mL 含 2 min 后吞下，qd
漱口水	0.02%氯己定漱口液，15 mL，漱口 2 min，qd
非甾体抗炎药	0.15%苄达明含漱液，15 mL，漱口，tid/qd
三环类抗抑郁药	多塞平，10 mg/mL×2.5 mL + 2.5 mL 蒸馏水，漱口 1 min，q4h，PRN
阿片类镇痛药	吗啡 30 mg/15 mL，含 2 min，PRN
复方制剂	2%利多卡因、Mylanta 口服液、苯海拉明酊剂、制霉菌素 100000 U 含漱液、泼尼松龙及蒸馏水各 80 mL 制成混悬液含漱，qd
口腔润滑剂	口腔润滑凝胶，PRN
维生素 E	直接用于伤口上

注：PRN，按需给药。

2. 非药物治疗

(1) 定期口腔检查。

(2) 保持口腔清洁。放疗/化疗性黏膜炎的口腔护理如表 4-10 所示。

表 4-10　放疗/化疗性黏膜炎的口腔护理

黏膜完整无溃疡	溃疡形成*	溃疡出血
软毛牙刷刷牙，每日至少 1 次	软毛刷牙刷或一次性海绵棒刷牙，每日至少 1 次	如能耐受可使用一次性海绵棒清洁口腔
牙刷应每周更换	牙刷应每周更换	口腔清洁不应刺激

续表4-10

黏膜完整无溃疡	溃疡形成*	溃疡出血
	0.5%双氧水(1∶4,3%双氧水+水)漱口,bid/tid	口腔清洁,加剧溃疡或出血
盐+苏打水(1/2茶勺盐,1/2茶勺小苏打加入1000 mL凉开水)漱口,tid/qd	盐+苏打水(1/2茶勺盐,1/2茶勺小苏打加入1000 mL凉开水)漱口,tid/qd	盐+苏打水(1/2茶勺盐,1/2茶勺小苏打加入1000 mL凉开水)漱口,tid/qd
	局部用药可在口腔清洁完成后使用	局部用药可在口腔清洁完成后使用

注:* 使用双氧水漱口后,必须用盐、或苏打水以去除残留的双氧水和组织碎片或食物残渣;盐水、苏打水也可以单独使用。

(3)去除局部刺激因素:去除尖锐的牙尖或残根;放疗/化疗期间应禁止佩戴义齿。

四、护理

避免进食脆的、尖锐的、坚硬的食物及其他易损伤口腔黏膜的食物;可选择富含蛋白质的软食、半流质或流质饮食;口服多种维生素;避免吸烟、饮酒和进食辛辣刺激食物;避免使用含有乙醇、麝香草酚、丁香油酚或苯酚的漱口水。

第二十一节 牙源性疼痛和感染

一、概述

多见于生命终末期慢性、进行性的功能丧失的患者。

二、临床表现

(1)自发性、持续性牙痛。
(2)患牙通常可见龋洞或充填物。
(3)可伴有局部肿胀、发热、不适等全身症状。

三、评估

（1）老年人和免疫功能抑制的患者的局部和全身症状通常较轻，因此，不能根据症状的轻重来判断疾病的严重程度。

（2）认知功能障碍患者通常无法表述疼痛。可通过进食减少或拒绝进食、拒绝口腔护理、咬唇/咬颊、易激惹、躁狂等行为变化来判断患者是否存在牙源性感染或疼痛。

（3）剧烈疼痛和感染可诱发心律失常、心力衰竭、谵妄等严重并发症。

四、处理

（1）请口腔科医生会诊，处理原发病灶。

（2）保持口腔清洁。

1）刷牙，或用棉签或海绵棒清洁口腔，每日至少1次。

2）0.12%洗必泰溶液（氯己定）漱口，每日2~3次。

3）1%碘伏溶液漱口，每日2~4次。

（3）控制感染。

1）早期感染（≤3 d）用阿莫西林、头孢氨苄、克林霉素。

2）晚期感染（>3 d）用阿莫西林克拉维酸、阿莫西林+甲硝唑。

3）牙周感染：甲硝唑/替硝唑、阿莫西林+甲硝唑。

4）缓解疼痛：参见"疼痛控制"章节。

总之，口腔问题的治疗通常需要多专业团队进行，包括肿瘤专科医生、口腔科医生、护理人员、药剂师、营养师及放疗技师等。与患者进行良好的沟通和耐心的健康教育，是确保治疗和最大程度减轻患者痛苦的重要措施。此外，在治疗期间，应该经常对患者进行口腔评估和监测。

第二十二节　吞咽困难

一、定义

吞咽困难是指食物从口腔至贲门、胃运送过程中受阻而产生咽部、胸骨后或剑突部位的梗阻停滞感觉，可伴有胸骨后疼痛。吞咽困难可由中枢神经系统疾病、食管、口咽部疾病引起，亦可由吞咽肌肉的运动障碍所致。假性吞咽困难并无食管梗阻的基础，而仅为一种咽喉部阻塞感、不适感，不影响进食。吞咽是一种快速而复杂的生理功能，需要口腔、咽、喉和食管的协调作用，吞咽动作包括 4 期：口腔准备期、口腔期、咽期和食管期。口腔期和咽期是头颈部肿瘤患者吞咽功能受损最严重的环节，常因肿瘤本身或手术、放化疗导致口、咽、喉等解剖结构异常，出现吞咽困难。食管期是食管恶性肿瘤患者吞咽功能损伤的主要环节。成人的食管腔由于管壁有弹性可扩张至 4 cm，若扩张不到 2.5 cm 就可出现吞咽困难症状，如达不到 1.3 cm 必有吞咽困难。食管壁病变引起管腔周径狭窄者，要比食管偏心性狭窄更易引起吞咽困难。

吞咽困难属于中医学"噎膈"范畴。食道干涩或食管狭窄导致吞咽食物哽噎不顺，饮食难下，或食而复出。噎即噎塞，指吞咽之时哽噎不顺；膈为格拒，指饮食不下。宋·严用和《济生方·五噎五膈论治》认为："阳气先结，阴气后乱，阴阳不和，脏腑生病，结于胸膈，则成膈。气留于咽嗌，则成五噎。"

二、评估

（一）吞咽困难的病变部位

（1）口腔、咽、喉与上段食管病变：口、舌的疼痛性或梗阻性病变，干扰正常的吞咽动作。各种原因如重症肌无力、白喉等所致的咽麻痹，也可引起吞咽困难。

（2）食管中段的病变：吞咽后 2~5 s 发生的吞咽困难，应注意中段食管的病变。胸部主动脉瘤、纵隔炎、纵隔淋巴结结核与赘生物、肺脓肿等也应考虑。

（3）食管下段的病变：吞咽后 5~15 s 发生的剑突后部位不适感、疼痛或阻塞感，提示病变在下段食管。

（二）吞咽困难的病变性质

（1）吞咽困难发生的年龄及病程：吞咽困难发生于中年以上，病程长，全身情况差，多考虑癌性梗阻；发病于青壮年，病程长，全身情况良好，常为良性梗阻；出生后或哺乳期即出现间歇性或经常性食后呕吐或吞咽困难，应考虑食管先天性疾病；儿童突然出现吞咽困难，常见于食管异物阻塞。

（2）吞咽困难的伴随症状：吞咽困难伴有食物经鼻腔流出，提示主管吞咽活动的神经肌肉发生病变，如咽麻痹；吞咽困难伴有咕噜声，提示 Zenker 憩室存在；吞咽困难伴胸痛，常见于弥漫性食管痉挛及因失弛缓症而引起的急性吞咽不能；吞咽困难伴声嘶，提示肿瘤压迫喉返神经；吞咽困难伴胸骨后或心窝部烧灼感，饱餐后仰卧位疼痛发作或加剧，见于反流性食管炎；吞咽困难呈进行性，有长期干食、硬食、热食习惯或长期酗酒史，多考虑食管癌。

三、疗护

吞咽困难的治疗首先需要明确病因，然后积极治疗原发病，防止和减少并发症。常用的治疗方法包括手术治疗、球囊扩张、经内镜支架置放、药物治疗等。对患者的病情作出整体评估，尊重患者的自主权，与患者及家属充分沟通，对高危患者先做准备，向患者及家属说明可能发生的情况及处理。可选择以下治疗。

（一）西医治疗

1. 药物治疗

药物治疗主要包括促动力药、抗生素、抑酸剂、镇静剂等，适用于动力障碍、各种炎症、胃酸反流及精神因素所致的吞咽困难。

2. 非药物治疗

（1）手术治疗：对各种良恶性占位病变，首先考虑手术治疗，以解除局部压迫。

（2）球囊扩张：适用于狭窄及贲门失弛缓症。

（3）经内镜支架置放：分临时置放和永久置放两种方式，前者适用于球囊扩张效果欠佳的患者，后者适用于食管恶性肿瘤晚期或不能耐受各种手术的患者。

（二）中医治疗

1. 中药内服

（1）痰气交阻证。

辨证要点：吞咽梗阻，胸膈痞满，或疼痛、情志抑郁时加重，嗳气呃逆，呕吐痰涎，口干咽燥，大便秘结，舌质红，苔薄腻，脉弦滑。

治法：开郁化痰，润燥降气。

常用药物：丹参、北沙参、川贝母、茯苓、郁金、荷叶蒂、砂仁壳等。

代表方剂：启膈散。

（2）津亏热结证。

辨证要点：吞咽梗涩而痛，食入即复出，甚则水饮难进，心烦口干，胃脘灼热，五心烦热，形体消瘦，皮肤干燥，小便短赤，大便干结如羊粪，舌质光红，干燥少津，脉细数。

治法：滋阴清热，润燥生津。

常用药物：南沙参、麦冬、玉竹、桑叶、白扁豆、天花粉、甘草等。

代表方剂：沙参麦冬汤。

(3)瘀血内结证。

辨证要点：饮食梗阻难下，食不能下，甚或呕吐物如赤豆汁，或便血，胸膈疼痛，固定不移，面色晦暗，肌肤甲错，形体羸弱，舌质紫暗，脉细涩。

治法：破结行瘀，滋阴养血。

常用药物：生地黄、熟地黄、当归、桃仁、红花、升麻、炙甘草等。

代表方剂：通幽汤。

(4)气虚阳微证。

辨证要点：吞咽受阻，饮食不下，泛吐涎沫，面浮足肿，面色㿠白，形寒气短，精神疲惫，腹胀便溏，舌质淡，苔白，脉细弱。

治法：温补脾肾。

常用药物：黄芪、人参、白术、茯苓、甘草、陈皮、砂仁、半夏曲、生姜、大枣等。

代表方剂：补气运脾汤、右归丸等。

2. 针刺疗法

治法：宽胸利膈，和胃降逆。以任脉、足阳明经穴为主。

主穴：膈俞、内关、天突、膻中、足三里。

配穴：①胃阴不足者，加胃俞、三阴交；②脾胃阳虚者，加脾俞、胃俞。

操作：主穴按平补平泻法操作，配穴按虚补实泻法操作。

3. 经穴推拿疗法

取穴：风府、廉泉、风池、太溪穴。

操作：采用一指禅法，用拇指指端、罗纹面或偏峰着力于一点或经络穴位上，沉肩垂肘，以腕关节悬屈，运用腕间的摆动带动拇指关节的屈伸活动，使之产生的功力轻重交替、持续不断地作用于经络穴位上。

4. 穴位敷贴疗法

取穴：食窦、膻中、脾俞、胃俞。

操作：采用白芥子、细辛、丁香、柿蒂、旋覆花等量，研磨成细粉，加入基质，调成糊状，制成直径为 1 cm 的圆饼，贴于穴位上，然后用胶布固定。贴敷3 h 左右取掉，每日 1 次。

5. 灸法

取穴：风府、廉泉、风池、太溪穴。

操作：按照雀啄灸法，取清艾条或者药艾条 1 支，将艾条点燃一端对准所选穴位，采用类似麻雀啄食般的一起一落、忽近忽远的手法施灸，给以较强烈的温热刺激。一般每次灸 5~10 min，每日 1~2 次。

6.隔物灸疗法

取穴：足三里、三阴交、中脘穴。

操作：将艾炷点燃后放在姜片或者蒜片上，然后将艾炷放置在选定的穴位上，若穴位表面皮肤表现为潮红，效果最佳，避免烫伤。

7.耳穴贴压疗法

主穴：咽喉、神门、胃、贲门、皮质下。

配穴：肝、肾、脾、三焦、内分泌。

操作：嘱患者取坐位，操作者用乙醇清洁消毒双耳，除主穴外，配穴选3~5穴，并准确定位，将王不留行籽粘在胶布上并贴于所选穴位上，用拇指和食指捻转按揉进行强刺激，至患者自觉有酸麻胀痛为止，每日按揉2~3遍，每遍100~120次，可适当缓解患者胸闷气短症状。

8.穴位埋线疗法

取穴：足三里、膈俞、脾俞。

操作：暴露埋线部位，常规消毒局部皮肤，将胶原蛋白线穿入穿刺针，左手拇、食指绷紧或提起进针部位皮肤，右手持针，刺入所需深度，当出现针感后，将胶原蛋白线埋填在穴位的皮下组织或肌层内，针孔处敷盖无菌纱布。

注意事项：埋线时要注意进针角度和深度，避免伤及内脏、脊髓。

(三)护理

(1)饮食护理：要养成良好的饮食习惯，戒烟酒，避免进食烫食及坚硬干燥的食物；避免进食太快、咀嚼不足；忌辛辣刺激性食物，饮食要以清淡易消化的高营养、富含维生素食物为主，温热适中，不必强求患者多量进食，要少量多餐。餐前准备舒适、清洁的进餐环境，如患者活动后应稍休息。进餐时患者应保持端坐位，头稍微前倾，以利于食物顺利通过食道。嘱患者每餐进食后，可喝少量的温开水或淡盐水冲淡食管内积存的食物和黏液，以防食管黏膜损伤和水肿。

(2)心理支持：吞咽困难患者更容易发生焦虑和抑郁，导致患者恐慌，甚至拒绝饮食，从而引起低蛋白血症及营养不良，且长期焦虑和抑郁会加重吞咽困难的程度，导致饮食结构改变，社交活动减少，日常生活被打乱，甚至表现出消极的应对方式，严重影响患者的生活质量。因此，主动与患者沟通，耐心倾听患者的诉说，做好心理疏导，告知患者相关治疗可能出现的反应，使患者有充分的心理准备，正确对待疾病，消除不良情绪。

第五章

常见急症处理

第一节　上腔静脉综合征

一、定义

上腔静脉综合征又称"上腔静脉阻塞综合征或纵隔综合征"，是上腔静脉或其周围的病变引起上腔静脉完全或不完全性阻塞，导致经上腔静脉回流到右心房的血液部分或完全受阻，从而表现为上肢、颈和颜面部瘀血水肿，以及上半身浅表静脉曲张的一组临床综合征。

中医古籍中没有与上腔静脉综合征相对应的病名，此乃有形之肿块阻塞静脉，导致血液循环障碍，引起面部、颈部、手臂、胸壁肿胀青紫，体现了"瘀水互患为疾"的病理特点。隋·巢元方《诸病源候论》谓："肿之生也，皆由风邪寒热毒气，客于经络，使血涩不通，壅结皆成肿也"。中医学认为，此病是由外界邪毒脏器，体内脏腑功能失调致痰湿蓄毒内蕴，加之正气亏虚，终致气滞血瘀、痰凝毒聚，相互结聚而形成积块。癌毒致瘀，瘀阻血脉，气机郁滞，气不行则津液聚而不散，发为水肿。综上所述，癌毒、瘀血、水饮相互搏结，是上腔静脉综合征的基本病理变化，因此，抗癌攻毒、活血化瘀、利水消肿便成为该病的治疗大法，但由于癌肿的存在，终致患者出现的面、颈、胸部水肿缠绵难愈。

二、评估

（一）评估患者疾病

上腔静脉综合征由恶性肿瘤引起者占80%，其中，肺癌最常见，其他恶性

219

肿瘤还包括淋巴瘤、胸腺瘤、恶性纤维组织细胞瘤、精原细胞瘤、各种转移性肿瘤、上腔静脉平滑肌肉瘤和上皮样血管内皮瘤等。良性疾病发生上腔静脉综合征者约占20%，包括非特异性纵隔炎、纵隔淋巴结结核、放疗后纵隔炎、甲状腺瘤等。

(二)评估相关因素

由于心血管介入技术的广泛应用，由其引起的上腔静脉综合征也迅速增多，其中，以植入心内起搏器最常见，其次为深静脉置管、心导管术后上腔静脉内血栓形成等。

(三)评估症状程度

临床上呈急性或亚急性起病，症状程度有所不同，如开始时仅感觉颈部肿胀，继之颜面、颈项和上肢出现进行性浮肿，随之可出现颈静脉怒张、颈胸部浅静脉曲张。颅内静脉压升高可出现不同程度的头部胀痛、头晕、耳鸣，严重时出现晕厥。呼吸困难者，严重时出现端坐呼吸。上述症状于低头、弯腰或平卧时加重。晨起时症状最严重，站立与活动后可有不同程度的减轻。

三、疗护

(一)西医治疗

1.病因治疗

应根据上腔静脉综合征的病因，合理地、有计划地应用现有治疗手段，不仅要改善上腔静脉综合征的症状，而且要力图治愈原发疾病。对于化疗敏感的肿瘤，如恶性淋巴瘤、小细胞肺癌、生殖细胞瘤，应首选化疗；对于伴有上腔静脉综合征的非小细胞肺癌患者，也应首选化疗；对于化疗不敏感的肿瘤，包括复发的非小细胞肺癌发生上腔静脉综合征时，应首选放疗；植入上腔静脉支架可使95%的患者上腔静脉阻塞的症状缓解。如果上腔静脉综合征与中心静脉导管留置有关，应及时拔除导管，并给予抗凝药物预防栓塞。

2.药物治疗

(1)利尿药可能会缓解重度的水肿症状，但这种缓解是暂时的，使用利尿药可能会引起并发症，如脱水和血容量减少，经常使用的是袢利尿药如呋塞米等。

(2)皮质类固醇可暂缓呼吸道压迫症状，也有助于防止与放射、肿瘤坏死有关的水肿和炎症反应发生，用药剂量取决于临床症状的严重程度。一旦患者的情况稳定下来，就要开始降低皮质类固醇的使用剂量。在使用皮质类固醇期间，应预防性保护胃黏膜。

（3）抗凝剂和血栓溶解剂，链激酶和尿激酶都可用于溶解血栓治疗，而尿激酶溶栓更有效。但是因有出血风险，因而需要有实验室检查结果配合，控制凝血时间及凝血酶原时间延长 1.5~2 倍。

（4）镇静、镇痛治疗可减轻胸痛及呼吸困难带来的焦虑与不适。

3. 非药物治疗

加强辅助治疗是处理上腔静脉综合征的必要手段。半坐卧位或高枕卧位、吸氧能减少心排血量和静脉压力；限制液体和钠盐摄入，低盐饮食；应通过下肢静脉输液，以避免加重上腔静脉阻塞症状。

（二）中医治疗

1. 中药内服

（1）痰浊阻肺证。

辨证要点：头面部肿胀，气短，上肢浮肿，纳差，咯白痰，神疲乏力，胸闷，便溏，舌质淡，苔白腻，脉滑。

治法：健脾益气，祛湿化痰。

常用药物：陈皮、法半夏、茯苓、瓜蒌、薤白、白术、紫菀、紫苏子、款冬花、薏苡仁、苍术、甘草等。

代表方剂：二陈汤、瓜蒌薤白半夏汤、四君子汤等。

（2）气虚血瘀证。

辨证要点：头面部肿胀，咳嗽，气短，上肢浮肿，纳差，胸前瘀斑，胸痛，神疲乏力，口唇紫暗，舌暗可有瘀斑，脉细涩。

治法：益气活血，祛瘀散结。

常用药物：人参、白术、茯苓、桃仁、红花、当归、生地黄、川芎、赤芍、牛膝、桔梗、柴胡、枳壳、甘草等。

代表方剂：血府逐瘀汤、桂枝茯苓丸、补阳还五汤等。

（3）肺阴虚损证。

辨证要点：头面部肿胀，咳嗽，气短，上肢浮肿，纳差，胸前瘀斑，神疲乏力，手足心热，痰中带血，头痛，声音嘶哑，便干，咽痛，盗汗，舌质红，苔薄，脉细弱。

治法：滋阴补肺，清热止血。

常用药物：百合、熟地黄、生地黄、当归、白芍、甘草、桔梗、玄参、川贝母、麦冬、党参、五味子等。

代表方剂：养阴清肺汤、沙参麦冬汤、生脉散等。

(4)水饮结胸证。

辨证要点：胸部满闷，咳嗽咳痰，痰白量多，头面肿胀，甚则上肢肿胀，声音嘶哑，舌淡红，苔白，脉弦滑。

治法：利水逐饮，宣肺平喘。

常用药物：葶苈子、大枣、泽泻、桑白皮、猪苓、大腹皮、甘遂等。

代表方剂：葶苈大枣泻肺汤、十枣汤、苓桂术甘汤等。

2.中成药及验方

(1)血府逐瘀颗粒：行气活血祛瘀。适用于邪犯胸胁、气滞血瘀证。口服，每次1袋，每日3次。

(2)康莱特注射液：益气养阴，消癥散结。适用于气阴两虚证。静脉滴注，每次200 mL，每日1次。

(3)益气扶正口服液：补益气血，温肾填精。适用于气血两虚证。口服，每次10 mL，每日3次，或遵医嘱。

(4)验方：葶苈子10 g，大枣20枚。用法：将葶苈子炒黄，研末；大枣加水500 mL，煎取200 mL；再入葶苈子末，煎10 min。连汤饮服，每日1次。适用于咳嗽不得卧，面、颈、胸部及上肢浮肿，体质尚实者。

3.针刺疗法

取人迎、前顶、水沟等穴。水饮结胸型，可加膻中、内关；血瘀胸胁型，加期门、太冲。

4.穴位敷贴疗法

选肺俞、膏肓、膻中、定喘。用白芥子30 g，甘遂15 g，细辛15 g，共为细末，用生姜汁调药粉成糊状，制成药饼如蚕豆大，上放少许丁桂散，敷于穴位上，用胶布固定。贴30~60 min后取掉，局部红晕微痛为度。亦可用斑蝥膏贴敷发泡。

5.推拿疗法

取风池、大椎、肩井、命门、曲池、合谷等。采用擦、拿、抹、摇、拍击等手法，能扶正固本、宽胸理气。此法适用于气机不畅而咳嗽、气喘、胸痛者。

(三)护理

(1)心理护理：上腔静脉综合征起病急，临床症状明显，强迫体位，易导致患者产生负面情绪，护士应关心、安慰患者。观察患者情绪的变化，耐心地倾听，及时发现问题，给予心理疏导，指导患者使用放松技巧，讲解以往成功的病例，以提高其战胜疾病的信心。

（2）饮食护理：告知患者饮食的重要性，给予高蛋白、富含维生素、高糖类、低盐低脂、易消化饮食，限制食物中钠盐和摄水量，少量多餐。对于接受放疗的患者，并发放射性食管炎时，应指导患者进食清淡、易消化、温凉的流质或半流质饮食，忌食辛辣、粗糙、坚硬等刺激性食物。进食速度不宜过快、细嚼慢咽，进食后漱口，并予温盐开水 50~100 mL 口服，以冲洗食管，减少病灶部位的食物残留，减轻局部的炎症和水肿；对于胸骨后疼痛明显，进食哽噎者，进餐前予 0.9%氯化钠溶液 250 mL+地塞米松 10 mg+利多卡因 10 mg+维生素 B₁₂ 50 mL 混合后含服，15~20 mL/次，有利于减轻疼痛。

（3）疾病相关事件护理。

1）密切监测患者的呼吸、脉搏、血压及神志等生命体征，及早发现呼吸困难及心力衰竭；做好体位管理，取头高脚低位，床头抬高 45°~50°。半坐卧位可借助重力作用使膈肌下降，从而减轻对心肺的压迫，减少心脏输出，降低静脉压。

2）避免经上肢静脉输液，包括经外周中心静脉导管的置入，宜采取下肢静脉或股静脉穿刺置管输液；严格限制补液量，控制输液速度。

3）加强主被动运动，适时下床活动，每日使用空气波治疗仪按摩双下肢；鼓励活动股静脉穿刺侧的肢体，做绷直脚背和伸直的运动 15 次；观察上肢皮肤的颜色及温度，必要时测量臂围；定时监测患者的凝血功能四项及 D-二聚体水平，必要时结合 B 超检查排除血栓，如有血栓形成，应及早遵医嘱使用抗凝药物。

4）嘱患者远离危险物品，避免因晕厥而跌倒、坠床。加强皮肤管理，尤其是四肢水肿处，防止压疮和感染。

总之，恶性肿瘤引起的上腔静脉综合征预后差，不少患者可于 3 个月内死亡。西医治疗如放疗、化疗和手术及介入等均在临床上取得了确切疗效，但有一定的不良反应，要准确把握治疗时机，临床上可配合使用中医中药增效，减毒，改善患者临床症状。

第二节　脊髓压迫症

一、定义

脊髓压迫症是指由脊椎或椎管内占位性病变引起脊髓、脊神经根及供应血管的压迫，造成脊髓功能障碍的临床综合征。脊髓压迫症是晚期肿瘤患者常见的中枢神经系统急症，临床进展迅速，如延误治疗常导致进行性瘫痪、麻痹、感觉丧失和括约肌功能障碍，难以逆转，严重影响患者生活质量，显著缩短其生存期。

脊髓压迫症的主要原因是机械性因素，肿瘤细胞转移到椎骨后，种植在血供丰富的骨髓腔中，破骨细胞被异常激活，椎体发生溶骨性病变，骨皮质被破坏，导致椎体塌陷，骨碎片移位进入硬膜外腔，最终导致脊髓和(或)神经根受压。而椎体原发性肿瘤的浸润性生长同样可导致椎体骨折，骨折嵌入椎管而压迫脊髓。椎旁软组织受侵后，可引起椎静脉系统压力增高，血液瘀滞，同时肿瘤局部产生血管收缩活性物质，引起损伤脊髓血供减少，进一步造成脊髓缺血缺氧，加快导致脊髓麻痹。脊髓压迫症发生后患者中位生存期<6个月，特别是有麻痹症状或治疗后没有反应的患者生存期更短。

脊髓压迫症属于中医学"痿痪""痿痹"等范畴，其病因病机为外感或内生毒邪侵犯肾经，侵袭督脉，毒邪凝滞，经脉受阻，运行不畅，蕴结成肿块。病位在脊髓，与肾、肝、脾有关，病性有虚、实两端，实为痰、瘀、毒、湿，虚在气血阴阳亏损。

二、评估

(一)判断脊髓损伤的节段

(1)询问病情，根据其疼痛、麻木的部位及各项神经系统体格检查初步判断脊髓损伤节段。

(2)选择椎体X线片、CT、MRI及骨扫描等影像检查，进一步明确脊柱及脊髓损伤部位。

(二)查找脊髓压迫症发生的原因

(1)根据是否存在已确诊的恶性肿瘤病史及伴随症状，初步判断是原发性椎体肿瘤还是转移瘤。

(2)如考虑原发骨肿瘤或骨转移瘤需进一步明确病理及分子诊断的，应在CT引导下行穿刺活检。

(三)评估脊髓损伤程度及治疗后恢复的可能性

根据肢体疼痛、麻木、瘫痪程度及括约肌功能状态，结合病程长短，判断脊髓损伤程度，评估放化疗、靶向及手术等治疗后，神经功能可恢复的水平。

三、疗护

脊髓压迫症好发于已经发生系统播散的恶性肿瘤患者，大量回顾性研究提示，这些患者的中位生存时间仅有 3~6 个月，因此，其治疗是姑息性的，目标是保护神经功能，控制局部肿瘤生长，稳定脊柱和控制疼痛，提高患者生活质量。治疗成功的关键在于早期诊断和迅速处理。具体治疗方法有以下几个方面。

(一)西医治疗

1. 药物治疗

(1)糖皮质激素：类固醇激素可以缓解血管性水肿，减轻动脉血流减少所致的继发性缺血、梗死和不可逆性损伤，缓解脊髓压迫。地塞米松 8~10 mg 每 6 小时静脉推注，2~3 d 后，待症状减轻时再逐渐减量，如减量过程中再次出现症状加重，则需再加量至有效剂量水平。

(2)双膦酸盐：脊髓压迫症属于骨相关事件(skeletal related events，SREs)，双膦酸盐通过抑制破骨细胞介导的骨吸收作用，减轻骨转移引起的疼痛，降低 SREs 风险，建议双膦酸盐用药时间在 6 个月以上。常用于骨转移治疗的双膦酸盐药物有第一代的氯膦酸，第二代的帕米膦酸二钠、阿仑膦酸钠，第三代的唑来膦酸、伊班膦酸钠等。使用双膦酸盐前应检测患者的电解质水平，重点关注血肌酐和血清钙、磷、镁等指标，长期使用双膦酸盐应注意每日补充 500 mg (400~800 mg)钙和适量的维生素 D(200 IU/d)；用药过程中监测到明确与双膦酸盐相关的严重不良反应时停用；治疗过程中肿瘤明显恶化或内脏转移可能危及患者生命时，临床医生认为继续用药患者不能获益时，需停用双膦酸盐。

(3)地舒单抗：地舒单抗是一种全人源单克隆抗体，具有高特异性和高亲和力，可与核因子 κB 受体活化因子配体(receptor activator of nuclear factor-κB ligand，RANKL)结合，阻止 RANKL 与核因子 κB 受体活化因子(receptor activator of nuclear factor-κB，RANK)的结合，从而抑制破骨细胞的形成和活化。

2. 非药物治疗

(1)放疗：放疗是恶性脊髓压迫的首选治疗方法，通过减少肿瘤细胞的负荷、缓解神经结构的压迫、改善疼痛，防止肿瘤进一步生长和损伤神经。放疗分为立体定向放疗、调强放疗、质子束疗法等。脊髓压迫症对放射线的反应与以下几个因素有关：肿瘤固有的放射敏感性、鞘囊的解剖压缩程度、脊髓和马尾神经是否变形、全身的肿瘤负荷、神经系统症状发作的速度(进展越快则预后越差）。放疗后 70% 的患者疼痛减轻，45%～60% 的患者可以恢复行走功能。乳腺癌、前列腺癌、小细胞肺癌、淋巴瘤及骨髓瘤被认为是放射敏感性的。对于恶性肿瘤导致的脊髓压迫，若未出现脊柱不稳，立体定向体部放疗甚至可以取代手术治疗成为首选治疗方式。

（2）手术：外科手术减压的应用仍存在争议。10%～15% 的骨髓压迫症患者有手术指征。术中尽可能减少脊髓损伤，能提高运动和感觉功能。由于脊髓及脊神经和肿瘤都在狭小的椎管内，椎管内肿瘤治疗上存在一定的难度。手术目标是完全切除肿瘤，改善神经功能，避免引起脊柱不稳定或神经功能恶化。外科手术治疗指征包括：①预计生存期>3 个月；②进行性神经功能缺损；③椎管内骨折；④由于病理性骨折引起脊柱不稳、顽固性疼痛或神经功能缺损；⑤单个脊柱病变；⑥放疗后进展或放疗抵抗性肿瘤；⑦其他转移部位病情稳定。

（二）中医治疗

1. 中药内服

（1）气滞血瘀证。

辨证要点：后头部及颈项肩背刺痛，手足麻木感，或感觉减退，舌质暗红有瘀点，苔白，脉弦涩。

治法：活血化瘀，通络止痛。

常用药物：当归、川芎、生地黄、桃仁、红花、羌活、桂枝、秦艽、细辛、杜仲、桑寄生、牛膝、地龙、三棱、莪术、乳香、没药等。

代表方剂：身痛逐瘀汤、棱莪饮、活络效灵丹、桃红四物地龙汤等。

（2）气虚血瘀证。

辨证要点：胸胁及腰腹疼痛，肢体感觉异常，有蚁走感、针刺感，以致痿软、乏力，舌质淡红，苔薄白，脉沉细缓无力。

治法：补气活血，通络止痛。

常用药物：黄芪、当归、赤芍、川芎、地龙、桃仁、红花、桂枝、茯苓、白术、杜仲、桑寄生、牛膝、木瓜、鸡血藤、重楼、甘草、全蝎等。

代表方剂：补阳还五汤、四物寄生汤、红花四物汤等。

（3）肝肾阴虚证。

辨证要点：下肢麻痹，感觉丧失，痿软不用，性欲障碍，小便失禁，腰膝酸软，五心烦热，潮热盗汗，舌质红，少苔，脉沉细。

治法：滋阴降火，强壮筋骨。

常用药物：黄柏、知母、龟甲、熟地黄、陈皮、赤芍、锁阳、全蝎、地龙、牛膝、骨碎补、杜仲、补骨脂、狗脊、白花蛇舌草、重楼、甘草、巴戟天、菟丝子等。

代表方剂：虎潜丸、调元益气丸、杜仲鹿角汤等。

（4）脾胃虚弱证。

辨证要点：肢体痿软无力，腹胀纳呆，便溏或秘结，面色萎黄，气短乏力，舌淡胖，苔薄白或厚腻，脉沉细或细弱。

治法：健脾益气，养胃渗湿。

常用药物：人参、山药、白扁豆、薏苡仁、白术、茯苓、半边连、莲子、砂仁、急性子、无花果、穿山甲、甘草、延胡索、姜黄、香附、肉豆蔻、补骨脂、菟丝子、干姜等。

代表方剂：参苓白术散、补中益气汤、归脾汤、香砂六君子汤等。

（5）脾肾阳虚证。

辨证要点：腰膝冷痛，形寒肢冷，肢体痿痹，筋脉挛急，截瘫，舌体淡胖，苔白滑，脉沉细。

治法：益气养肾，养血息风。

常用药物：西洋参、鹿茸、黄芪、白术、当归、熟地黄、枸杞子、白芍、山药、牛膝、巴戟天、龟甲、鳖甲、琥珀、全蝎、炮山甲、羌活、独活、秦艽、川芎、天麻、蜈蚣等。

代表方剂：右归丸、肾气丸合理中丸等。

2. 针刺疗法

针灸对提高脊髓压迫症患者肢体肌力、促进功能恢复有重要作用，而且不良反应少，具有通络止痛、活血化瘀、调节阴阳之效，还可刺激皮肤感受器进而促进神经系统、细胞组织功能恢复，刺激神经肌肉产生兴奋，促进受损神经细胞及组织功能再生。针刺部位的选择往往主要依据传统经络选穴经验和现代解剖知识两方面，所选穴位均多以调阴阳、通经络、养气血为主，针刺手法的选择亦是如此。在遵循阴阳经配对原则的基础上，主要在患者肢体局部取穴，从阴引阳，从阳引阴。针刺手法采用泻阴补阳法，主要纠正患者机体阴阳失衡；阴经穴用强刺激泻法，阳经穴用弱刺激补法，最终通过针灸取穴及针刺手法使患者达到"阴平阳秘"的最佳生理机能状态。根据局部解剖位置来选穴，对肢体异常肌肉采用"针刺肌腹法"治疗。具体针刺方法：选取肢体屈肌行"静留针法"、伸肌行"遗留针法"治疗，恢复肢体功能行"透刺肌腹法"并结合远端"巨刺法"治疗。除普通针刺之外，火针可利用其针感强度大的特点，发挥其"通经"之功，使针刺效果更强，另一方面，利用火针温煦的特点，激发人体阳气，阳气主动，从而促进肢体筋肉运动功能的恢复。电针针刺感更强，传导更快，常应用于对患者拮抗肌的针刺，通过电针拮抗肌将兴奋传导至中枢神经，对高级中枢进行刺激，重新塑造神经功能，促进肢体功能的恢复。

3. 艾灸疗法

艾灸疗法是借助灸火的热力及药物作用，通过经络腧穴的传导起到"温经通痹"的作用。现代研究表明，艾灸疗法可在局部穴位形成一个高温区，并循经传递，形成循经高温线，循经高温线上肾上腺素能神经递质较少，能量代谢旺盛，乙酰胆碱含量增加，从而引起血管扩张，加强机体气血运行，达到临床治疗目的。通常上肢取肩髃、曲池、手三里、外关；下肢取血海、阴陵泉、三阴交、照海；痰浊者加条口、丰隆祛痰降逆；血瘀者加曲池、膈俞活血化瘀通络；气虚者加膻中、气海健脾和胃，培补元气，调补冲任。灸天枢、下脘、中脘、关元、石门治疗瘫痪后便秘。经脉选择以肝、肾两经为主，达到阴阳平衡、气血调畅的目的。

4. 推拿疗法

推拿通过柔和之力循经络、按穴位，促进经络疏通，气血周流，祛邪扶正，维持机体的阴阳平衡。现代医学认为，通过推拿手法的机械刺激，将机械能转化为热能的综合作用，以提高局部组织的温度，促使毛细血管扩张，改善血液和淋巴循环，使血液黏滞性降低，周围血管阻力减少。推拿能明显提高患者瘫痪后四肢运动功能，改善其日常生活活动能力。临床常选取心经、肝经、脾经、肾经、任脉及督脉的穴位进行推拿。取穴和部位：①局部取穴。于患者肩、肘、腕、膝、踝附近关节施以捏拿、拨理手法，以恢复四肢肌力及关节功能。②循经取穴。通过按揉腰背部膀胱经穴位，重点刺激肝俞、脾俞、胃俞、肾俞、大肠俞，以促进患者肢体活动功能的恢复。通过按揉足阳明胃经和手阳明大肠经合谷、支沟、足三里、丰隆及中脘、神阙、天枢等穴位治疗脊髓压迫引起的便秘，临床效果较满意。对于患者家属来说，推拿手法易学易用，无任何不良反应，居家易操作，长期应用可使患者的肌张力、肢体运动功能得到明显改善。

5. 中药熏洗疗法

中药熏洗疗法是利用药物的湿热及渗透作用直接作用于机体皮肤、孔窍、穴位，药物的有效成分直接透过皮肤吸收，从而发挥其活血化瘀、舒筋通络、调节脏腑阴阳的作用，能降低肌张力、提高肌力、改善运动功能，从而达到较好的康复疗效。现代药理研究认为，药浴组方中选用的活血化瘀类中药具有改善血流动力学、改善微循环、促进血管再生、抗血栓形成、抗血小板聚集等作用。药浴熏洗通过水和温度的刺激作用调节代谢和神经体液反射，促进患者神经系统功能的恢复，对于缓解中风后肢体痉挛、肢体肿胀、麻木等具有良好效果。值得注意的是，伴有感觉减退的患者进行药浴时须严格控制水温。

6. 穴位敷贴疗法

穴位敷贴不仅能刺激特定穴位，激发经络之气，还能通过药物透过皮肤，循经络达到脏腑，发挥药效，从而达到调理气血、扶正祛邪而改善临床症状的作用。使用前亦可对药物进行加热，40℃左右为宜，通过热力刺激使人体表面穴位处局部温度升高，加强药物温经通络、行气活血的效果。太阳、气海、关元、足三里、曲池等为痹病常用贴敷要穴。对于脊髓压迫症引起的便秘、食欲不振者，常可选用神阙、天枢、足三里等穴位。神阙位于脐部中央，为十二经之根本，为任脉之要穴，与督脉命门相对应，是全身经络之总枢。由于脐部血运丰富，刺激该穴能通过经络循行直接荡涤肠胃、温经散寒、舒筋通络，起到润肠通便的作用。天枢为大肠的募穴，为大肠经气所聚集处，气机运行之枢机，具有升降气机、调中健脾、通畅腑气功效。足三里为足阳明胃经的要穴，本身就有补中益气，调理脾、胃、肠的作用，能有效缓解便秘。

(三)护理

(1)病情观察：医护和家属应密切监测脊髓压迫的先兆症状，使患者在出现明显神经损害之前得到有效的治疗。如背部疼痛的性质，早期呈放射性，压痛较局限；感觉障碍如麻木、束带感及背痛与感觉减退出现的时间、部位与范围、肢体活动度等。如发现肿瘤患者有背部疼痛，应高度怀疑脊髓受压的可能，尽早完善脊髓造影和 MRI 等检查以确诊。如果在第 5~6 胸椎水平出现转移性肿瘤，上腹部、剑突下可有束带感和感觉消失；脊髓受压如在第 4 胸椎平面以上，可影响呼吸肌运动，病情危重，应做好抢救准备。

(2)预防病理性骨折：大多数硬膜外肿瘤发生于椎体并压迫脊髓，造成脊椎骨破坏，影响脊柱的稳定性，易发生病理性骨折，嘱患者睡硬板床并绝对卧床休息，避免剧烈活动，如突然用力咳嗽、腹压增加等。给患者翻身时，可将中单垫于头部与身下，双人缓慢提单翻身，使头与躯干始终在一个平面上，翻身后用软枕托稳，避免颈部、腰部等处用力，防止病理性骨折损伤脊髓。

(3)疼痛护理：由于硬膜外肿瘤压迫脊髓神经根会出现不同程度的腰背部痛，并可持续较长时间。可根据世界卫生组织癌性疼痛分三级的标准，按三阶梯定时给药。通过与患者交流、简单游戏、影视、阅读等，转移其注意力。

(4)截瘫护理：对于截瘫患者，要注意患者的呼吸及感觉障碍的变化情况。高位截瘫、自主神经受损者常有大小便异常、不同程度的便秘，要协助患者按时翻身、鼓励多饮水、按摩腹部促进肠蠕动，给予新鲜蔬菜、水果等含纤维素丰富的食物，加用润肠通便药品，必要时灌肠。给尿潴留患者导尿时，要注意无菌操作以防泌尿系感染，对于尿失禁或尿潴留行保留导尿者，注意定时膀胱冲洗。按时翻身、拍背，防止肌肉发生萎缩，加强皮肤护理，防止褥疮形成。病室定时通风 30 min 以上，维持室内空气清新，为患者营造舒适的居住环境。

(5)饮食护理：脊髓压迫症患者由于长期不能活动，导致消化功能减退，容易出现便秘或食欲不振等反应，要在饮食上注意色、香、味的搭配，种类丰富，少食多餐，饭前适当控制疼痛，鼓励患者多饮水，以改善便秘。

(6)心理护理：脊髓压迫症患者由于肢体活动受限、感觉障碍，甚至大小便失禁，而思想负担重。需要手术的患者，对手术存在恐惧心理，担心手术失败。针对患者的复杂心理，要深入了解、关心、体贴，给予安慰。细致做好术前准备和解释工作，消除患者的悲观、焦虑情绪，以最佳状态接受手术，并积极配合治疗和护理。

第三节　颅内压升高

一、定义

颅内压是指颅腔内容物对颅内壁的压力，颅腔内容物包括脑组织、脑脊液和血液，其中任何内容物容积的增加均会导致颅内压升高。正常成人脑脊液压力是 5~15 mmHg 或 10~20 cmH$_2$O。颅内压升高是指脑脊液压力持续超过 20 mmHg。颅内压升高的主要临床表现为头痛、呕吐、视乳头水肿、意识障碍及生命体征变化等，其中头痛、呕吐、视乳头水肿是颅内压升高的典型表现，称为颅内压升高的"三主征"。脑水肿是引起颅内压升高的主要原因，大面积损伤(如脑血肿)、脑肿瘤、脑部感染或代谢障碍等因素引起脑水肿，继而导致脑组织体积增大，都有可能引起颅内压升高。持续的颅内高压可引起脑干压迫和脑组织突出而移位，即脑疝形成，进一步加重脑水肿和局部缺血，严重者可引起呼吸心跳骤停。

颅内压升高属于中医学"头痛""眩晕"等范畴。本病病位在脑络，病机分为虚实两类，主要病机有水浊壅滞、热蓄肠腑、痰瘀互结、上盛下虚。

二、评估

(一)评估意识状态及生命体征

意识状态和生命体征的改变可反映出患者脑水肿及颅内压升高的程度，对于判断预后和指导治疗至关重要。

1. 意识水平的评估

格拉斯哥昏迷量表的评估有睁眼反应、语言反应和肢体运动 3 个方面，3 个方面的分数总和即为昏迷指数。

昏迷程度判定：格拉斯哥昏迷评分法最高分为 15 分，表示意识清楚；12~14 分为轻度意识障碍；9~11 分为中度意识障碍；8 分以下为昏迷。13~15 分为轻型，9~12 分为中型，3~8 分为重型。分数越低则意识障碍越重。选评判时的最好反应计分。注意运动评分左侧、右侧可能不同，用较高的分数进行评分。改良的格拉斯哥昏迷量表应记录最好反应/最差反应和左侧/右侧运动评分。

2. 生命体征的评估

若患者出现血压升高、心动过缓、呼吸节律和频率改变，则高度提示颅内压升高。

（二）评估起病情况及病史

1. 起病缓急

脑出血引起的颅内压升高起病急、进展迅速、48 h 脑水肿可达峰，颅内肿瘤缓慢生长、先天性脑积水等可引起颅内压缓慢而进行性升高，持续时间长。

2. 病史及伴随症状

中枢神经系统原发性肿瘤患者通常有头痛、头晕病史，可伴有肢体感觉、运动功能障碍或失语等症状；颅内转移瘤患者通常有肺癌、乳腺癌等恶性肿瘤病史；中枢神经系统感染者常伴有发热、头痛症状；脑血管疾病如脑出血、脑梗死等，常有高血压病史；颅脑外伤引起的脑水肿、颅内高压则有明确的颅脑外伤史；全身系统性疾病引起的颅内压升高，则有明确的颅外重要器官基础疾病史，如慢性阻塞性肺疾病急性加重引起的肺性脑病，重症肝炎、肝硬化肝功能失代偿引起的肝性脑病。

三、疗护

（一）西医治疗

1. 药物治疗

（1）若患者意识清楚，颅内压升高较轻，可先选用口服药物。常用口服的药物有氢氯噻嗪、乙酰唑胺、氨苯蝶啶、呋塞米、50% 甘油盐水溶液。若有意识障碍或颅内压升高症状较重的病例，则选用静脉或肌内注射药物。常用注射制剂有：20% 甘露醇、甘油果糖、呋塞米等。此外，也可静脉注射 20% 人血清白蛋白。

（2）激素：地塞米松、氢化可的松、泼尼松等口服或静脉使用，可减轻脑水肿，缓解颅内压升高。糖皮质激素（如地塞米松）被认为可控制脑肿瘤和脑脓肿周围的血管源性水肿，但激素对颅脑创伤所致的脑水肿无明确疗效，一般不用于头部有外伤的患者。

（3）头痛者可给予镇痛剂，但应忌用吗啡和哌替啶等类药物，以防止抑制呼吸中枢；有抽搐发作者，应给予抗癫痫药物治疗。烦躁患者在排除颅内高压进展、气道梗阻、排便困难等前提下，给予镇静剂。

（4）巴比妥治疗：大剂量异戊巴比妥钠或硫喷妥钠注射可降低脑代谢，减少脑血流、减少氧耗及增加脑对缺氧的耐受力，使颅内压降低。大剂量的镇静催眠药（如戊巴比妥钠）和麻醉药（如硫喷妥钠）用于治疗顽固性颅内压升高的患者，这类药物可降低脑组织代谢，从而降低颅内压。

（5）营养疗法：颅内压升高的患者代谢亢进，需要增加葡萄糖的摄入量来满足代谢需要。营养不良可加重脑水肿，必须进行合理的营养供给。如果患者不能经口进食，则要从肠内或肠外途径给予营养。

2. 非药物治疗

（1）一般处理：凡有颅内压升高的患者，应留院观察；密切观察神志、瞳孔、血压、呼吸、脉搏及体温的变化；符合颅内压监测指征者，宜通过监测指导治疗；频繁呕吐者应暂禁食，以防吸入性肺炎；补液应量出为入，补液过多可促使颅内压升高，补液不足可引发血液浓缩；用轻泻剂来疏通大便，不能让患者用力排便，不可作高位灌肠，以免颅内压骤然升高；对昏迷及咳痰困难患者要考虑做气管切开术，防止因呼吸不畅而使颅内压更加升高。

（2）病因治疗：对无手术禁忌证的颅内占位性病变，首先应考虑行病变切除术；若有脑积水者，可行脑脊液分流术，将脑脊液通过分流系统引导至蛛网膜下腔、腹腔或心房；颅内压升高已引起急性脑疝时，应分秒必争进行紧急抢救或手术处理。

（3）脑脊液体外引流：经脑室缓慢释放脑脊液，可以有效缓解颅内压升高。

（4）手术治疗：如果颅内压升高是由脑组织占位性病变引起的，如脑肿瘤或脑血肿，手术清除压迫物是最好的治疗方法。

（二）中医治疗

1. 中药内服

（1）水浊壅滞，通调失职证。

辨证要点：头重痛，胸脘痞闷，纳呆呕恶，舌质淡或舌体偏胖，苔腻，脉弦滑。

治法：泄浊通络。

常用药物：羌活、秦艽、白术、商陆、槟榔、花椒、大腹皮、茯苓、木通、泽泻、生姜皮、黄连、枳壳、竹茹、厚朴等。

代表方剂：疏凿饮子。

（2）热蓄肠腑，蒙蔽清窍证。

辨证要点：头痛如裂，烦躁易怒，颜面泛红，口苦口臭，牙痛，便秘，舌黯红，苔黄，脉弦滑。

治法：平肝潜阳，通腑泄热。

常用药物：大黄、黄连、生地黄、天麻、钩藤、牛膝、石决明、葛根、枳实、厚朴、芒硝、川楝子、羌活、柴胡、姜黄、首乌藤、茯神、合欢皮、南沙参、麦冬等。

代表方剂：大承气汤合天麻钩藤饮。

（3）痰蒙清窍，痰瘀阻络证。

辨证要点：头晕目眩，头重如蒙，肢体麻木，胸脘痞闷，舌质暗，苔白腻或黄厚腻，脉滑数或涩。

治法：化痰熄风，化瘀通络。

常用药物：姜半夏、白术、天麻、茯苓、橘红、黄连、枳实、竹茹、桃仁、红花、川芎、生地黄、白芍、当归、全蝎、胆南星、厚朴、薤白等。

代表方剂：半夏白术天麻汤合桃红四物汤。

（4）上盛下虚，痰浊阻滞证。

辨证要点：头晕目眩，动则加剧，言语謇涩，或一侧肢体软弱无力，渐觉不遂，口角流涎，舌质暗淡，舌体胖大边有齿痕，或舌有瘀点，苔白，脉沉细无力或涩。

治法：补气养血，活血通络。

常用药物：紫苏子、法半夏、陈皮、当归、泽泻、茯苓、黄芪、川芎、地龙、赤芍、桃仁、红花、鸡血藤、全蝎、牛膝、珍珠母、石决明、磁石、山楂、大黄、知母、茯神、酸枣仁、菊花、蔓荆子、白芷、天麻等。

代表方剂：苏子降气汤合补阳还五汤。

2. 针刺疗法

主穴：风池、风府、翳风、天柱。

配穴：前头痛者，加阳白、攒竹、头维、合谷、内庭；侧头痛者，加风池、太阳、头维、率谷、外关、足临泣；后头痛者，加风池、天池、天柱、玉枕、后溪、昆仑；头顶痛者，加百会、四神聪、风池、太冲、涌泉。

3.耳穴贴压疗法

选择皮质下、肝、肾、神门、枕、额为主穴，局部消毒处理后将王不留行籽用 6 mm×6 mm 胶布贴在耳穴上，每穴捻压 30 s，以出现酸、胀、麻感为宜，每日捻压 3 次。每隔 3 天更换 1 次，对双耳进行交替贴压。连续干预 4 周。

(三)护理

(1)维持有效呼吸：颅内压升高时维持气道开放很关键。开放气道时需把患者置于一侧，经常更换体位。患者出现鼾声时提示有气道阻塞，应当引起注意，及时清除气道内的分泌物，保持气道通畅。

(2)保持水电解质平衡：水电解质紊乱可加重 ICP 的增高，静脉补液时需严密监测。需每日测量电解质浓度，特别是血葡萄糖、血钠、血钾和渗透压等。

(3)监测颅内压：颅内压的测量对发现早期 ICP 增高和患者的治疗很有价值。

(4)体位：患者应保持头高位。床的位置应固定以降低 ICP，同时维持脑的灌注压。给患者翻身时动作应轻柔缓慢，快速改变体位可使 ICP 增高，在翻动患者和固定患者体位时应小心，防止不适，疼痛和不适可增高 ICP；胸腔内压力增高可引起 ICP 增高，所以应尽量避免咳嗽、胸腔渗液；髋关节过度屈曲，可引起腹内压升高，进而引起 ICP 增高。

(5)避免外伤：颅内压升高和意识水平降低的患者需防止自伤。意识模糊、焦急不安、可能发作的癫痫都可增加患者受伤的危险性。对于焦急不安的患者，应谨慎地约束其人身自由。

(6)心理护理：对诊断和预后的焦虑会使患者、家属及护理人员感到痛苦。简短的解释很有必要，提供患者和家属都想了解的有关疾病的信息，患者与家属都需要支持、信息和教育。

第四节 呼吸困难

一、定义

呼吸困难是呼吸系统疾病常见症状之一，表现为患者自觉空气不足、呼吸费力；客观表现为呼吸运动用力、张口呼吸，重者表现为端坐呼吸、发绀、辅助呼吸肌参加活动，并有呼吸频率、深度与节律的改变，长时间呼吸困难可导致呼吸肌疲劳、呼吸衰竭。晚期恶性肿瘤患者呼吸困难的发生率为 12% ~ 70%，

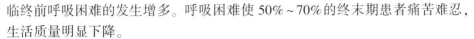

临终前呼吸困难的发生增多。呼吸困难使 50%～70% 的终末期患者痛苦难忍，生活质量明显下降。

呼吸困难属于中医学"喘证""肺胀""肺痿"等病范畴。以呼吸困难、张口抬肩、鼻翼扇动、不能平卧为特征，严重者，喘促持续不解，烦躁不安，面青唇紫，肢冷，汗出如珠，脉浮大无根，发为喘脱。

二、评估

(一)引起呼吸困难的相关疾病

(1)肺部疾病：慢性阻塞性肺疾病、支气管哮喘、肺纤维化、间质性肺疾病、肺栓塞等。

(2)心脏疾病：冠心病、心脏瓣膜疾病、心力衰竭、心律不齐、肺水肿等。

(3)肿瘤相关：肿瘤侵犯或压迫气道、肿瘤肺部广泛浸润、上腔静脉综合征、胸腹腔大量积液、心包积液、放射性肺损伤、免疫相关性肺炎。

(二)需要关注的问题

(1)呼吸困难程度的评估：0，没有呼吸困难；1，轻度呼吸困难，正常运动耐量，患者没有受到影响；2，中度呼吸困难，部分活动受限；3，重度呼吸困难，轻度活动即出现呼吸困难，活动力及注意力都受到影响；4，严重持续的呼吸困难，休息时即出现呼吸困难。

(2)治疗相关的问题。

1)是否有放射治疗史：胸部放疗可导致放射性肺炎、肺纤维化。

2)是否有手术治疗史：肺叶切除可引起呼吸储备能力下降，并发感染后容易出现呼吸困难。

3)是否有抗肿瘤化疗史：博来霉素、吉西他滨等可引起肺纤维化，心脏毒性较大的蒽环类药物过量使用，可引起心功能损害。

4)是否有抗肿瘤免疫治疗史：PD-1 或 PD-L1 单抗可引起免疫相关性肺炎、心肌炎。

5)靶向治疗：小分子酪氨酸激酶抑制剂如奥西替尼可引起间质性肺炎；抗 Her-2 的靶向药物曲妥珠单抗可引起心肌损伤。

(3)精神心理：焦虑、紧张、抑郁、愤怒、恐惧。

三、疗护

（一）西医治疗

1.药物治疗

(1)针对病因的治疗。

1)对外压性气道梗阻引起的呼吸困难可用糖皮质激素。

2)对分泌物多的终末期患者可给予东莨菪碱 20 mg 皮下注射。

3)肺炎使用敏感抗生素及胸部理疗。

4)慢性阻塞性肺疾病、哮喘用吸入性药物，用沙丁胺醇溶液 2.5～5 mg 每 4 小时 1 次，异丙托溴铵 250～500 μg，每日 3 次，噻托溴铵 18 μg，每日 1 次，吸入；口服药物，茶碱缓释片 0.1 g，每 12 小时 1 次，可缓解支气管痉挛，增强膈肌收缩力，整片吞服，不可咀嚼或碾碎，不良反应表现为心率增加、震颤、焦虑；合并哮喘基础疾病者，可吸入长效糖皮质激素和长效 β 受体激动剂。

5)心力衰竭：使用利尿药及其他相关治疗。

(2)吗啡对难治性呼吸困难的作用。

目前，国际上推荐阿片类药物吗啡作为呼吸困难的晚期癌症患者的首选治疗。其缓解呼吸困难的机制可能一方面作用于疼痛中枢神经，其部位与呼吸困难感知部位相同，从而降低患者对呼吸困难的感知敏感程度；另一方面通过改善中枢呼吸节律，使呼吸变慢，从而改善通气状况；再者，通过降低对低氧和高碳酸的敏感性和反应性，减少机体氧耗，提高机体对缺氧的耐受性；最后，还可以激活阿片受体，产生镇静和欣快的作用，改善晚期肿瘤患者焦虑的情绪，提高患者舒适感。多项临床研究已表明，吗啡也可以改善急慢性心衰、慢性阻塞性肺疾病、急性呼吸窘迫综合征等患者的呼吸困难。但由于呼吸抑制为吗啡最严重的不良反应，尤其对于老年患者，机体功能退化，药物代谢慢等特点，可能会加重患者病情，临床上应用受限。可考虑吗啡低剂量规范使用改善呼吸困难症状。

2.非药物治疗

(1)针对病因的治疗。

1)严重贫血：输注红细胞可能改善症状。

2)大量胸/腹腔积液、心包积液：抽取液体以减轻积液压迫所致的呼吸困难。

3)肿块压迫并阻塞主支气管、压迫肺组织引起肺不张，肿瘤侵犯或压迫上腔静脉，引起上腔静脉综合征，放疗或上腔静脉内支架置入。

（2）其他治疗。

1）让患者及家属了解呼吸困难的原因及病情的变化。

2）关注并处理患者的情绪、社会、心理、宗教等方面的问题。

3）调整体位：坐位或半卧位，并尽量利用各式枕头。

4）氧疗：对部分患者有帮助，低氧血症患者可增加血中氧气浓度，鼻导管氧流量从 2~4 L/min 开始。

5）呼吸训练，使患者感觉能控制自己的呼吸变化：嘴唇微开，放松肩膀、后背、后颈及上臂，精神集中再慢慢把气吐出。

6）通风或电风扇，直接吹到口鼻处，增加患者的舒适感。

7）按摩、催眠等。

8）慢性阻塞性肺疾病等往往伴有严重的呼吸模式异常，在炎症急性期，呼吸困难进一步加重，可出现明显的通气和换气障碍，需要康复科介入，系统指导呼吸训练(包括膈肌、呼吸肌和外周大肌群)，改善呼吸模式。

（二）中医治疗

1. 中药内服

（1）痰浊阻肺证。

辨证要点：喘咳痰鸣，胸中满闷，甚则胸盈仰息，痰多黏腻色白，咳吐不利，呕恶纳呆，口黏不渴，舌质淡，苔白腻，脉滑。

治法：祛痰降逆，宣肺平喘。

常用药物：姜半夏、橘红、茯苓、甘草、生姜、乌梅、紫苏子、白芥子、莱菔子、苍术、厚朴、党参、白术、干姜、细辛等。

代表方剂：二陈汤、三子养亲汤。

（2）水凌心肺证。

辨证要点：喘咳气逆，倚息难于平卧，咳痰稀白，心悸，全身浮肿，尿少，怯寒肢冷，面色瘀暗，唇甲青紫，舌淡胖或暗，或有瘀斑、瘀点，舌下青筋显露，苔白滑，脉沉细或涩。

治法：温阳利水，泻肺平喘。

常用药物：制附子、桂枝、茯苓、白术、黄芪、白芍、葶苈子、大枣、泽兰、益母草、防己、生姜、丹参、当归、红花、肉桂、干姜等。

代表方剂：真武汤、葶苈大枣泻肺汤、五皮饮。

（3）肺虚证。

辨证要点：喘促短气，气怯声低，喉有鼾声，咳声低弱，痰吐稀薄，自汗畏风，或呛咳，痰少质黏，烦热口干，咽喉不利，面颧潮红，舌淡红，或舌红少苔，脉软弱或细数。

治法：补肺益气。

常用药物：人参、麦冬、五味子、黄芪、桑白皮、熟地黄、紫菀、款冬花、紫苏子、钟乳石、南沙参、玉竹、百合、诃子、川贝母、百部、山茱萸、核桃仁、蛤蚧等。

代表方剂：生脉散合补肺汤。

(4)肾虚证。

辨证要点：喘促日久，动则喘甚，呼多吸少，气不得续，形瘦神疲，汗出肢冷，面青唇紫，或见喘咳，面红烦躁，口咽干燥，足冷，汗出如油，舌淡苔白或黑润，或舌红少津，脉沉弱或细数。

治法：补肾纳气。

常用药物：制附子、肉桂、生地黄、山茱萸、山药、茯苓、泽泻、牡丹皮、人参、蛤蚧、紫石英、磁石、沉香等。

代表方剂：金匮肾气丸、参蛤散。

(5)喘脱证。

辨证要点：喘逆剧甚，张口抬肩，鼻翼煽动，不能平卧，稍动则咳喘欲绝，或有痰鸣，心悸烦躁，四肢厥冷，面青唇紫，汗出如珠，脉浮大无根，或脉微欲绝。

治法：扶阳固脱，镇摄肾气。

常用药物：人参、制附子、蛤蚧、阳起石、生姜、木香、葫芦巴、小茴香、肉豆蔻、肉桂、沉香、川楝子、补骨脂、干姜、玉竹、麦冬、西洋参、丹参、远志、石菖蒲、茯苓、干蟾皮等。

代表方剂：参附汤送服黑锡丹。

2.经穴推拿疗法

(1)推揉上背疏风法：双手多指上下左右或斜行分推上背部；掌根揉肩胛间区、膀胱经内侧线，反复重揉风门、肺俞穴区。

(2)揉压夹脊平喘法：患者俯卧，医者立于头侧，双手拇指自下而上揉肩胛间区、膀胱经内侧线；双手拇指尖相对挤压华佗夹脊(第1~7胸椎)；双手叠掌揉肺俞、肝俞、脾俞、肾俞。

(3)叠指压拨定喘法：双手拇指重叠，分别压拨定喘，压拨交替进行，以坐位操作比较适宜。

(4)同压中府降气法：患者仰卧，医者立于头侧，双手拇指腹同按两侧中府；亦可立于其侧，以单掌鱼际部缓揉擦胸前面；拇指按压中府、膻中。

3. 针刺疗法

治法：以相应俞募穴及手太阴、足少阴经穴为主。

主穴：膻中、内关、肺俞、心俞、巨阙。

配穴：①瘀血者，加膈俞、血海；②气滞者，加支沟、期门；③痰浊者，加太渊、丰隆；④寒凝心脉者，加气海俞、命门；⑤气阴两虚者，加太溪、三阴交、气海；⑥心肾阳虚者，加肾俞、关元或气海；⑦短气者，加气海俞、肾俞；⑧唇舌发绀者，加可取少商、少冲、中冲点刺出血。

操作：毫针平补平泻，内关可持续刺激 1~3 min。

4. 子午流注低频电疗法

取穴：同针刺治疗。

操作：治疗时除所选取穴位外，增加子午流注开穴的穴位，将电极片贴敷于穴位上，调整到患者能适应的强度，治疗时间为 30 min，每日 1 次。

5. 穴位敷贴疗法

取穴：肺俞、膏肓、膻中、定喘、心俞。

操作：采用斑蝥膏贴敷，将膏药敷于穴位上，然后用胶布固定。贴敷 3 h 左右取掉，每日 1 次。

6. 穴位埋线疗法

取穴：定喘、肺俞、心俞。

操作：暴露埋线部位，常规消毒局部皮肤，将胶原蛋白线穿入穿刺针，左手拇、食指绷紧或提起进针部位皮肤，右手持针，刺入所需深度，当出现针感后，将胶原蛋白线埋填在穴位的皮下组织或肌层内，针孔处敷盖无菌纱布。

注意事项：埋线时要注意进针角度和深度，避免伤及内脏、脊髓。

7. 耳穴贴压疗法

主穴：心、小肠、交感、皮质下。

配穴：脑点、肝、肺、胸、枕、喘点、神门。

操作：嘱患者取坐位，操作者用乙醇清洁消毒双耳，除主穴外，配穴选 3~5 穴，并准确定位，将王不留行籽粘在胶布上并贴于所选穴位上，用拇指和食指捻转按揉进行强刺激，至患者自觉有酸、麻、胀痛为止，每日按揉 2~3 次，每次 100~120 次，可适当缓解患者胸闷气短症状。

(三) 护理

在舒缓疗护中经受呼吸困难的患者一般同时患有几种疾病，需要采取多种治疗方案和药物，因此，医务人员应首先使用非药物治疗的方法使治疗效果达到最佳，将治疗的潜在不良反应降到最低，在治疗时联合一些非药物治疗方法如呼吸训练、放松训练、锻炼及其他一些应对和适应策略可以大大改善晚期患者的呼吸困难和日常生活能力。

(1)呼吸技巧的应用：很多呼吸困难的患者均体会到"噘嘴吐气法"和"腹式呼吸法"的益处，吐气时噘起嘴唇，能帮助撑开呼吸道，让呼吸道的管径不至于塌陷，从而让气体顺利地流通，同时还可增加肺的扩展并使气体顺利排出，配合腹式呼吸将腹部向外撑开，帮助横膈膜向下拉，肺泡张开的空间就变大了，吸入的气体也就会变多。

(2)体位：当患者出现呼吸困难时采取合适的体位可以使呼吸困难减轻，如坐位或半坐位，坐位时患者两腿下垂，两脚分开，两手支撑在两膝上，使腹壁和胸廓易于扩展，为肺扩张和换气提供大的空间，患者还应该了解更多有关可减轻呼吸困难的体位技巧，如当上楼时可以靠在楼梯的扶栏上，当购物时可以靠在购物推车上等，患者也可以自己尝试多种体位，以确定哪种体位更适合自己。

(3)环境：寒冷干燥的空气会刺激相应感受器，引发咳嗽反射和过敏反应，加重呼吸困难，因此，患者如果处在寒冷的环境中要戴口罩以吸入温暖的空气，当室内空气特别干燥时要使用加湿器，适合呼吸困难患者的理想环境是凉爽并有空气轻微流动的房间，凉爽的空气和直接吹到患者面部的微风可以使患者感到呼吸困难减轻，吹到患者面颊和鼻部的凉爽空气被认为可以作用于分布在三叉神经上的热感受器和机械感受器，使得呼吸困难的感觉降低。

(4)心理支持：晚期癌症患者出现呼吸困难也常由心理、生理及营养等问题引起，因此，应认识到健康教育和心理护理的重要性，为患者提供良好的医疗和心理支持，通过心理支持使患者有机会向医务人员诉说自己的感受和痛苦，有利于缓解患者的心理压力、焦虑和抑郁等负性情绪。指导患者进行呼吸锻炼，掌握对付呼吸困难的有效应对方法，从而改善患者呼吸困难的症状，缓解焦虑和抑郁程度，提高晚期肿瘤患者的生活质量。

(5)医务人员的举止行为：医务人员的举止行为对患者是有作用的，他们镇静、自信的行为会让患者和家属感到安心，甚至可以减轻因呼吸困难和其他情况导致的焦虑。当患者的情况变得糟糕时，沟通则成为提高患者生命质量必不可少的手段。一组接受调查的患者均表示希望得到有关诊断、疾病进展情况、治疗、预后、下一步照顾计划及何时死亡等方面的信息。

(6)放松技巧的应用：全身肌肉的放松可以减少氧气消耗量，降低二氧化碳的产生并降低呼吸频率。因此，放松技巧如太极、瑜伽及一些控制呼吸的技巧可以帮助患者控制呼吸困难并使焦虑减轻，还有可能阻止焦虑和呼吸困难的恶性循环。

（7）锻炼：不同的患者可以承受的锻炼方式和程度各不相同，但是医生要鼓励患者参加自己力所能及的活动以锻炼四肢肌肉，如提物体、爬楼梯、散步、骑车等，上肢锻炼对于改善呼吸肌肌力和缓解呼吸困难很有好处，在为患者制定锻炼计划前，医务人员要先咨询理疗医生，另外患者要从小量运动开始，根据耐受能力再逐步增加运动量，至少坚持 8 周。

第五节　心力衰竭

一、定义

心力衰竭简称心衰，是各种心脏结构或功能性疾病导致心室充盈和（或）射血功能受损，心排出量不能满足机体组织代谢需要，以肺循环和（或）体循环瘀血，器官、组织血液灌注不足为临床表现的一组综合征，主要表现为呼吸困难，体力活动受限和体液潴留。心力衰竭时通常伴有肺循环和（或）体循环的被动性充血，故又称之为充血性心力衰竭。按其发生过程可分为急性和慢性两种；按症状和体征可分为左心、右心或全心衰竭。

心力衰竭属于中医学"心水""心悸""喘证""水肿""怔忡""胸痹""痰饮"等范畴。心力衰竭的发生，多因久患心痹、真心痛或先天心脏疾患，日久不复，引起心气内虚，而因复感外邪、情志刺激或劳倦过度更伤心体，心之阳气亏虚，血行无力，瘀滞在心，血脉不通，气血淤阻，迫使血津外泄，抑制水津回流。

二、评估

（一）评估心功能状态

1.心力衰竭分期

A 期：前心衰阶段，患者存在心衰高危因素，但目前无心脏结构或功能异常，也无心衰的症状和（或）体征。

B 期：前临床心衰阶段，患者无心衰的症状和（或）体征，但已出现心脏结构改变，如左室肥厚、无症状瓣膜性心脏病、既往心肌梗死史等。

C 期：临床心衰阶段，患者已有心脏结构改变，既往或目前有心衰的症状和（或）体征。

D 期：难治性终末期心衰阶段，患者虽经严格优化内科治疗，但休息时仍有症状，常伴心源性恶病质，须反复长期住院。

2.心功能分级

(1)临床常用纽约心脏病协会心功能分级法。

Ⅰ级：心脏病患者日常活动量不受限制，一般活动不引起疲乏、呼吸困难等心衰症状。

Ⅱ级：心脏病患者体力活动受到轻度的限制，休息时无自觉症状，但一般活动下可出现心衰症状。

Ⅲ级：心脏病患者体力活动明显受限，低于平时一般活动即出现心衰症状。

Ⅳ级：心脏病患者不能从事任何体力活动，休息状态下也出现心衰症状，活动后加重。

(2)6 min 步行试验简单易行，安全方便，通过评定慢性心衰患者的运动耐力评价心衰严重程度和疗效。要求患者在平直走廊里尽快行走，测定 6 min 步行距离，根据 US Carvedilol 研究设定的标准，<150 m 为重度心力衰竭；150～450 m 为中度心力衰竭；>450 m 为轻度心力衰竭。

(二)评估是否存在心衰的诱因

1.心源性心力衰竭

心肌缺血或心肌梗死是导致新发急性心衰最常见的诱因；其他诱因还包括心律失常、瓣膜性心脏病、急性心肌病(如产后心肌病、急性心肌炎)、治疗中断包括不限制液体入量、细菌性心内膜炎。

2.非心源性心力衰竭

肺栓塞、全身感染(特别是肺炎)、系统疾病(如严重高血压、重度贫血、甲状腺功能亢进、酗酒)、药物(如可卡因、苯丙胺、支气管扩张剂的过量使用，第一代钙通道阻滞剂、β受体拮抗剂、非甾体抗炎药)、妊娠。

三、疗护

(一)西医治疗

1.药物治疗

(1)利尿药：利尿药是心衰治疗中最常用的药物，可以减轻心脏的容量负荷，减轻水肿，改善心功能，增加心排血量。常用的利尿药有：①噻嗪类，以氢氯噻嗪为代表；②袢利尿药，以呋塞米为代表，为强效利尿药；③保钾利尿药，利尿作用较弱，与上述两类利尿药联合应用，以加强利尿效果并预防低钾血症。常用螺内酯、氨苯蝶啶、阿米洛利。

（2）血管紧张素转换酶抑制剂：ACEI 可以改善心衰时的血流动力学，减轻瘀血症状，降低心衰患者神经-体液过度激活的不利影响，限制心肌、小血管的重塑，维护心肌功能，延缓心力衰竭的进程。常用卡托普利、依那普利、培哚普利。

（3）正性肌力药：①洋地黄类药物。可增强心肌收缩力，抑制交感神经的兴奋性，减少肾素分泌，提高运动耐量，增加心排血量。对心腔扩大、舒张期容积明显增加的慢性充血性心衰效果较好。肺源性心脏病导致右心衰，常伴低氧血症，洋地黄效果不好且易于中毒。肥厚型心肌病主要是舒张不良，增加心肌收缩性可使原有的血流动力学障碍更为加重，洋地黄禁用。常用地高辛、毛花苷丙(西地兰)、毒毛花苷 K。②非洋地黄类正性肌力药。肾上腺素能受体兴奋剂、磷酸二酯酶抑制剂。

（4）β 受体拮抗剂：可对抗交感神经兴奋性增高，还可提高运动耐量，降低病死率。因具有负性肌力作用，应慎重应用。

2. 非药物治疗

（1）一般治疗：包括休息、控制体力活动，避免精神刺激，限制钠盐摄入，饮食宜易于消化，富于营养。

（2）病因治疗。

1）基本病因的治疗：大多数心力衰竭的病因都有针对病因的治疗方法，如控制高血压；药物、介入及手术治疗改善冠心病心肌缺血；手术治疗慢性心瓣膜病及先天性心脏病等。

2）消除诱因：感染是各种诱因中最常见的一种，特别是呼吸道感染，应积极治疗。治疗心律失常、纠正贫血、甲亢、电解质紊乱，防治并发肺栓塞等症也有重要意义。

（二）中医治疗

1. 中药内服

（1）心肺气虚证。

辨证要点：心悸不安，面唇青紫，神疲乏力，短气自汗，动则尤甚，咳嗽喘促，舌质紫暗或有瘀斑瘀点、脉沉无力或兼促、涩、结、代。

治法：补益心肺，佐以健脾。

常用药物：人参、黄芪、茯苓、茯神、当归、川芎、柏子仁、酸枣仁、远志、白术、甘草等。

代表方剂：养心汤。

(2)阳虚水泛证。

辨证要点：心悸气喘，面色苍白或青紫，形寒肢冷，小便短少，下肢浮肿，舌质暗淡。苔白滑，脉沉无力，或结，或代。

治法：温阳利水。

常用药物：制附子、桂枝、茯苓、白术、白芍、干姜、泽泻、薏苡仁、黄芪、党参、甘草等。

代表方剂：苓桂术甘汤、真武汤。

(3)气阴两虚证。

辨证要点：心悸不宁，气短神疲，口燥咽干，心烦不寐，自汗盗汗，舌红，少苔或无苔，脉细数或促、涩、结、代。

治法：益气养阴。

常用药物：人参、麦冬、五味子、当归、黄芪、熟地黄、白芍、川芎、茯苓、白术、陈皮、炙甘草等。

代表方剂：生脉散、人参养荣汤。

(4)心血瘀阻证。

辨证要点：心悸不宁，唇甲青紫，两颧暗红、心痛时痛如针刺，舌质紫暗或有瘀斑，脉涩，或结，或代。

治法：活血化瘀，益气通络。

常用药物：桃仁、当归、香附、延胡索、赤芍、川芎、乳香、丹参、青皮、生地黄等。

代表方剂：桃仁红花煎。

(5)痰火扰心证。

辨证要点：心悸时发时止，胸膈痞满，但热不寒，咳痰黄稠，口干口苦，大便秘结，小便短赤，舌红，苔黄，脉滑数或兼涩、促。

治法：清热化痰，宁心定喘。

常用药物：黄连、竹茹、枳实、半夏、陈皮、甘草、生姜、茯苓、瓜蒌仁、浙贝母、海浮石、芦根等。

代表方剂：黄连温胆汤。

2. 中成药

(1)生脉注射液 40~60 mL 加入 5%葡萄糖或氯化钠注射液 250 mL 静脉滴注，每日 1 次。用于治疗心力衰竭气阴两虚者。

(2)参附注射液 20~40 mL 加入 5%葡萄糖或 5%氯化钠注射液 250 mL 静脉滴注每日 1~2 次。用于治疗中、重度心功能不全属阳气虚者。

3. 针刺疗法

(1)针刺治疗慢性心力衰竭。

主穴：内关、间使、少府、郄门、曲泽。

配穴：①心肺气虚、肝气郁结者，加太冲、章门、肝俞、肺俞；②气阴两虚、脉络瘀阻者，加关元、归来、气海、血海；③心脾两虚、肺气不降者，加中脘、天枢、气海；④心血不足者，加脾俞、膈俞；⑤痰火内动者，加丰隆、阳陵泉；⑥阳虚水犯、上凌心肺者，加水分、中极透曲骨；⑦脾胃虚弱，水饮停阻者，加脾俞、胃俞、三焦俞。

操作：深刺，采补平泻，不留针，1 次/d，10 d 为 1 个疗程，疗程间休息 3~5 d。

(2)针刺治疗急性心力衰竭。

取穴：首选内关，其次是间使、素髎、大陵、郄门、中冲、人中、内关等。

操作：一般采用补法，以持续的轻刺激或中弱刺激为主，可留针 1~2 h，留针时间歇运针，以加强针感；或用电针治疗仪通电，予较弱刺激。

4. 康复保健

(1)调摄精神：患者精神调摄是十分必要的。《素问·举痛论》曰："惊则气乱，恐则气下，惊则心无所倚，神无所归，虑无所定，故气乱矣。"因此，保持心情愉快，避免七情刺激，则可减少发病。

(2)饮食有节：心胃在经络上关系密切，心胃之病，可互相影响、传变，因此，心衰患者饮食调节非常重要。应节制食量，节制厚味，忌饱餐，忌酒、浓茶、辛辣之品。

(3)寒温适宜：平素要注意气候的变化，避免外邪侵袭，防止因感风、寒、湿、热等外邪，而诱发心衰或使病情加重。因此，心衰患者，要寒温适宜，做到"虚邪贼风，避之有时"。

(4)起居有时：应做到生活有规律，起居有时，保证一定的休息和睡眠，尤其是老年人睡眠时间不宜过短，更不可以夜代昼，这样才能使心血得充，心神得养。

5. 耳穴贴压疗法

使用 75% 乙醇溶液对患者耳郭进行消毒，使用王不留行籽贴在心、交感、神门、枕、肾、皮质下耳穴区，用指尖一压一松，间断按压，每次 5 s，力度以患者耐受为度，告知患者定期按压，每日 5~6 次为宜，根据季节的不同定期更换王不留行籽。夏季每 2 天一换，秋、冬、春季每 3 天一换。

6. 穴位注射疗法

可用丹参注射液 0.5~1 mL，注射于内关、郄门、心俞、厥阴俞穴下。每次

1~2 穴，每日或隔日 1 次，10 次为一疗程。

(三) 护理

1.慢性心力衰竭护理措施

(1)环境与心理护理：保持环境安静、舒适、空气流通，注意患者情绪变化，做好心理护理。

(2)休息与活动分级护理。

心功能 Ⅰ 级：不限制一般的体力活动，但避免剧烈运动和重体力劳动。

心功能 Ⅱ 级：可适当轻体力工作和家务劳动，强调下午多休息。

心功能 Ⅲ 级：日常生活可以自理或在他人协助下自理，严格限制一般的体力活动。

心功能 Ⅳ 级：绝对卧床休息，生活需要他人照顾，可在床上做肢体被动运动和翻身，逐步过渡到坐床边或下床活动。

当病情好转后，鼓励患者尽早做适量的活动，防止因长期卧床导致静脉血栓、肺栓塞、便秘和压疮的发生。

(3)并发症的预防与护理。

1)感染：室内空气流通，每日开窗通风 2 次，寒冷天气注意保暖，长期卧床者鼓励翻身，协助拍背，以防发生呼吸道感染和坠积性肺炎；加强口腔护理，以防发生由药物治疗引起菌群失调导致的口腔黏膜感染。

2)血栓形成：长期卧床和使用利尿药可引起血流动力学改变，下肢静脉易形成血栓。应鼓励患者在床上活动下肢和做下肢肌肉收缩运动，协助患者做下肢肌肉按摩。每日用温水浸泡脚以加速血液循环，减少静脉血栓形成。

3)皮肤损伤：保持床褥柔软、清洁、干燥，患者衣服柔软、宽松。对于长期卧床患者应加强皮肤护理，保持皮肤清洁、干燥，定时协助患者更换体位，按摩骨隆凸处，避免推、拉扯强硬动作，以免皮肤完整性受损。如需使用热水袋取暖，水温不宜过高，40℃~50℃为宜，以免烫伤。

(4)健康指导。

1)治疗病因，预防诱因：指导患者积极治疗原发性心血管疾病，注意避免各种诱发心力衰竭的因素，如呼吸道感染、过度劳累、情绪激动、钠盐摄入过多、输液过多过快等。育龄期女性注意避孕，要在医生的指导下妊娠和分娩。

2)饮食要求：饮食要清淡、易消化、富含营养，避免饮食过饱，少食多餐。戒烟、酒，多食蔬菜、水果，防止便秘。

3)合理安排活动与休息：根据患者心功能的情况，安排适当的体力活动，以利于提高心脏储备力，提高活动耐力，同时也帮助改善患者的心理状态和生活质量,但避免重体力劳动,建议患者进行散步、打太极拳等运动,掌握活动量,以不出现心悸、气促为度,保证充分睡眠。

4)服药要求:指导患者遵照医嘱按时服药,不要随意增减药物。帮助患者认识所服药物的注意事项;若出现不良反应,及时到医院就医。

5)坚持诊治:慢性心力衰竭治疗是终身治疗,应嘱患者定期到门诊随访,防止病情发展。

6)家属教育:帮助家属认识疾病和了解目前治疗方法,提供帮助患者的护理措施和心理支持的技巧,教育其要给予患者积极的心理支持和生活帮助,使患者树立战胜疾病的信心,保持情绪稳定。

2.急性心力衰竭护理措施

(1)保证休息:立即协助患者取半卧位或坐位休息,双腿下垂,以减少回心血量,减轻心脏前负荷。

(2)吸氧:一般氧流量为 6~8 L/min,要观察呼吸情况,随时评估呼吸困难改善的程度。

(3)饮食:给予高营养、高热量、少盐、易消化清淡饮食,少量多餐,避免食用产气食物。

(4)心理护理:患者常伴有濒死感、焦虑和恐惧,应加强床旁监护,给予其安慰及心理支持,以增加其战胜疾病的信心。

第六节　出血

一、定义

出血是恶性肿瘤常见的并发症,也是致死的主要原因之一。肿瘤合并出血的原因主要有两类,一是肿瘤本身所致:肿瘤侵蚀血管,特别是并发感染、溃疡,是导致出血的重要因素;肿瘤广泛侵犯骨髓,导致全血减少;肿瘤侵犯脾脏引起脾功能亢进;肿瘤导致弥散性血管内凝血;另一类是医源性因素,即由化疗或放疗引起骨髓造血功能低下,导致继发性血小板减少症。当血小板严重减少时,患者可出现广泛性出血,表现为皮肤、黏膜瘀点、瘀斑、鼻出血,内脏或肌肉出血,也可出现胃肠道或泌尿道出血,而颅内出血是死亡的常见原因。一般而言,出血的严重程度与血小板数量密切相关,当血小板低于 50×10^9/L 时,即有出血倾向;血小板低于 30×10^9/L,则出血危险明显增加。

出血属于中医学"血证"范畴。凡因人体的阴阳平衡失调,造成血液不循经

247

脉运行，上溢于口、鼻、眼、耳诸窍，下泄于前后二阴或渗出肌肤，形成的一类出血性疾患，统称为血证。唐容川《血证论》提出血证治疗四大法，即止血、消瘀、宁血、补虚，目前仍是临床医家治疗血证经常使用的方法。

二、评估

引起出血的常见疾病如下。

(1)肿瘤破溃出血(如消化道肿瘤、妇科肿瘤、头颈部肿瘤、胸部肿瘤等)。

(2)消化性溃疡、胃底-食管静脉曲张破裂、炎症性肠病等消化道疾病。

(3)支气管扩张、肺结核等呼吸道疾病。

(4)肾炎。

(5)子宫肌瘤。

(6)外伤。

(7)弥散性血管内凝血等。

(8)高危患者：肿瘤发生在大血管周围，如头颈部肿瘤化疗或放疗后；盆腔肿瘤合并阴道直肠瘘患者。

三、疗护

(一)西医治疗

对患者的情况做出整体评估，尊重患者的自主权，与患者及家属充分沟通，对高危患者先做准备，请患者及家属了解可能发生的情况及处理。可选择以下治疗。

1. 药物治疗

(1)减少疼痛，吗啡 10 mg，皮下注射。

(2)降低患者清醒度，咪达唑仑 10 mg，静脉或肌内注射。

(3)止血药，氨甲环酸 1~2 g，每日 2~4 次口服，或每日为 1~2 g，分 1~2 次静脉注射或静脉滴注。云南白药胶囊：每日 4 次，每次 1~2 粒，温开水送服。

(4)抑酸药，用于上消化道出血。

(5)生长抑素、奥曲肽，用于消化道出血。奥曲肽：静推 50 μg，在随后的 2~5 d 以 50 μg/h 持续静滴；注射用生长抑素：首先缓慢静脉注射 250 μg，而后立即以 250 g/h 静滴。

(6)垂体后叶素，用于难治性咯血，注意监测血压。每次 6~12 IU，肌肉、皮下注射或稀释后静脉滴注。

（7）抗凝，用于弥散性血管内凝血早期。

2. 非药物治疗

（1）使用深色治疗巾遮盖出血，减轻患者及家属恐惧感。

（2）填塞止血用于鼻出血、阴道出血。

（3）导尿及膀胱持续冲洗用于血尿。

（4）补液及输血，但注意在出血情况尚未稳定时，给予大量输液或输血，有时会引发出血。

（5）介入及手术治疗。

（6）许多患者大出血时神志是清楚的。镇定自若的医疗团队及家属能缓解患者不安的情绪，有利于症状的控制。

（二）中医治疗

【便血】

1. 中药内服

（1）肠道湿热证。

辨证要点：便血鲜红，大便不畅，腹痛，口苦，纳差，舌质红，苔黄腻，脉滑数。

治法：清热化湿，凉血止血。

常用药物：地榆、黄连、犀角、茜草、黄芩、栀子、黄芩、槐角、当归、防风、枳壳等。

代表方剂：地榆散合槐角丸。

（2）热灼胃络证。

辨证要点：便色如柏油，或稀或稠，常有饮食伤胃史，伴胃脘疼痛，口干，舌淡红，苔薄黄，脉弦细。

治法：清胃止血。

常用药物：大黄、黄连、黄芩、大蓟、小蓟、侧柏叶、荷叶、茜草、栀子、白茅根、大黄、牡丹皮、棕榈、仙鹤草、白及、地榆炭、紫草等。

代表方剂：泻心汤合十灰散。

（3）气虚不摄证。

辨证要点：便血淡红或紫暗不稠，伴倦怠食少，面色萎黄，心悸少寐；舌淡，脉细。

治法：益气摄血。

常用药物：黄芪、党参、白术、茯苓、当归、酸枣仁、远志、龙眼肉、木香、甘草、柴胡、升麻等。

(4)脾胃虚寒证。

辨证要点：便血紫暗或色黑，脘腹部隐痛，喜按喜暖，便溏，纳差，畏寒肢冷，面色无华，神疲懒言，舌质淡，苔白，脉细。

治法：温阳健脾，养血止血。

常用药物：灶心土、白术、制附子、生地黄、阿胶、黄芩、甘草等。

代表方剂：黄土汤。

2.中药外用

(1)中药保留灌肠疗法：中药或中成药保留灌肠，以化瘀止血。

(2)中药熏洗疗法：阿胶加醋浸没软化后蒸烊成膏，每次取30 g再加醋500 g化开，加热烧开后先熏后洗肛门，每日2次。原液可洗多次。用于肛裂、痔疮出血者。

3.针刺疗法

治法：清热化湿，化瘀止血。以督脉、足太阳经穴为主。

主穴：长强、承山、大肠俞、脾俞、次髎。

配穴：①劳倦内伤者，加百会、命门、关元；②湿热下注者，加太白、阴陵泉。

操作：脾俞用平补平泻法，余穴用泻法。

4.经穴推拿疗法

每日早晚(醒后和睡前)2次揉摩腹部，逆、顺时针各100次。

5.提肛锻炼

每日做缩肛动作2~3遍，每遍30~50次。

【咯血】

1.中药内服

(1)燥热犯肺证。

辨证要点：喉痒咳嗽，痰中带血，口干鼻燥，或有发热，咳痰不爽，舌质红，苔薄黄，脉数。

治法：清热润肺，宁络止血。

常用药物：桑叶、栀子、淡豆豉、南沙参、梨皮、浙贝母、苦杏仁、连翘、黄芩、白茅根、芦根、三七粉、桑白皮、知母、大蓟、小蓟、茜草等。

代表方剂：桑杏汤。

(2)阴虚肺热证。

辨证要点：咳嗽少痰，痰中带血，或血色鲜红，反复咳血，口干咽燥，两颧红赤，潮热盗汗，舌质红，苔少，脉细数。

治法：滋阴润肺，凉血止血。

常用药物：百合、川贝母、玄参、桔梗、白芍、生地黄、熟地黄、麦冬、当归、甘草、阿胶、三七、青蒿、鳖甲、地骨皮、白薇、糯稻根、浮小麦、五味子、牡蛎等。

代表方剂：百合固金汤。

（3）肝火犯肺证。

辨证要点：咳嗽阵作，痰中带血，或纯血鲜红，胸肋牵痛，烦躁易怒，口苦目赤，舌质红，苔薄黄，脉弦数。

治法：滋阴润肺，凉血止血。

常用药物：桑白皮、地骨皮、粳米、甘草、青黛、蛤壳、牡丹皮、栀子等。

代表方剂：泻白散合黛蛤散。

2.穴位敷贴疗法

取鲜大蒜 10 g，去皮，捣成泥状，将肉桂 3 g、硫黄 45 g、冰片 6 g 研末加入蒜泥调匀后敷于双侧涌泉穴，用胶布固定，隔日更换 1 次。

将大蓟 15 g、小蓟 15 g、大黄 15 g、荷叶 9 g、牡丹皮 9 g、栀子 9 g、白茅根 30 g 烧成灰粉，用新鲜藕汁调匀，外敷膻中穴，每日 1 次，3~5 d 为 1 个疗程。

3.耳穴贴压疗法

取穴：肺、肾、气管、胸、肾上腺、神门等。

操作：患者取坐位，操作者常规消毒所选穴位，将王不留行籽准确地贴于穴位上，嘱患者每日按压 3~5 次，每次 3 min 左右。如果患者对胶布过敏则不可使用此方法。

4.针刺疗法

主穴：尺泽、孔最、列缺、鱼际、肺俞。

配穴：①肺热伤络者，加大椎、少商；②气滞血瘀者，加膈俞、膻中、内关；③阴虚火旺者，加行间、太溪、三阴交；④肝火犯肺者，加太冲；⑤肺脾气虚者，加三阴交。

操作：主穴毫针刺平补平泻法，配穴用泻法，肺脾气虚者用补法。

注意事项：凝血功能异常、有出血倾向者不宜针刺。

5.子午流注低频电疗法

取穴：同针刺治疗。

操作：治疗时除所选取穴位外，增加子午流注开穴的穴位，将电极片贴敷于穴位上，调整到患者能适应的强度，治疗时间为 30 min，每日 1 次。

【尿血】

1.中药内服

（1）下焦湿热证。

辨证要点：小便黄赤灼热，尿血鲜红，伴心烦口渴，面赤口疮，夜寐不安，舌红，脉数。

治法：清热利湿，凉血止血。

常用药物：小蓟、生地黄、滑石、木通、蒲黄、藕节、淡竹叶、当归、栀子、甘草、黄芩、天花粉、槐花、白茅根、桃仁、红花、牛膝等。

代表方剂：小蓟饮子。

(2)肾虚火旺证。

辨证要点：小便短赤带血，伴头晕耳鸣，颧红潮热，腰膝酸软，体倦乏力，气短声低，面色不华，舌质淡，脉细弱。

治法：滋阴降火，凉血止血。

常用药物：知母、黄柏、熟地黄、山药、山茱萸、茯苓、泽泻、牡丹皮、地骨皮、白薇等。

代表方剂：知柏地黄丸。

(3)脾不统血证。

辨证要点：久病尿血，量多色淡，甚或兼见齿衄、肌衄，伴食少便溏，体倦乏力，气短声低，面色不华，舌质淡，脉细弱。

治法：补中健脾，益气摄血。

常用药物：黄芪、人参、白术、当归、甘草、茯神、远志、酸枣仁、木香、龙眼肉、生姜、大枣、升麻、柴胡。

代表方剂：归脾汤。

(4)肾气不固证。

辨证要点：久病尿血，血色淡红，伴头晕目眩，精神疲惫，腰脊酸痛，舌质淡，脉沉弱。

治法：补益肾气，固摄止血。

常用药物：熟地黄、山药、山茱萸、牛膝、肉苁蓉、菟丝子、杜仲、巴戟天、茯神、泽泻、五味子、赤石脂、牡蛎、金樱子、补骨脂、鹿角霜、狗脊。

代表方剂：无比山药丸。

2.针刺疗法

治法：滋阴补脾，凉血止血。以足太阳膀胱经穴为主。

主穴：肾俞、三阴交、血海、关元、列缺。

配穴：①湿热下注者，加膀胱俞、中极、阳陵泉、行间；②脾肾亏虚者，加脾俞、胃俞、足三里；③阴虚火旺者，加太溪、照海。

操作：下焦湿热者用泻法，阴虚火旺者平补平泻，脾肾亏虚者用补法。留针 30 min，每日 1 次。

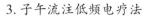

3.子午流注低频电疗法

取穴：同针刺疗法。

操作：治疗时除所选取穴位外，增加子午流注所开穴的穴位，将电极片贴敷于穴位上，调整到患者能适应的强度，治疗时间为 30 min，每日 1 次。

4.艾盒灸疗法

取穴：肾俞、脾俞、胃俞、关元、血海、足三里、三阴交。

操作：艾条点燃置于艾盒内，将艾盒置于所选穴位上，每次施灸 30 min，每日 1 次。

(三)护理

(1)常规护理：在控制出血的过程中，医务人员保持冷静，系统地提供帮助是非常重要的。急性期内需绝对卧床，禁止大声说话、咳嗽等，预防颅内出血。给予富含维生素、高蛋白、低脂肪、易消化的食物，合理补充营养。保持口腔、皮肤清洁干净。针对正在出血的患者，要保持患者镇静，静脉注射咪达唑仑起效最快。如果患者没有建立静脉通道，可以给予皮下或肌内注射，剂量可以逐步增加直到患者完全镇静下来。

(2)特殊护理：对凝血功能异常的患者尽量采用口服给药，必须静脉给药时尽量选用留置针，减少穿刺次数。输血制品时尽量选择较粗静脉，以减少出血机会。静脉注射时，止血带勿扎得过紧、过久，动作要轻、快，以免加重出血，注射后要注意适当压迫进针部位以避免渗血，凝血功能障碍患者绝对禁止肌内注射。出血性疾病患者禁止使用影响止血与凝血的药物，如阿司匹林、双嘧达莫(潘生丁)、前列腺素 E、低分子右旋糖酐等。

肝脏疾病导致消化道出血患者要详细记录大便次数及性状，留取大便标本并送检，观察血压、脉搏、呼吸、神志的改变，注意肢体温度、皮肤与甲床色泽，使可能出现的休克及早得到纠正。加强口腔护理，禁食坚硬食物，防止刮伤消化道引起继发出血。出血时禁食，出血停止 24～48 h 后方可进营养丰富、易消化、无刺激性流质饮食，合并血氨升高时应限制或禁食蛋白质。

头颈部肿瘤导致的出血，发生时病情凶险，常常危及患者的生命，及时、正确的抢救措施对挽救患者的生命至关重要。首先要保持呼吸道通畅，用吸引器及时吸出口腔、鼻腔或气管切口处的血液。迅速判断出血点，给予压迫止血，颈动脉出血时，立即打开伤口敷料，直接将手指腹置于动脉上。指压颈总动脉时间不宜过长，以 2～3 min 为宜，以免因脑缺氧时间过长而引起偏瘫、失语、肢体活动障碍等并发症。在保持呼吸道通畅和止血的同时，护士应及时建立 2～3 条静脉通路，保持输液通畅，快速输血、补液、升压、纠正心律失常，为进一步抢救创造机会。

（3）心理护理：患者出血时会产生恐惧心理，应给予耐心的解释、安慰和鼓励，以消除思想顾虑，如激素的使用可致患者出现面赤、心率增快，某些血液制品可能引起过敏反应。当发现患者出血时家属也会非常害怕，因此也要给予家属适当的心理支持以应对这样的突发事件，同时采取恰当措施阻止出血或减少出血量。

第七节　高钙血症

一、定义

高钙血症是指血清离子钙浓度异常升高，是常见且危及生命的肿瘤代谢急症，当骨骼中动员出的钙超出了肾脏排泄的阈值，就会发生高钙血症。产生高钙血症的原因很多，恶性肿瘤是引起高钙血症常见的原因之一。恶性肿瘤骨转移患者，破骨性病变、骨溶解是导致高钙血症最常见的机制，而溶骨性改变与肿瘤局部骨溶解因子增多有关。高钙血症可有多系统损害，表现为乏力、便秘、精神异常、血压升高、心律失常、麻痹性肠梗阻等。

中医学并无高钙血症的病名，相关的症状可散见于"痿证""怔忡""厥证""痉证"等疾病中。由于久病至心脾肾功能受损，药毒、邪毒损伤脾胃，肌肉四肢无所生，萎而无力，邪毒入里入络郁闭气机、上扰神窍，或气血败乱，或气机上逆而成厥证。

二、评估

（一）需要关注的问题

（1）是否同时应用钙、维生素 D、维生素 A、双膦酸盐等。
（2）是否存在肾功能损害。
（3）是否存在肠麻痹、肠梗阻。

（二）实验室检查

1.血清钙和血清离子化钙

（1）血清钙：血清钙超过 2.75 mmol/L（11 mg/dL），排除检验误差和高蛋白血症的影响后，可诊断高钙血症；成年患者血清钙多次检验超过

2.65 mmol/L，为可疑高钙血症，应想到原发性甲状旁腺机能亢进症；成年人血清钙在 2.75 mmol/L(10.3 mg/dL)以上时，应密切观察。

（2）血清离子化钙：血清离子化钙超过 1.25 mmol/L(5 mg/dL)可诊断高钙血症。

2. 血清免疫活性甲状旁腺激素(iPTH)和甲状旁腺激素(PTH)的测定

因为高钙血症的最常见病因是原发性甲状旁腺机能亢进症，所以对确诊高钙血症或可疑高钙血症的患者，如无其他原因可查，必须测定甲状旁腺功能。原发性甲状旁腺机能亢进症患者，iPTH 和 PTH 均升高。

人类 iPTH 值因季节不同而变化。国内报告其正常值冬季为（23.5 ± 0.12）ng/L，夏季为（19.2±7.7）ng/L。近年采用高敏感度方法测定血清 PTH，称免疫放射测定法（IRMA），应用此法测定的血清 PTH 正常值为 13~53 ng/L。

3. 肾源性 cAMP（NcAMP）

肾小管细胞产生的 cAMP 称为肾源性 cAMP（NcAMP）。测定 NcAMP 有助于鉴别甲状旁腺机能亢进症引起的高钙血症和恶性肿瘤引起的高钙血症。

尿液中的 cAMP 包括血浆中的 cAMP 经肾小球滤过到尿液中的部分和肾小管细胞产生的 NcAMP。前者受体内高血糖素等多种激素的影响，后者反映甲状旁腺激素对肾小管细胞的作用强度，即反映血浆 PTH 水平。

NcAMP 正常值为 0.8~2.8 nmol/dIGF。原发性甲状旁腺机能亢进症、继发性甲状旁腺机能亢进症和产生 PTHrP 的恶性肿瘤患者，NcAMP 增高；而与 PTH 和 PTHrP 无关的恶性肿瘤患者，NcAMP 降低。

4. 血清 1,25-(OH)$_2$D 测定

甲状旁腺功能亢进症患者血清 1,25-(OH)$_2$D 增高，常大于 360 pmol/L(150 pg/mL)；恶性肿瘤引起的高钙血症，其血清 1,25-(OH)$_2$D 水平低于正常。

三、疗护

肿瘤引起的高钙血症，最好的治疗是病因治疗，然而高钙血症常为晚期肿瘤并发症，可视患者具体情况选择治疗措施。对患者的情况做出整体评估，尊重患者的自主权，积极与患者及家属沟通，并不是所有患者都必须处理。根据不同的治疗目标可考虑选择如下治疗。若患者进入濒死状态，未针对高钙血症做进一步处理可被接受。

（一）西医治疗

（1）停用可增加血清钙的药物：钙剂、维生素 A、维生素 D 等。

(2)水化、利尿：输注足量 0.9%氯化钠溶液(3~4 L/d)，能恢复血容量，增加肾小球滤过率，并抑制近端肾小管对钙的重吸收。速尿可进一步阻断对钙的重吸收，并增加钙的排泄。常见剂量 40~80 mg 静脉滴注。水化期间应注意水、电解质平衡。

(3)双膦酸盐类：是抗骨溶解的药物，可抑制破骨细胞介导的骨吸收；掺入骨基质，直接干扰骨吸收过程。除降低血钙外，还有明显止痛作用。如唑来膦酸 4 mg，每 4 周重复 1 次。

(4)糖皮质激素：可增加尿钙排泄，减少肠道对钙的吸收，可加强降钙素的作用。泼尼松，初始剂量 40~100 mg/d，口服。甲泼尼龙，初始剂量 10~40 mg，肌内注射。可应用 1 周(对淋巴瘤、白血病、肺癌等有效)。

(5)降钙素：主要通过抑制骨吸收和增加肾脏对钙的清除，使血钙降低，能迅速改善高血钙而不良反应少，但作用短暂。鲑降钙素，5~10 IU/kg，1 次或分 2 次皮下或肌内注射。依降钙素，20 U，每周 1 次。

(6)抗肿瘤治疗：在高钙血症得到有效控制后，可针对原发病进行治疗，对于经过积极对症治疗仍无法控制的高钙血症，可能是恶性肿瘤细胞产生大量升高血钙的循环因子所致，此时应针对原发病进行积极抗肿瘤治疗，如化疗或放疗。

(二)中医治疗

1.中药内服
(1)气阴两虚证。
辨证要点：头晕，乏力，倦怠，四肢关节疼痛，心烦口干，五心烦热，形体消瘦，皮肤干燥，小便短赤，大便干结如羊粪，舌质光红，干燥少津，脉细数。
治法：益气养阴，滋阴生津。
常用药物：党参、黄芪、南沙参、麦冬、玉竹、桑叶、白扁豆、天花粉、甘草、火麻仁、瓜蒌等。
代表方剂：沙参麦冬汤。
(2)脾胃虚弱证。
辨证要点：腰脊疼痛酸软，神倦体疲，恶心呕吐，纳呆乏力，腹胀便溏，面白少华，舌淡苔白，脉细无力。
治法：健脾和胃，温中止呕。
常用药物：人参、茯苓、白术、木香、黄连、吴茱萸、陈皮、姜半夏、砂仁、山药、神曲、麦芽、甘草等。
代表方剂：健脾丸。

（3）肾阳虚证。

辨证要点：腰酸脊冷，骨痛，膝软无力，畏寒肢冷，面色㿠白，小便清长，或尿少浮肿，大便久泻不止，完谷不化，五更泄泻，舌淡胖嫩，苔白滑，脉沉迟无力。

治法：温补肾阳，填精益髓。

常用药物：生地黄、熟地黄、山茱萸、杜仲、枸杞子、鹿角胶、菟丝子、肉桂、山药、制附子、延胡索等。

代表方剂：右归丸。

2. 经穴推拿疗法

取穴：关元、水分、中极、三焦。

操作：采用一指禅法或掌推法，用拇指指端、螺纹面或偏峰着力于一定或经络穴位上，沉肩垂肘，以腕关节悬屈，运用腕间的摆动带动拇指关节的屈伸活动，以使之产生的功力轻重交替、持续不断地作用于经络穴位上。

3. 隔物灸法

取穴：足三里、三阴交、关元、中脘。

操作：将艾炷点燃后放在姜片或者蒜片上，然后将艾炷放置在选定的穴位上，若穴位表面皮肤表现为潮红，效果最佳，注意避免烫伤。

4. 耳穴贴压疗法

主穴：交感、神门、内分泌、皮质下。

配穴：肾、脾、胃、三焦。

操作方法：嘱患者取坐位，操作者用乙醇清洁消毒双耳，除主穴外，配穴选3~5穴，并准确定位，将王不留行籽粘在胶布上并贴于所选穴位上，用拇指和食指捻转按揉进行强刺激，至患者自觉有酸、麻、胀痛为止，每日按揉2~3遍，每遍100~120次，可适当缓解患者胸闷气短症状。

5. 穴位埋线疗法

取穴：足三里、肾俞、脾俞。

操作：暴露埋线部位，常规消毒局部皮肤，将胶原蛋白线穿入穿刺针，左手拇、食指绷紧或提起进针部位皮肤，右手持针，刺入所需深度，当出现针感后，将胶原蛋白线埋填在穴位的皮下组织或肌层内，针孔处敷盖无菌纱布。

注意事项：埋线时要注意进针角度和深度，避免伤及内脏、脊髓。

（三）护理

引导患者尽量说出自己的心理需求及想法，及时诉说身体上出现的不适症状。指导患者和家属需要针对哪些症状及体征给予监测，以及早发现问题，及时给予处理的重要性。包括脱水的预防、疼痛的控制、噻嗪类利尿药的禁忌等。鼓励患者多饮水，如果患者能耐受，每日需要饮水 1~2 L，以增加尿量，同时可增加钙的排出。为降低胃肠道对钙的吸收，要指导患者限制摄入含钙丰富的食物，如乳类、蛋类、干果类、豆制品、虾皮、泥鳅、海参、海带和木耳等，同时多食蔬菜及营养丰富、易消化的食物。针对腹胀便秘的患者，指导其顺时针方向按摩腹部。患者病情许可的情况下，鼓励适当床边活动。定时开窗通风，保持室内空气清新，给患者营造舒适、安静的静养环境。

如实向家属解释当高钙血症未得到治疗时的并发症，如意识丧失、昏迷、心律失常甚至危及生命等不良的预后情况，同时给予家属必要的心理疏导和安慰。

第八节　恶性肠梗阻

一、定义

恶性肠梗阻是指原发性或转移性恶性肿瘤造成干硬粪便堵塞在直肠或乙状结肠无法排出。临床多表现为腹痛、腹胀、恶心、呕吐、排气排便减少甚至停止等。常见的引起恶性肠梗阻的肿瘤有卵巢癌、结直肠癌和胃癌等。发生于小肠部位的梗阻较为常见，是临床需紧急处理的急症之一。

中医典籍中无恶性肠梗阻的病名，但有较多相似的疾病，如"反胃""关格""肠结"等。《太平圣惠方·四十七卷》指出"夫反胃者，为食物呕吐，胃不受食，言胃口翻也"；《医贯》描述："关格者，粒米不欲食……少顷即吐出，复求饮复吐……大小便秘，名曰关格。关者下不得出也，格者上不得入也。"《黄帝内经》称其为"后不利""大便难"，认为与脾胃受寒、肠中有热等有关。

二、评估

(一)疾病

(1)癌性肠梗阻：卵巢癌、胃癌、结直肠癌等原发肿瘤或复发转移瘤引起梗阻。

(2)非癌性肠梗阻：手术、放疗等导致肠粘连、狭窄，腹内疝、粪便嵌顿而引起的肠梗阻。

（二）需要关注的问题

（1）原发肿瘤是什么？是否发生肠道转移？

（2）是否做过肠道手术？

（3）近期是否行放疗？

（4）近期大便情况如何？排便排气情况怎么样？

三、疗护

（一）西医治疗

1. 药物治疗

（1）止痛药：常选用阿片类药物，如吗啡、羟考酮、芬太尼、美沙酮等。

（2）抗分泌药：生长抑素类似物如奥曲肽和生长抑素。

（3）止吐药：①中枢止吐药，常用的药物有氯丙嗪。②促动力药，适用于早期、梗阻较轻的患者，如莫沙必利、甲氧氯普胺等。③类固醇药物，常用的有地塞米松。

（4）化疗药：积极控制恶性肿瘤对于缓解恶性肠梗阻患者症状有重要意义。综合评价患者一般情况后，对于化疗敏感的肿瘤酌情给予化疗以控制原发病。

（5）营养支持：恶性肠梗阻患者由于消化道梗阻的存在，大多仅能进食少量食物或无法进食，可通过肠外营养等方式给予适量的碳水化合物、氨基酸、脂肪、维生素、微量元素等以维持机体代谢需要。

（6）控制感染：恶性肠梗阻发生时易合并腹腔感染，需应用广谱抗生素并联合针对厌氧菌的抗生素进行治疗。

2. 非药物治疗

（1）手术治疗：是治疗恶性肠梗阻的重要手段之一。常用于解决局部粘连引起的机械性梗阻、局部肿瘤压迫造成的单一部位梗阻。常用的手术方式有粘连松解术、病变肠段切除术、肠段吻合术及造瘘术。

（2）胃肠减压：常用的减压方式有鼻胃管引流、经鼻肠梗阻导管引流和经肛肠梗阻导管引流。

（3）支架置入：该方法与传统手术相比，具有操作简便、并发症少、安全可靠、患者恢复快等优势，并且放置成功率高，常放置支架的部位有结直肠及十二指肠，支架对于上述部位的梗阻效果较好。常见并发症有穿孔、支架移位、出血、疼痛、发热等。

(二)中医治疗

1. 中药内服

适应证:主要用于不完全性肠梗阻患者,或肠梗阻减除后改善患者腹痛、腹胀等症状。

代表方:大承气汤加减。

药物:大黄、枳实、厚朴、芒硝、桃仁、红花、川芎、肉桂、制附子、干姜、生地黄、麦冬、玄参、当归、黄芪、党参等。

2. 中药灌肠

适应证:完全性肠梗阻、不完全性肠梗阻。

代表方:大承气汤加减。

操作:将药物煎汤取汁 400 mL,每日 1 剂,每次 200 mL,分 2 次灌肠,灌肠后患者应变化体位,以利于药物在肠道内均匀分布,进而更好地吸收,保留灌肠时间应不低于 30 min。

3. 穴位敷贴疗法

穴位:多取用神阙穴外敷。

操作:使用行气通腑中药膏剂进行贴敷,将膏剂均置于贴敷贴中央,贴于神阙穴,辅以热敷,每贴 4~6 h,每日 2 次。

4. 针刺疗法

取穴:足三里、上巨虚、下巨虚、阴陵泉、公孙。

操作:毫针刺,采用泻法。

5. 中药保留灌肠

中药保留灌肠是将中药药液从肛门灌入直肠至结肠,使药液保留在肠道内,通过肠黏膜对药物的吸收达到治疗多种疾病的方法。临床上常用的中药保留灌肠法有直肠注入法和直肠滴注法两种。根据证型辨证选用不同的方药,常用为承气汤类方,每日 1 剂,水煎浓缩至 150 mL,药液温度降至 37℃时由专业护士进行保留灌肠。每日 1 次,每次尽量保留 15~30 min。

(三)护理

(1)心理护理:及时给予患者心理指导,与患者多交流、多沟通,消除其恐惧心理,树立战胜病魔的信心。

(2)饮食护理:恶性肠梗阻患者疾病痊愈后应先以柔软易消化食物为主,饮食规律,不宜过饱,忌暴饮暴食。

(3)生活护理:恶性肠梗阻患者可适当活动,增加肠胃蠕动,使胃肠功能尽快恢复正常。

第九节　骨髓抑制

一、定义

骨髓抑制是传统化疗药物引起的血液学反应，新型抗肿瘤药物如靶向、免疫药物亦可引起，临床表现为外周血细胞数量减少，包括中性粒细胞减少、血小板减少和血红蛋白降低（贫血），三者可以单独出现，也可相互兼夹，通常发生在抗肿瘤药物治疗后。80%以上的化疗药物能导致骨髓抑制，以中性粒细胞、血小板减少为主，化疗相关性贫血的发生率为70%~90%。靶向药物、免疫治疗药物导致骨髓抑制的发生率明显低于化疗，以贫血、血小板减少为主。

骨髓抑制在中医的古代文献中并无这一名称记载，根据其临床表现，可归属到"虚劳""血虚""血证"等范畴。中医学认为，抗肿瘤药物引起骨髓抑制的病机特点主要为正气虚损。药毒作用于机体，一则损伤脾胃，脾失健运，气血生化无源，导致气血亏虚；二则直伤骨髓，耗伤肾精，精不养髓，髓不化血，致阴阳两虚。总之，骨髓抑制病位在脾、肾，也与心、肝等脏腑相关，主要表现为脾肾不足，气血亏虚。

二、评估

（一）分级标准

在粒细胞低下和血小板低下分级上，中国和国际标准一致，但在贫血分级标准上，中国标准与世界卫生组织和美国国立癌症研究所的分级并不一致，中国采用的共识是 NCI 标准（表5-1）。

表5-1　NCI标准

类别	1级	2级	3级	4级
中性粒细胞/ ($10^9 \cdot L^{-1}$)	1.5~2.0	1.0~1.5	0.5~1.0	<0.5
血红蛋白/ ($g \cdot L^{-1}$)	正常值下限~100	80~100	<80	危及生命，需要紧急治疗
血小板/ ($10^9 \cdot L^{-1}$)	75~100	50~75	25~50	<25

（二）风险评估

1. 粒细胞减少性发热的定义和风险评估

粒细胞减少性发热（febrile neutropenia, FN）是指严重的中性粒细胞降低合并发热。严重的中性粒细胞降低指中性粒细胞（ANC）的绝对计数<0.5×10^9/L或预计48 h内下降至ANC<0.5×10^9/L；发热是指单次口腔温度测定≥38.3℃或≥38.0℃持续超1 h。特别注意的是中性粒细胞减少的期间需避免行直肠测温及直肠检查，以防止肠道定植的微生物进入到周围黏膜与软组织内导致感染。

除化疗方案外，患者本身的因素亦是影响发生风险的重要因素，主要包括：①年龄>65岁且接受全量化疗；②既往接受过化疗或放疗；③持续中性粒细胞减少症；④肿瘤侵犯骨髓；⑤近期手术和/或开放性创伤；⑥全身体能状况较差，合并其他疾病，如肝（血清胆红素超过正常值2倍）、肾（肌酐清除率≤50 mL/min）、心、肺、内分泌等基础疾病；⑦营养状况差；⑧慢性免疫抑制状态，如HIV感染，器官移植和移植后的长期免疫抑制等。目前，还没有关于FN风险评估的统一模型，因此，针对具体患者应该根据其具体情况进行个体化独立的临床判断。

2. 出血风险程度评估

出血风险程度评估如表5-2所示。

表5-2　出血风险程度评估

等级	出血类型
1级	稀疏、散在分布的皮肤瘀点、瘀斑； 鼻出血或口咽出血持续时间<30 min
2级	消化道、呼吸道、肌肉骨骼或软组织出血，未引起血流动力学紊乱，在24 h内不需要输注红细胞； 鼻衄或口咽出血持续时间>30 min； 有症状的口腔黏膜血疱； 弥散分布的皮肤瘀点、瘀斑； 血尿； 侵入性操作或手术部位异常渗血； 非月经期的阴道出血； 浆膜腔出血； 视网膜出血，不伴视野缺损

续表5-2

等级	出血类型
3级	需要输注红细胞的出血(尤其是发生在 24 h 内),但未出现血流动力学紊乱; 严重的浆膜腔出血; CT 发现的无症状性颅内出血
4级	视网膜出血伴视野缺损; 有症状的非致命性脑出血; 有血流动力学紊乱(低血压,收缩压或舒张压降低>30 mmHg)的出血; 任何原因引起的致命性出血

三、疗护

(一)西医治疗

1.治疗目标

西医治疗骨髓抑制的目标在于减轻抑制程度,缩短持续时间,减少对抗肿瘤治疗的干扰,提高抗肿瘤治疗的完成率及预防各类风险发生。中性粒细胞减少治疗的主要目标是预防和降低粒细胞减少相关性发热、感染、脓毒症,甚至死亡等风险的发生;血小板减少治疗的目标是维持血小板在一定水平,减少出血发生的风险;贫血治疗的目标是缓解血液携氧能力的不足,改善机体组织缺氧状态及其带来的贫血症状。

2.药物治疗

(1)中性粒细胞减少。

1)预防性使用 G-CSF:目的主要是预防或减轻化疗后粒细胞下降的程度,或缩短粒细胞下降的时间,从而减少 FN、严重感染和死亡的发生风险。

预防性使用 G-CSF 可用于首程化疗后、预期可能出现严重粒细胞下降的患者(一级预防),或者用于既往化疗后出现 FN 或虽无发热但出现严重的、持续时间较长的化疗相关粒细胞下降的患者再次接受相同方案的化疗后(二级预防)。除此以外,预防性使用 G-CSF 还被推荐用于接受根治性剂量密集方案化疗的患者,为保障化疗的剂量强度或密度而在化疗后进行 G-CSF 的支持治疗。

G-CSF 的预防使用可选择普通短效剂型 rhG-CSF 多次注射,或者半衰期更长的聚乙二醇化重组人粒细胞刺激因子注射液(PEG-rhG-CSF)单次注射。

rhG-CSF:每日剂量为 5 μg/kg(按四舍五入原则计算至最接近的药瓶剂

量），1次/d，化疗后次日即开始使用或最长至化疗后3~4 d内开始每日使用，持续用药，直至中性粒细胞计数从最低点恢复至正常或接近正常水平。

PEG-rhG-CSF：单次剂量：成人6 mg，儿童100 μg/kg（最大剂量为6 mg），每周期化疗24 h后使用，推荐与下一周期化疗间隔时间至少为12 d。

2）治疗性使用G-CSF：指对已经出现中性粒细胞减少的患者使用G-CSF治疗。

对于确诊FN的患者，根据是否预防性使用过G-CSF，分以下情况处理：

若患者已经预防性使用短效G-CSF，则继续给药至ANC恢复正常水平或者接近正常实验室标准值。

若患者曾预防性使用过长效PEG-rhG-GSF，一般情况下不建议额外予以补充短效G-CSF。

未预防性使用G-CSF且伴有并发感染风险因素者可考虑治疗性使用，主要感染风险因素包括：①脓毒血症；②患者年龄>65 岁；③ANC<0.5×10⁹/L；④中性粒细胞持续减少时间预计>10 d；⑤合并有肺炎或其他感染疾病；⑥侵袭性的真菌感染；⑦住院期间伴发热；⑧既往曾发生过FN。未预防性使用G-CSF而不伴有并发感染风险患者，如粒细胞下降但不伴有发热的患者不推荐治疗性使用G-CSF。需要强调的是，治疗性应用G-CSF不推荐长效PEG-rhG-CSF。治疗性使用G-CSF的用法及用量：rhG-CSF按照每日5 μg/kg，皮下注射，持续每日给药，直到ANC自最低点至恢复正常水平或者接近正常实验室水平标准值。

3）G-CSF主要不良反应及处理原则。

骨痛：10%~30%的患者发生轻度至中度骨痛，非麻醉性镇痛药通常可以有效控制症状。

过敏反应：皮肤、呼吸系统或心血管系统可出现过敏反应，但较为少见，无须常规抗过敏治疗。

脾脏破裂：有报道使用G-CSF后发生脾脏破裂的病例，其中一些是致死性的。多发生在潜在造血功能障碍患者和实体肿瘤患者。G-CSF诱导脾脏破裂的确切机制仍不清楚，认为与循环粒细胞和髓样前体细胞在脾脏内积聚有关。尽管G-CSF引起的脾脏破裂少见，但它有潜在的生命危险。因此，医生应密切监测患者是否有脾脏破裂的迹象，包括腹痛（尤其是左上腹）、恶心、呕吐及逐渐恶化的贫血，检测基线脾脏大小和全血计数等来确定发生破裂的危险因素。

肺毒性：见于霍奇金淋巴瘤患者接受含博来霉素方案化疗，尤其是ABVD方案（每2周给予1次博来霉素）后G-CSF治疗可引起肺部毒性。考虑到肺部并发症的风险,使用最常见化疗方案的经典霍奇金淋巴瘤患者,不推荐常规联合使用 G-CSF。

其他潜在毒性反应:包括急性呼吸窘迫综合征、肺泡出血、镰状细胞病患者发生镰状细胞危象等。

4)感染预防和治疗:低危患者为预计中性粒细胞减少(ANC<0.5×10⁹/L 应为 $ANC<0.5\times10^9/L$)持续时间不超过 7 d 且无共存疾病也无证据显示严重肝肾功能障碍的患者。已有随机试验对该类型患者进行了充分研究,且证实其发生严重并发症的风险较低。目前,认为大多数实体肿瘤常规化疗的患者属于低风险组。

高危患者为预计中性粒细胞减少($ANC<0.5\times10^9/L$)持续 7 d 以上的患者。存在持续性共存疾病或严重肝肾功能障碍证据的 FN 患者也被认为是高危患者,无论其中性粒细胞减少持续多长时间。该类患者通常指成人血液系统恶性肿瘤患者及造血干细胞移植受者。除上述临床标准外,尚有一个可选择的风险评估工具为癌症支持治疗多国协会风险指数(表 5-3),这是一种经过验证的与FN 相关的内科并发症风险的工具,总分<21 分被判定为高危患者。

表 5-3 癌症支持治疗多国协会风险指数

项目	评分/分
疾病负荷	
无或伴有轻微症状	5
伴有中度症状	3
伴有严重症状	0
合并疾病	
无高血压(SBP>90 mmHg)	5
无慢性阻塞性肺疾病	4
实体肿瘤或血液肿瘤,既往无真菌感染的病史	4
无需要胃肠外补液的脱水症状	3
状态	
发生 FN 时患者处于门诊状态	3
年龄/岁	
<60	2
≥60	0

a.未发生 FN 患者。

抗感染预防通常使用广谱抗微生物药以预防最常见的病原体感染,包括化脓性细菌、病毒和真菌等常见的病原微生物。

低风险中性粒细胞减少患者不推荐常规使用抗生素预防。

高风险中性粒细胞减少患者推荐使用针对铜绿假单胞菌和其他革兰氏阴性杆菌的预防性方案，因为这些病原体毒力较强并可能引起危及生命的感染。

常用药物有左氧氟沙星（每日 1 次，每次 500 mg 或 750 mg，口服）或环丙沙星（每日 2 次，每次 500 mg 或 750 mg，口服）。

b.已发生 FN 患者。

已发生 FN 患者合并感染或隐性感染发生率超过 60%，菌血症发生率大于20%，致死率非常高。对于所有 FN 患者（包括接受预防性抗微生物治疗的患者）应早期识别，在获取血培养后，任何其他检查完成前立即开始经验性广谱抗生素治疗（一般要求在就诊的 60 min 内给予），以避免进展为脓毒症及可能的死亡。不同风险的患者发生严重并发症的风险不同，推荐采用不同的抗感染治疗策略。

低风险患者可在短时观察或短期住院后，进行口服抗生素治疗。推荐的初始经验性口服抗生素方案：一种氟喹诺酮类药物（环丙沙星 750 mg，每日 2 次，口服；或左氧氟沙星 750 mg，每日 1 次，口服）联用一种 β 内酰胺类药物（如阿莫西林克拉维酸，500 mg/125 mg，每日 3 次，口服）。对于有青霉素超敏反应史的患者，可给予克林霉素（300 mg，每日 4 次）取代阿莫西林-克拉维酸，如果头孢菌素安全，可给予头孢克肟（400 mg，每日 1 次）。对于接受氟喹诺酮类抗生素预防治疗后仍然发生 FN 的患者，则不再推荐继续使用该类抗生素治疗，而应采用推荐用于高风险患者的一种静脉治疗方案，确保获得充分的抗铜绿假单胞菌活性。

所有高危中性粒细胞减少患者的发热均应被视为急症，需要接受长期静脉抗生素治疗。推荐使用广谱抗铜绿假单胞菌的 β-内酰胺类药物（如头孢吡肟、美罗培南、亚胺培南或哌拉西林三唑巴坦）进行经验性单药治疗。而对于疑似中心静脉导管相关感染、皮肤或软组织感染、肺炎或血流动力学不稳定的患者，应加用抗革兰氏阳性菌的治疗。对于伴有复杂表现（如低血压、中心静脉导管、皮肤或软组织感染、肺炎）的患者，则应扩大抗菌谱，覆盖可疑致病菌（如耐药性革兰氏阴性菌、革兰氏阳性菌、厌氧菌及真菌）。

（2）血小板减少。

1）输注血小板：为治疗重度血小板减少最快、最有效的治疗方法，能够有效降低大出血的发生风险和病死率。有世界卫生组织出血分级 2 级及以上出血症状者推荐输注血小板，对于有世界卫生组织出血分级 0～1 级且血小板计数达到预防性输注指征的患者，也可输注血小板。对于成人白血病和多数实体瘤患者,当血小板计数≤10×10⁹/L 时,需预防性输注血小板,特别是患有白血病、恶性黑色素瘤、膀胱癌、妇科肿瘤和结直肠肿瘤等高出血风险的肿瘤时。对于某些有活动性出血的实体瘤,尤其是存在坏死性成分时,即使血小板计数>10×10⁹/L,也可给予预防性血小板输注。

输注血制品还可能增加血液传播感染性疾病的风险,如艾滋病、乙型肝炎及丙型肝炎等。输注血小板还可能发生一些并发症,如产生血小板抗体造成无效输注或输注后免疫反应。如发生无效输注,则需明确是否存在发热感染、弥散性血管内凝血等非同种免疫因素,并检测是否存在血小板抗体。由于肿瘤化疗所致血小板减少症常需要多次输注血小板,因此无效输注及输注后免疫反应并不少见。

2)促血小板生长因子的应用。

a. rhTPO:rhTPO 可以减轻肺癌、乳腺癌和卵巢癌等实体肿瘤和淋巴瘤患者接受化疗后血小板计数下降的程度,并缩短血小板减少的持续时间,减少血小板输注次数。

rhTPO 的用药方法:对于不符合血小板输注指征的 CIT 患者,应在血小板计数<75×10⁹/L 时应用。用药剂量为 300 U/(kg·d),1 次/d,连续用药。使用过程中监测血常规,一般 2 次/周,特殊患者可根据情况隔日 1 次,当血小板计数≥100×10⁹/L 或血小板计数较用药前升高 50×10⁹/L 时,应及时停药。当化疗过程中同时发生白细胞严重减少或出现贫血时,rhTPO 可与重组人粒细胞集落刺激因子或重组人红细胞生成素联合应用。

b. rhIL-11:白细胞介素-11(interleukin-11,IL-11)由人类骨髓基质细胞(成纤维细胞)和间质细胞分泌产生,可以使外周血血小板数量增多,同时使网织红细胞和白细胞数量增加。rhIL-11 可以降低 CIT 严重程度,缩短 CIT 病程,减少血小板输注。对于不符合血小板输注指征的实体瘤 CIT 患者,应在血小板计数为(25~75)×10⁹/L 时应用 rhIL-11。当化疗后同时发生白细胞严重减少或贫血时,rhIL-11 可与重组人粒细胞集落刺激因子或重组人红细胞生成素联合应用。rhIL-11 的用药方法:推荐剂量为 25~50 μg/kg,皮下注射,1 次/d,连用 7~10 d,至血小板计数≥100×10⁹/L 或血小板计数较用药前升高 50×10⁹/L以上时停药。

c. 血小板生成素受体激动剂:如罗米司亭和艾曲波帕,罗米司亭和艾曲波帕已获批的适应证为成人慢性免疫性血小板减少性紫癜。国外小样本研究报道显示其对于化疗所致血小板减少也有治疗作用。虽然报道文献有限,该药尚未被批准 CIT 适应证,但鉴于化疗所致血小板减少症治疗的困难及出血风险的严重性,大部分专家认为对 IL-11 和/或血小板生成素(thrombopoietin,TPO)反应不佳的患者可以考虑使用。

3）促血小板生长因子的不良反应及处理原则。

a. rhIL-11 的常见不良反应及处理原则。

轻中度不良反应无须特殊处理，重度不良反应可考虑停药并行专科对症处理。常见的不良反应和处理建议：发热，需排除其他病因特别是感染因素导致的发热，考虑发热与 rhIL-11 相关者可酌情使用解热镇痛药物；水肿，用药期间严密监测患者体质量和 24 h 出入量，酌情予以利尿药治疗，注意监测电解质；心血管系统异常，如有心力衰竭、心律失常或者心悸、胸闷等不适症状，建议停药，并请相关科室会诊。

rhIL-11 用药相关的罕见严重不良反应有：猝死（与 rhIL-11 使用之间的关系目前仍无法确定）、过敏反应（建议停药并抗过敏治疗）、毛细血管渗漏综合征（建议停药并酌情补充白蛋白和输注新鲜冷冻血浆）、急性心力衰竭（建议停药并予强心、利尿、扩血管等治疗）等。

研究显示，不同剂量的 rhIL-11 用药相关不良反应发生率有所差异。随着剂量增加、使用时间和疗程的延长，药物不良反应，尤其是心脏毒性和水肿等发生率有所增加。

b. rhTPO 的常见不良反应及其处理原则。

rhTPO 常见的不良反应包括：发热、寒战、全身不适、乏力、膝关节痛、头痛、头晕、血压升高等。大样本病例研究结果汇总显示 rhTPO 安全性良好，不良反应整体发生率为 1.27%，77.01% 的不良反应发生于用药后 5 d 内，以全身症状为主，未发现说明书以外的不良反应。总体而言，rhTPO 安全可控，不良反应经治疗后可好转或治愈。

（3）贫血。

1）输血治疗：输注全血或红细胞是临床上治疗 CRA 的主要方法，尽管输血后血红蛋白浓度迅速升高，但因恶性肿瘤的持续存在血红蛋白很快降至输血前水平，因此，治疗过程中血红蛋白的波动较大，维持时间较短；优点为可以迅速升高血红蛋白浓度，可用于严重贫血或急性出血引发贫血的肿瘤患者；缺点为导致患者体内产生抗体和输血无效，增加肿瘤相关病死率及复发风险。在肿瘤相关性贫血的患者血红蛋白水平明显下降至 79/dL 或 89/dL 之前，原则上不应考虑输血治疗。而当血红蛋白<79/dL 或临床急需纠正缺氧状态时，或对 EPO 治疗无效的慢性症状性贫血及没有时间和机会接受 EPO 治疗的严重贫血可考虑输血治疗。

2）EPO 的使用：EPO 通过加速骨髓红系造血的恢复、补充内源性 EPO 生成的相对或绝对不足，从而改善 CRA 患者的贫血症状，但仅对 67% 患者有效；

临床耐受性较好,可以提高生活质量;一般用药2~4周起效;有血栓形成的危险。

3)对于绝对性缺铁患者(铁蛋白≤30 g/L且转铁蛋白饱和度<20%),须行补铁治疗。

补充铁剂的方法主要有口服铁和肠道外补充铁剂;国内常用的补铁剂分为两大类——以硫酸亚铁、琥珀酸亚铁、富马酸亚铁、葡萄糖酸亚铁为代表的口服补铁剂,以右旋糖酐铁、蔗糖铁为代表的静脉补铁剂。

a.硫酸亚铁。

第一代口服补铁剂,服用1~2周后即可使血红蛋白回升;硫酸亚铁快速释放的铁离子会对患者上消化道产生较大刺激,进而引起恶心、呕吐、腹部不适等不良反应,患者无法坚持服用,因而容易延误治疗;铁在十二指肠无法被完全吸收,残留在结肠和直肠处容易导致便秘。硫酸亚铁用法用量:片剂,1次300 mg,每日3次;缓释片,1次450 mg,每日2次,整片吞服,不得掰开或研碎服;糖浆,1次160~320 mg,每日3次,宜使用吸管,以防牙齿变黑。

b.琥珀酸亚铁。

琥珀酸亚铁是一种比较好的第二代口服补铁剂。琥珀酸能促进亚铁离子的吸收,吸收率要比硫酸亚铁高约30%,生物利用度高;作为可溶性的小分子有机酸铁盐化合物,有机酸根和铁离子之间既有离子作用又有配位作用;与第一代补铁剂相比,铁离子在胃酸中具有一定的缓释作用,避免了在胃液中的激增,从而减小了对胃肠道的刺激。第二代补铁剂除琥珀酸亚铁外,常用的还有富马酸亚铁、葡萄糖酸亚铁。琥珀酸亚铁用法用量:片剂,口服,每日0.2~0.4 g,分次服用;缓释片,整片吞服,1次0.2~0.4 g,每日1次,血红蛋白正常后仍需继续服用1~2个月;颗粒剂,以温水冲服,1次0.1~0.2 g,每日2次,不可使用热开水,以免影响吸收,服用时应使用吸管,服后漱口,包装开封后,应于2日内服完。

富马酸亚铁:片剂、咀嚼片、胶囊、胶丸,1次200~400 mg,每日3次;混悬液,1次280 mg,每日2~4次;颗粒,1次200 mg,每日3~4次。

葡萄糖酸亚铁治疗:片剂、胶囊,1次300~600 mg,每日3次;糖浆,1次300~600 mg,每日2~3次。值得注意的是,所有口服铁剂均需在餐中或餐后服用,以减轻胃部刺激。

c.静脉铁剂。

静脉铁剂优点是能够被人体完全吸收,起效快,无胃肠道刺激症状,静脉补铁也能显著减少对输血的依赖;缺点是相对口服铁剂来说需要注射使用,可能发生严重过敏反应,如过敏性休克、呼吸心跳骤停、喘息甚至死亡,在应用右旋糖酐铁时发生概率较高，占 0.6%~0.7%，这主要与抗右旋糖酐抗体有关，而蔗糖铁未见有死亡病例报道。在静脉铁剂中，对右旋糖酐铁不能耐受的患者仍可选用蔗糖铁。

右旋糖酐铁用法用量：将本品 100~200 mg 用 0.9%氯化钠注射液或 5%葡萄糖注射液稀释至 100 mL。首次给药时应先缓慢滴注 25 mg（铁）至少 15 min，如无不良反应发生，可将剩余剂量在 30 min 内滴注完毕。总补铁剂量为 20 mg/kg 时，可采用一次性滴注给药，将本药用 0.9%氯化钠注射液或 5%葡萄糖注射液 250~1000 mL 稀释，滴注 4~6 h。

蔗糖铁用法用量：首次用药时的剂量为 20~50 mg（铁）。15 min 后未出现不良反应，可继续用药。常用剂量为 1 次 100~200 mg（铁），1 周 2~3 次，依血红蛋白水平而定。最大耐受剂量为 1 次 500 mg（铁），应将其溶解于 0.9%氯化钠注射液 500 mL 中，静脉滴注至少 3.5 h，1 周 1 次。

（二）中医治疗

1.中药内服
(1)心脾两虚证。
辨证要点：心悸气短，食欲不振，舌质淡，舌苔薄白，脉细弱。
治法：补益心脾。
常用药物：党参、黄芪、当归、白术、茯神、龙眼肉、酸枣仁、川芎、当归、白芍、熟地黄、炙甘草、远志、木香、生姜、大枣等。
代表方剂：归脾汤或十全大补汤加减。
(2)气阴两虚证。
辨证要点：神疲乏力，自汗或盗汗，五心烦热，舌质淡或红，苔少，脉细弱。
治法：益气养阴。
常用药物：人参、麦冬、五味子等。
代表方剂：生脉饮加减。
(3)肝肾阴虚证。
辨证要点：头晕目眩，耳鸣健忘，腰膝酸软，五心烦热，潮热盗汗，舌红，少苔或无苔，脉细数。
治法：滋补肝肾，滋养阴血。
常用药物：熟地黄、菟丝子、牛膝、龟甲胶、鹿角胶、山药、山茱萸、枸杞子等。
代表方剂：左归丸加减。

（4）脾肾阳虚证。

辨证要点：畏寒肢冷，面色㿠白，腰膝酸软，小便清长，大便溏稀，舌质淡，舌体胖有齿痕，脉沉细。

治法：温补脾肾，助阳益髓。

常用药物：熟地黄、制附子、肉桂、山药、山茱萸、菟丝子、鹿角胶、枸杞子、当归、杜仲等。

代表方剂：右归丸加减。

（5）阴阳两虚证。

辨证要点：畏寒肢冷，五心烦热，咽干舌燥，舌质淡红，舌苔白润，脉象细弱。

治法：温脾补肾，滋阴助阳。

常用药物：鹿角胶、龟甲胶、人参、枸杞子等。

代表方剂：龟鹿二仙胶加减。

2. 中成药

基于骨髓抑制的临床表现及辨证施治原则，依据2020版《中华人民共和国药典》中成药的功能主治、临床研究及循证医学数据，按照证据级别的等级，选择用于抗肿瘤治疗致骨髓抑制的常用中成药供临床使用。

（1）升白口服液：由淫羊藿、补骨脂、制附子、枸杞子、黄芪、鸡血藤、茜草、当归、芦根、麦冬、甘草组成。温肾健脾、补益气血。用于癌症放化疗引起的白细胞减少属脾肾阳虚、气血不足证者，证见神疲乏力，少气懒言，畏寒肢冷，纳差，便溏，腰膝酸软等。口服，每日3次，每次40 mL。阴虚火旺及有出血倾向者禁用，热毒证禁用，孕妇禁用。

（2）复方阿胶浆：由阿胶、人参、党参、山楂、熟地黄组成。补气养血。用于气血两虚，头晕目眩，心悸失眠，食欲不振及白细胞减少症和贫血。口服，1次20 mL，每日3次。

（3）地榆升白片：由地榆组成。具有升高白细胞的功效。用于白细胞减少症。口服，1次2~4片，每日3次。

（4）复方皂矾丸：由海马、核桃仁、肉桂、西洋参、皂矾、大枣组成。温肾健髓、益气养阴、生血止血。用于放化疗引起的骨髓损伤、白细胞减少属肾阳不足、气血两虚证者。口服，1次7~9丸，每日3次，饭后即服。湿热内蕴者禁服。

（5）芪胶升白胶囊：由大枣、阿胶、血人参、淫羊藿、苦参、黄芪、当归组成。补血益气。适用于气血亏损所引起的头昏眼花、气短乏力、自汗盗汗，以及白细胞减少症见上述证候者。口服，1次4粒，每日3次。

(6)艾愈胶囊：由山慈菇、白英、淫羊藿、苦参、当归、白术、人参组成。解毒散结，补气养血。用于中晚期癌症的辅助治疗及癌症放化疗引起的白细胞减少症属气血两虚者。口服，每日 3 次，每次 3 粒。

此外，有研究报道中药注射也能够防治抗肿瘤药物所致骨髓抑制，值得进一步临床研究，如参芪扶正注射液、黄芪注射液、参附注射液、艾迪注射液、参麦注射液等。

3.针刺疗法

取穴：合谷、大椎、中脘、足三里、三阴交、膈俞等。

操作：每次取穴不得少于 5 个，双侧对称刺，手法为平补平泻，不能给予强刺激。

白细胞低者，加三阴交、血海、地机；兼有失眠者可加强点刺激；脾肾阳虚明显者，加肾俞、脾俞等。10 d 为 1 个疗程。

4.艾灸疗法

艾灸疗法是指用艾绒或其他药物放置在体表的腧穴上烧灼、温熨等，借灸火的温和热力及药物的作用，通过经络的传导，起到温通气血、扶正祛邪作用，达到治疗疾病和预防保健的方法。

可根据具体情况选择单穴灸、双穴灸，或按经络配穴进行艾灸。选穴经络多以足太阳膀胱经和足阳明胃经最常用，任督二脉和足太阴脾经次之。取穴主要以足三里、肾俞、脾俞、胃俞、膈俞、关元和大椎最为常用，也可配穴三阴交、神阙、气海、血海等穴。可采用隔姜灸、隔附子灸、雷火灸、麦粒灸、温和灸等灸法。

5.穴位敷贴疗法

穴位敷贴疗法是在中医经络学说指导下应用中药作用于腧穴，在发挥药物治疗作用的同时，亦发挥经络、腧穴对人体的调节功能。可以与针刺疗法、艾灸疗法等联合应用。

选穴：常选择神阙、关元、大椎、气海、足三里、血海、肾俞、脾俞、膈俞，可根据具体辨证加减选用穴位。

贴敷药物：气血虚者，黄芪、当归、党参、白术、熟地黄、炒白芍、茯苓、炙甘草等；肾阳虚者，肉桂、补骨脂、菟丝子、丁香、干姜等；肾阴虚者，熟地黄、龟甲胶、麦冬、黄精、女贞子、枸杞子等。

贴敷方法：研极细末，用生姜汁或蜂蜜水调成泥膏状，做成直径为 1.5~2 cm，厚约 0.2 cm 的药膏饼，放置于选穴上固定，药物保留 2~6 h，每日 1 次。

6.耳穴疗法

耳穴与内脏存在着免疫系统的联系，脏腑患病时，与之相应的耳穴则出现免疫反应，通过刺激耳穴可以双向调节人体的免疫功能。防治抗肿瘤治疗所致骨髓抑制，可在尚未接受治疗之前，即可开始应用耳穴疗法，并将其疗法一直贯穿在肿瘤患者治疗的全程中。可采用耳穴贴磁、耳穴按压等方式。

7.循经刮痧疗法

依次对督脉、两侧膀胱经、两侧胁肋部、两侧髂骨区采用相应的手法进行刮拭。

8.穴位埋线疗法

穴位埋线疗法是在传统针刺的基础上演变而成的一种综合性新型针刺疗法，可加强患者自身免疫力，保护机体造血机能，降低化疗不良反应。用羊肠线于肾俞、脾俞、膈俞、气海、关元、足三里行穴位埋线。

(三)护理

(1)饮食护理：饮食宜清淡，勿油腻，以煮、炖、蒸法为佳；宜进温热、软的食物，可少量多餐，禁食过烫、生硬及辛辣刺激的食物。应提供高蛋白、高维生素饮食，如牛奶、瘦肉、鱼类、蛋类、豆类等食品。

(2)皮肤护理：贫血患者抵抗力严重下降，甚至会出现皮肤黏膜感染的症状，因此，应该注意加强患者的皮肤黏膜护理工作。

(3)运动康复护理：根据患者实际情况采用慢走、太极拳、八段锦、五禽戏等导引术以达到运动康复的目的，不宜参加过于剧烈的运动，如跑步、打球等。

(4)心理护理：患者多存在焦虑、恐惧心理，护理人员应协助医生根据血象降低情况及时给予健康教育与指导，为患者提供正确、有价值的信息资料和自我调适方法，鼓励患者倾诉，在心理上支持患者，使患者感知受重视、被关怀和医务人员在积极地帮助他，以缓解焦虑与恐惧。

第六章
常用护理

第一节　穴位敷疗法

一、定义

穴位敷贴疗法是以中医经络学说为理论依据，将中草药研成细末，用水、醋、酒、植物油等调成糊状，直接贴敷于相应的穴位、患处(阿是穴)，通过药物对穴位的刺激和药理作用，达到通经活络、清热解毒、消肿止痛等治疗作用的方法。此疗法疗效迅速、不良反应少、无痛及安全性高，在恶性肿瘤舒缓疗护症状管理中应用广泛。

二、适应证

该疗法适用于各科疾病，在肿瘤舒缓疗护症状管理中常用于化疗所致的恶心、呕吐、咳嗽、疼痛、腹胀、便秘、肿瘤相关性呃逆等辅助治疗。

三、操作程序

(一)评估

(1)核对医嘱、建立治疗卡，双人核对床号、姓名、住院号、诊断、治疗方法。

(2)评估患者：体质及患处皮肤情况；既往病史、药物过敏史、目前症状、发病部位及相关因素；心理状态和对治疗疾病的信心、接受配合程度。

(3)评估环境：环境整洁、舒适、安静，调节温湿度适宜。

(二)计划

1. 预期目标

患者症状得到缓解或解除。

2. 准备

(1)护士准备：衣、帽、鞋穿着整洁，戴口罩，修剪指甲，洗手。

(2)用物准备：治疗盘、中药粉剂、溶剂(温开水、植物油、醋、酒、姜汁等)、一次性敷贴、棉签、手消毒液，必要时备浴巾。

(3)患者准备：缓解紧张情绪，适量进食，排空大小便。

(三)实施

(1)备齐用物至床旁，再次核对治疗卡、床头卡、床号、姓名、住院号，向患者解释，取得配合。

(2)关闭门窗，取合适体位，暴露贴敷部位，注意防寒和保护患者隐私。

(3)清洁皮肤，选取贴敷穴位，做好标记。

(4)将中药用溶剂调好，用一次性敷贴贴片包好，贴敷于选定的穴位上。

(5)贴敷完毕，协助患者着衣，整理床单位。

(四)注意事项

(1)凡需溶剂调敷药时，须现调现用。

(2)具体敷贴时间，一般4~6 h，可根据患者皮肤反应而定，同时考虑患者的体质和耐受能力，一般以患者能够耐受为度，患者如自觉贴药处有明显不适感可自行取下。

(3)如局部出现过敏反应，可涂擦抗过敏的药物；若局部出现小水泡，可不予处理，待自行吸收；水泡过大，可用无菌注射器抽出积液后消毒，用无菌纱布覆盖。

第二节 耳穴贴压疗法

一、定义

耳穴贴压疗法是指采用药籽或菜籽等物品贴压并刺激耳郭上的穴位或反应点，给予适度的揉、按、捏、压，通过刺激感应、经络传导，达到疏通经络、调节脏腑气血功能、防治疾病的一种中医外治方法。

二、适应证

该疗法适应于各种疼痛性疾病、各种慢性，炎症性疾病；功能紊乱性、变态反应性及内分泌代谢性疾病等病症；晕车、晕船等引起的恶心、呕吐、头晕不适等；戒烟、戒毒、减肥、青少年近视等。在肿瘤舒缓疗护中，常用于化疗后引起的恶心、呕吐、呃逆、便秘、疲乏、失眠等症状。

三、操作程序

(一)评估

(1)核对医嘱、建立治疗卡。

(2)评估患者：体质及耳部皮肤情况、既往病史及过敏史、目前症状、发病部位及相关因素；心理状态和对治疗疾病的信心、接受配合程度。

(3)评估环境：环境清洁、舒适、宽敞、安静，光线充足。

(二)计划

1. 预期目标

通过刺激耳部穴位，调整脏腑气血，改善症状。

2. 准备

(1)护士准备：衣、帽、鞋穿着整洁，戴口罩，修剪指甲，洗手。

(2)用物准备：耳穴贴、75%乙醇、棉签、镊子、探棒、手消毒液。

(3)患者准备：了解操作治疗目的，缓解紧张情绪。

(三)实施

(1)备齐用物至床旁，再次核对医嘱、床头卡、治疗卡、床号、姓名，与患者交流解释。

(2)正确选择及探查耳穴部位，并做好标记。

(3)患者取舒适体位，耳穴部位用75%乙醇消毒剂脱脂。

(4)左手手指托持耳郭，右手用镊子夹取耳穴贴，对准耳穴部位，使其紧紧贴压于耳穴上，右手大拇指和食指指腹轻轻揉按。

(5)耳穴贴压过程中一边按压一边询问患者有无轻微热、麻、胀、痛等"得气"感。

(6)操作完毕，将每个耳穴部位揉按1~2 min，同时教会患者和家属按压的方法，根据需要留籽 2~3 d。

（四）注意事项

（1）取穴宜根据主要病症取其反应明显的位置，要少而精，每次以贴 5~7 穴为宜，每日按压 3~5 次，隔 3 天更换 1 次。如有污染及时更换，两组穴位交替贴压，两耳交替或同时贴用。

（2）洗澡洗头时保护好耳部，以延长耳穴贴压的时间。

（3）有习惯性流产史、妇女妊娠期、耳部有炎症或刺激区有湿疹、溃疡、冻伤的部位禁用。

第三节 中医定向透药疗法

一、定义

中医定向透药疗法是指在定向透药仪的引导下，将治病或镇痛的药物黏贴于相应穴位或阿是穴上，利用中频电流产生的电场，将药物中的有效成分从皮肤定向地推送到病灶部位，通过对相应穴位刺激达到疏通经络、行气活血、镇痛、扶正祛邪、提高人体免疫力的作用。

二、适应证

该疗法适用于骨折、骨延期愈合、肩周炎、颈椎病、腰椎病，各关节酸胀、麻木、疼痛等病症。在肿瘤舒缓疗护中主要用于镇痛。

三、操作程序

（一）评估

（1）核对医嘱、建立治疗卡。

（2）评估患者：既往史、药物过敏史、体质、皮肤情况、心理状况。

（3）评估环境：环境整洁、舒适、安静，调节温湿度适宜。

（二）计划

1. 预期目标

症状得到解除或缓解。

2. 准备

(1)护士准备：衣、帽、鞋穿着整洁、戴口罩，修剪指甲，洗手。

(2)用物准备：定向透药仪、药贴、浴巾、电插板，必要时备屏风。

(3)患者准备：缓解紧张情绪，适量进食，排空大小便。

(三)实施

(1)备齐用物至床旁，核对医嘱、床号、姓名、疾病名称、患病部位。

(2)根据治疗部位选择合适的体位。

(3)检查电源和仪器连接线是否良好，接通电源。

(4)遵医嘱正确选择穴位，将药贴贴在穴位或相应的部位上，注意保暖。

(5)打开仪器开关，根据患者耐受程度调节流量强度和温度，设定时间为20~30 min，选择开始。

(6)治疗结束时，关闭仪器开关，揭去药贴，皮肤擦拭干净并观察患者皮肤情况。

(四)注意事项

(1)孕妇及心力衰竭、严重心脏病(包括装有心脏起搏器)、感染性炎症、皮肤损伤等患者禁用。

(2)操作时，应先打开电源开关，再放电极板于治疗部位；治疗完毕应先取下电极板，再关掉电源。

(3)治疗中询问患者感受，调节好温度和强度，治疗过程中密切观察病情变化，发现异常，立即停止，并报告医生。

第四节　艾灸疗法

一、定义

艾灸疗法是指利用艾绒的燃烧，熏灼或温熨体表的一定部位，通过调节经终脏腑的功能，达到防治疾病的一种方法。

二、适应证

该疗法适用于治疗各种寒证，预防疾病，保健强身。在肿瘤舒缓疗护中可用于恶心、呕吐、疼痛、腹胀、淋巴水肿及免疫功能低下等症状。

三、操作程序

(一)评估

(1)核对医嘱、建立治疗卡。

(2)评估患者:体质及艾灸处皮肤情况;既往病史、目前症状、发病部位及相关因素;心理状态和对治疗疾病的信心。

(3)评估环境:环境整洁、舒适、安静,关好门窗,调节室温适宜。

(二)计划

1.预期目标

患者症状得到解除或缓解。

2.准备

(1)护士准备:衣、帽、鞋穿着整洁,戴口罩,修剪指甲,洗手。

(2)用物准备:治疗盘、艾条、艾灸盒、火柴、弯盘、卫生纸、小口瓶、浴毯、手消毒液,必要时备屏风。

(3)患者准备:缓解紧张情绪,适量进食,排空大小便。

(三)实施

(1)备齐用物至床旁,再次核对医嘱、床头卡、治疗卡、床号、姓名,与患者交流解释。

(2)取合适体位,暴露施灸部位,注意防寒和保护患者隐私。取穴,并做好标记。

(3)施灸前做好解释工作,以免患者突然改变体位而烫伤。

(4)撕开艾条的外包装,将艾条点燃。

(5)右手持艾条,右手腕部轻触患者作为着力点。

(6)施灸过程中随时询问患者有无灼痛感,以便及时调整距离,防止灼伤。

(7)及时将艾灰弹入弯盘中,防止烧伤皮肤及衣物。

(8)施灸完毕,将艾条放入小口瓶中熄灭,用卫生纸清洁患者皮肤,整理衣服及床单位。

(9)如使用艾灸盒施灸,打开艾灸盒盖,将艾条点燃后插入灸孔固定,然后把盖子合上,将艾灸盒放置在选定的穴位或者需要治疗的部位,用弹性松紧带固定,可以解放双手,更加方便安全。

(四)注意事项

(1)灸时防止艾火脱落,以免烧伤皮肤和点燃衣服、被褥。

(2)施灸的顺序一般为先上部,后下部;先腰背部,后胸腹部;先头身,后四肢。灸后用手按穴以聚真气为补,不按其穴使邪气散去为泻。

(3)实热证、阴虚发热者,一般不适宜灸法;孕妇的腹部和腰骶部也不适宜施灸。

(4)灸后局部皮肤出现微红灼热属正常现象,无须处理。如局部出现水泡,小者可任其自然吸收;大者可用无菌注射器抽出泡内液体,覆盖无菌纱布,保持干燥,防止感染。

第五节　腕踝针疗法

一、定义

腕踝针疗法是根据三阴三阳学说,按照病症在身体不同部位的表现,在手腕部或足踝的相应点,用毫针进行皮下针刺以治疗疾病的方法。腕踝针疗法配合"三阶梯"止痛法能提高难治性癌痛的疗效,并减少阿片类药物的不良反应。

二、适应证

该疗法适用于各种痛症,如各种急性扭伤、术后疼痛、牙痛、癌性疼痛;某些神经精神疾病,如失眠、焦虑、抑郁;在恶性肿瘤舒缓疗护中,常用于疼痛、呕吐、便秘、腹胀等。

三、操作程序

(一)评估

(1)核对医嘱、建立治疗卡。

(2)评估患者:体质及针刺部位皮肤情况;既往病史及是否有晕针史、目前症状、发病部位及相关因素;心理状态和对治疗疾病的信心、接受配合程度。

(3)评估环境:环境清洁、舒适、宽敞、安静,光线充足。

（二）计划

1. 预期目标

患者疼痛症状得到缓解或解除。

2. 准备

（1）护士准备：衣、帽、鞋穿着整洁，戴口罩，修剪指甲，洗手。

（2）用物准备：0.25 mm×0.25 mm 毫针、皮肤消毒剂、一次性无菌敷贴、棉签、手消毒剂，必要时备垫枕。

（3）患者准备：了解操作治疗目的，缓解紧张情绪。

（三）实施

（1）备齐用物携至床旁，做好解释，操作者核对医嘱和患者信息无误。

（2）根据医嘱，明确病变部位，确定进针点和针刺方向。按腕踝针疗法的分区选穴原则选择正确的针刺部位。

（3）取合适体位，暴露穿刺部位，注意保暖。

（4）消毒皮肤；检查毫针有效期、有无弯折，针尖有无带钩等情况；一手固定针刺点下部，另一手持针柄，针尖朝向病变端，针身与皮肤呈30°快速刺入皮下浅层；穿刺者感觉针下松软，患者无酸、麻、胀、痛感，针体自然垂倒贴近皮肤表面，轻轻推进针体；行针过程中询问有无不适，若有酸、麻、胀、痛感，应及时调整针的深度和方向；用无菌敷贴固定针柄。

（5）观察有无弯针、晕针、折针及皮下出血等情况；询问留针后有无不适。

（6）告知患者可适当活动留针侧肢体，出现任何不适及时告知；一般留针30 min，最长不超过24 h。

（7）留针完毕，一手捻动针柄，将针退至皮下，迅速拔出，另一手用棉签按压针孔周围皮肤；检查针数，防遗漏；再次进行疼痛评估。

（四）注意事项

（1）根据患者病症所在部位正确进行分区定位。

（2）针刺方法正确：要求30°皮下浅刺，针身仅在真皮，即横卧真皮下，针刺方向朝症状端。

（3）行针以有松软感为宜，不捻转不提插，一般无酸、麻、胀感，如出现针感时应及时调整针的深度和方向。

（4）操作过程中注意观察患者的不良反应，如出现晕针、皮下出血等，及时处理。

(5)患者在饥饿、疲乏或精神高度紧张时，或局部皮肤有感染、溃疡、疤痕或肿瘤的部位，或有出血倾向、高度水肿者不宜针刺；女性正常月经期、妊娠期在3个月内者不宜针刺。

第六节　穴位注射疗法

一、定义

穴位注射疗法又称水针疗法，是将药水注入穴位以防治疾病的一种治疗方法。它可将针刺刺激和药物的性能及对穴位的渗透作用相结合，发挥其综合效应，故对某些疾病有特殊的疗效。穴位注射疗法的适应范围很广，凡是针灸治疗的适应证大部分均可采用本法，是恶性肿瘤舒缓疗护症状管理中常用的护理技术。

二、适应证

该疗法适用于各种急、慢性疾病引起的不适；化疗所致恶心呕吐；放射性肺炎等。

三、操作程序

(一)评估

(1)核对医嘱、建立治疗卡。

(2)评估患者：体质及注射部位皮肤情况、既往病史及药物过敏史、目前症状、发病部位及相关因素；心理状态和对治疗疾病的信心、接受配合程度。

(二)计划

1.预期目标

通过刺激穴位，调整脏腑气血，改善症状。

2.准备

(1)护士自身准备：衣、帽、鞋穿着整洁，戴口罩，修剪指甲，洗手。

(2)用物准备：无菌治疗盘、无菌注射器药液、无菌棉签、皮肤消毒剂、手消毒剂、弯盘。

(3)患者准备：缓解紧张情绪，适量进食。

(三)实施

(1)备齐用物至床旁,再次核对治疗卡、床头卡、床号、姓名、住院号,做好解释工作。

(2)协助患者取合适体位,注意保暖,取穴做标记。

(3)常规消毒穴位皮肤;右手持注射器,左手绷紧患者皮肤,针尖对准穴位迅速刺入皮下,用针刺手法将针身刺入一定深度,并上下提插。

(4)得气后回抽无回血,即将药液缓慢注入,观察并询问患者有无不适。

(5)注射完毕快速拔针,用无菌棉签按压针孔。

(6)协助患者取舒适体位,整理床单位。

(四)注意事项

(1)注意药物的配伍禁忌、不良反应,不良反应大的药物慎用,凡引起变态反应的药物,必须先做过敏试验。

(2)每穴注入药量一般为 1~2 mL,头面等表浅处为 0.3~0.5 mL,四肢及肌肉丰厚处可达 5~20 mL。

(3)注意不要将药物注入关节腔、脊髓腔、血管内。

(4)进针后如患者有触电感,必须退针改换角度后再推药,以免损伤神经。

(5)操作前应检查注射器有无漏气,针头是否有钩等情况。

(6)患者疲乏、饥饿或精神高度紧张时慎用,局部皮肤有感染、疤痕或有出血倾向及高度水肿者禁用。

第七节　五行音乐疗法

五行音乐疗法是中华医学宝库的瑰宝,它将中国传统医学中阴阳五行、"天地人"合一的理论与音乐结合,是天地自然运化的旋律,是大自然母亲对人类和万物发出的亲切呼唤之声。古代的音乐只有五音:角、徵、宫、商、羽。这5个音阶分别被中国传统哲学赋予了五行的属性:木(角)、火(徵)、土(宫)、金(商)、水(羽);而对应五声是呼、笑、歌、哭、呻;五脏是肝、心、脾、肺、肾;五志是怒、喜、思、悲、恐。

一、五行音乐疗法的作用

根据每个人自身的身体结构不同、五脏在脏气上的差异,运用五行原理,适当突出某一种音，五音搭配组合，使它们相生、相克，又相互制约，来影响人体气机运化、平秘阴阳、调理气血、保持体内气机动态平衡、调和身体，对人体有很好的舒缓作用。

二、五行音乐疗法的特性及对五脏的益处

(一)木音，属肝的音阶：角音，相当于"Mi"音

(1)角调式乐曲有大地回春、万物萌生、生机盎然的旋律，曲调亲切爽朗。

(2)木音系列曲目，多用古箫、竹笛、木鱼等乐器，旋律优美、曲调温馨、充满生机活力，具有"木"的通达和舒展特性，可入肝。能疏肝解郁、强化人的"肝胆"系统，促进肠胃蠕动，以防便秘，提高肝脏解毒功能以协助肝胆排毒。

(3)当人处于愤怒、压抑或遭遇挫折而情绪极度恶劣时，或出现肝胆郁结，如失眠、焦虑、高血压、头痛、偏头痛、便秘等症状时，使用木音系列，能协助疏肝理气、平抑肝阳，可早日从抑郁情绪中解脱出来。

(4)最佳曲目：《胡笳十八拍》。

(二)火音，属心的音阶：徵音，相当于"So"音

(1)徵调式乐曲热烈欢快、活泼轻松，构成层次分明、性情欢畅的气氛。

(2)火音系列曲目，多用古琴、小提琴等丝弦乐器，旋律欢快、层次分明，或扣人心弦，具有"火"的炎上与升腾特性，可入心。有醒脑开窍、通达血脉之功，能强化人的"心(脑)和小肠"系统功能，防止某些心脑血管疾病和十二指肠溃疡病的发生。

(3)当人遭遇挫折或精神创伤，对生活失去信心或产生绝望时，可予活力上扬如太阳般温暖的火系能量音乐，使人保持清醒头脑和重新点燃生活的勇气和希望。

(4)最佳曲目：《紫竹调》。

(三)土音，属脾的音阶：宫音，相当于"Do"音

(1)宫调式乐曲风格悠扬沉静、淳厚庄重。

(2)土音系列曲目，多用笙、葫芦笙等乐器，大部分风格沉静悠扬、音域宽广，具有"土"之淳厚特性，凝聚了大地的深层能量，可入脾。能强化人的"脾胃"系统功能，有效调节人体生理节律和自主神经、改善抑郁、调节内分泌和免疫系统功能(尤其对女性内分泌失调有效)。

(3)当平时思虑过度、郁郁寡欢而不思饮食时，或出现失眠、焦虑、抑郁状

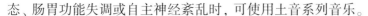

态、肠胃功能失调或自主神经紊乱时,可使用土音系列音乐。

(4)最佳曲目:《十面埋伏》。

(四)金音,属肺的音阶:商音,相当于"Re"音

(1)商调式乐曲风格高亢悲壮、铿锵雄伟。

(2)金音系列曲目,多用锣鼓、磬、铃钹、长号、三角铁等乐器,旋律悠远、视野辽阔或风格激昂,具有"金"的肃降与收敛特性,可入肺。有镇惊安梦之功,能强化"肺和大肠"系统功能,对上呼吸道、肺、皮肤、甲状腺等有良好促进作用,并能协助肠道排毒。

(3)平时有噩梦、多梦、惊梦或梦游、幻觉等情形出现的人,可借助金音的强壮力量,唤醒其体内的浩然正气,使"魂魄相合",让心境变得平和宁静、性格变得坚强有力。

(4)最佳曲目:《阳春白雪》。

(五)水音,属肾的音阶:羽音,相当于"La"音

(1)羽调式乐曲风格清纯、凄切哀怨、苍凉柔润,如天垂晶幕、行云流水。

(2)水音系列曲目,多用古筝、编钟等乐器,风格清纯、苍凉柔润,具有"水"之润下特性,可入肾。能强化水行能量,并促进"肾和膀胱"系统功能(如肾上腺、泌尿生殖器等)。

(3)宁静、凝神而充满休养生息般水系能量音乐,不仅可缓和、克制急躁情绪,还对注意力不集中(如儿童多动症)、精神紧张(如失眠、焦虑)及脑功能失调(如小儿脑瘫等),给予深度的舒缓和调节作用。

(4)最佳曲目:《梅花三弄》。

第八节　耳穴按摩疗法

耳穴按摩疗法是一种防病治病的外治法。《黄帝内经·灵枢》中记载"耳者,宗脉之所聚也",其不仅指出了耳穴诊治疾病的原理,而且记载了耳穴治疗疾病的方法,耳为经络通过、终止、会合的重要部位。耳穴按摩可以疏通经络、调畅气血、补肾强身,提高机体免疫功能。耳穴按摩取肺、气管、咽喉、内鼻、扁桃体、大肠、神门、心、肾、肝、脾、耳尖、风溪、肾上腺、内分泌、三焦等耳穴。每日可做3~5次,每次10 min左右,以按摩至双耳得气、发红发热为宜,注意修剪指尖,以免损伤耳郭皮肤。

一、耳甲腔按摩法

(一)功效

刺激心、肺、气管、脾、内分泌、三焦等耳穴,可宁心安神、调节呼吸道功能、提升肺气、预防呼吸道感染、调节内分泌、增强免疫功能。

(二)操作方法

用食指或中指的指腹按住耳甲腔后做环形摩擦10次以上,使之发热。

二、耳甲艇按摩法

(一)功效

刺激肾、大肠、肝、胆等耳穴,能补肾固精、强筋壮骨、纳气平喘、熄风、养肝益血、促进消化吸收功能等。

(二)操作方法

用双手食指指尖在耳甲艇作椭圆形摩擦10次以上,直至发热为止。

三、耳屏按摩法

(一)功效

可按摩鼻部、咽喉部,刺激内鼻、外鼻、咽喉、肾上腺、内分泌等耳穴,有抗炎、抗过敏、抗风湿、抗衰老等功能,防止感冒、鼻炎、咽喉炎等呼吸道感染,并可增强对冷空气及病菌的抵御能力。

(二)操作方法

用两手食指插入耳孔内,拇指置耳屏外侧,对捏耳屏,进行揉捏、揉搓10次以上,直至发热为止。

四、双凤展翅法(揪拉耳垂法)

(一)功效

可按摩头部及面部五官,可刺激内分泌、扁桃体等耳穴,可防治头痛、头

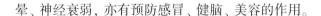

晕、神经衰弱,亦有预防感冒、健脑、美容的作用。

(二)操作方法

以双手食指放置耳屏内侧后的屏间切迹处,将拇指置于耳垂后侧、用食指、拇指揪拉对耳屏、耳垂,自内向外向下揪拉耳垂,手法由轻到重,一般20～30次,使耳垂发热发红。

五、黄峰入洞法(揉搓耳道口法)

(一)功效

外耳道口分布着密集的神经,可刺激三焦、内分泌、咽喉、内鼻、气管等耳穴,可防治感冒、咽喉炎、扁桃体炎、气管炎、支气管炎、鼻炎、头晕、脑神经功能紊乱引起的病症。

(二)操作方法

以双手中指擦入耳道口,指腹向前按住耳屏内侧,以手指旋转、以腹面摩擦耳屏区,直到有发热感为止。

第九节　口腔护理

一、定义

口腔护理是对口腔器官里的牙、舌、腭、颊等部位的清洁和保护。临床上常用等渗盐水、过氧化氢溶液、碳酸氢钠溶液等清洁口腔,预防感染。常用口腔护理的中药有金银花、黄芪、淡竹叶、荷叶、连翘、佩兰等,能消炎杀菌,提高口腔的免疫功能,保证口腔的清新与舒适。

二、适应证

适用于口腔有病症、禁食、昏迷、高热者,或留置胃管、长期卧床、生活不能自理者,或是患有血液方面疾病患者等。

三、操作程序

(一)评估

(1)核对医嘱、建立治疗卡。

(2)评估患者：病情、意识、口唇、口腔黏膜、牙龈、舌苔有无异常，牙齿有无松动及有无活动性义齿；心理状态和对治疗疾病的信心，接受配合程度；昏迷患者意识障碍程度，吞咽、咳嗽功能，呼吸音、呼吸道有无痰液潴留或痰鸣音。

(3)评估环境：环境安静、整洁，光线充足，温湿度适宜。

(二)计划

1. 预期目标

患者口唇湿润、口腔清洁、口腔原有病灶痊愈或减轻。

2. 准备

(1)护士自身准备：衣、帽、鞋穿着整洁，戴口罩，修剪指甲、洗手。

(2)用物准备：治疗盘、治疗碗、水杯、吸管、压舌板、棉球、纱布、持物钳、手电筒、棉签、治疗巾、弯盘、止血钳、石蜡油，根据病情准备漱口液，必要时备开口器。

(3)患者准备：了解操作治疗目的，缓解紧张情绪。

(三)实施

1. 清醒患者口腔护理

(1)备齐用物携至床旁，做好解释，核对医嘱告知注意事项，取得患者的配合。

(2)患者卧位、头偏向操作者，颌下铺垫巾、弯盘置于口角旁。

(3)用手电筒观察口腔，如有活动性义齿则取下，浸没于冷开水中。

(4)用止血钳将浸没于漱口液中的棉球拧至不滴水，并清点棉球数量。按顺序清洗口腔：①嘱患者将上下牙齿咬合，用压舌板撑开颊部，用弯止血钳夹住湿棉球擦洗牙齿左外侧面，按顺序由磨牙向门齿方向纵向擦洗。同法擦洗右外侧面。②嘱患者张口，依次擦洗牙齿左上舌面→左上咬合面→左下舌面→左下咬合面→颊部弧形擦洗，同法擦洗对侧。③最后擦洗舌面、硬腭部和舌下。

(5)擦洗完毕，再次清点棉球数量。有条件者可使用一次性负压吸引牙刷刷牙。

（6）协助患者温水漱口，再次检查口腔。

（7）遵医嘱处理口腔黏膜异常情况；口唇干裂者涂液状石蜡或唇膏。

（8）观察口腔护理后患者反应，协助有活动性义齿患者佩戴义齿。

（9）协助患者取舒适卧位。

（10）记录口腔异味、白斑、溃疡、疱疹等情况。

2.昏迷患者口腔护理

（1）向患者家属解释口腔护理的目的、意义及配合要求。

（2）听诊肺部，必要时先吸痰（包括吸出口腔和鼻腔分泌物）。

（3）协助患者取头高仰卧位、头偏向操作者，颌下铺治疗巾、弯盘置于口角旁。

（4）开口器助患者张口，观察口腔内有无痰液，查看口腔黏膜、舌部、牙龈、腭部、颊部、扁桃体有无出血、水肿、溃疡，检查牙齿有无松动与脱落。

（5）倒漱口溶液于治疗碗内浸没棉球，用止血钳拧干棉球并清点棉球数量。

（6）用压舌板撑开颊部，按顺序（同清醒患者口腔护理）依次擦洗口腔。

（7）用手电筒检查口腔内是否遗留棉球、是否擦洗干净、有无黏膜损伤，再次清点棉球数量。

（8）遵医嘱处理口腔黏膜异常情况，观察患者意识、瞳孔及生命体征。

（9）协助患者取安全、舒适卧位。

（10）记录口腔异味、白斑、溃疡、疱疹等情况。

（四）注意事项

（1）操作应轻柔，金属钳端可用棉球包裹，避免钳端直接触碰牙齿，损伤黏膜及牙龈，对凝血功能差、放射治疗的患者应特别注意。

（2）对昏迷患者应注意棉球的干湿度，禁止漱口。擦洗时须用止血钳夹紧棉球，每次1个，防止棉球遗留在口腔内，操作前后仔细清点棉球数量。使用开口器时，将前端用双层纱布包裹闭合，从患者臼齿处放入后固定，缓慢打开开口器，取出时将前端闭合取出。

（3）对于长期应用抗生素者，注意观察口腔黏膜有无真菌感染。

第十节　会阴护理

一、定义

为会阴及其周围皮肤进行的清洁和护理。

二、适应证

适用于大小便失禁、留置导尿管和各种会阴部手术后的患者等。

三、操作程序

(一)评估

(1)核对医嘱、建立治疗卡。

(2)评估患者：病情、意识、自理能力、心理状态和对治疗疾病的信心、接受配合程度；评估室内温度，评估患者会阴部皮肤黏膜情况、有无尿失禁和留置导尿管、阴道有无流血、流液等情况。

(3)评估环境：环境安静、整洁，光线、温湿度适宜，备屏风。

(二)计划

1.预期目标

会阴部清洁，患者舒适，预防、减少感染的发生。

2.准备

(1)护士自身准备：衣、帽、鞋穿着整洁，戴口罩，修剪指甲，洗手。

(2)用物准备：治疗盘、棉球、持物钳、无菌溶液、一次性垫巾、弯盘、止血钳、便盆、卫生纸、浴巾、屏风，根据病情准备消毒液。

(3)患者准备：了解操作治疗目的，缓解紧张情绪。

(三)实施

(1)核对患者信息，向患者做好解释。

(2)拉隔帘或屏风遮挡，保护患者隐私。

(3)会阴冲洗流程。

1)患者取卧位，协助患者脱去对侧裤腿盖在近侧腿部，对侧腿用被子遮盖,将浴巾折成扇形遮盖患者下腹部。

2)将一次性垫巾置于患者臀下,放置便盆。

3)一手持冲洗液,一手夹取棉球,自上而下、由外向内冲洗会阴部并擦干。冲洗顺序:阴阜→对侧腹股沟→近侧腹股沟→对侧大小阴唇→近侧大小阴唇→尿道口→阴道口→肛门,每处 1 个棉球。

4)撤去便盆及一次性垫巾,协助患者取舒适卧位。

(4)会阴抹洗流程。

1)患者取仰卧位,协助患者脱去对侧裤腿盖在近侧腿部,对侧腿用被子遮盖,将浴巾折成扇形遮盖患者下腹部。

2)将一次性垫巾置于患者臀下,将弯盘置于患者两腿之间,戴手套。

3)先清洁尿道口,再依顺序由内向外、自上而下清洁会阴部污垢、分泌物、血迹等,最后清洁肛门。抹洗顺序:尿道口→对侧小阴唇→近侧小阴唇→对侧大阴唇→近侧大阴唇→阴阜→对侧大腿内侧上 1/3→近侧大腿内侧上 1/3→会阴切口或导尿管→肛门。

4)留置导尿管者,由尿道口处向外依次用消毒棉球擦洗。

(四)注意事项

(1)留置导尿管者,妥善固定,避免牵拉。

(2)动作轻柔,水温适宜,注意保护患者隐私及保暖,避免浸湿被服。

(3)观察会阴部皮肤黏膜、分泌物性质及伤口情况,发现异常及时通知医生处理。

(4)外阴有伤口时,可用稀释的碘伏擦洗。

(5)会阴若有红肿,早期可行冰敷或予 50% 硫酸镁溶液湿敷。

第十一节　外周中心静脉导管维护

一、定义

外周中心静脉导管(peripherally inserted central venous catheter, PICC)是指经外周静脉(上肢贵要静脉、肘正中静脉、头静脉等)穿刺,导管尖端位于上腔静脉或下腔静脉的导管。PICC 可以在静脉内留置长达 1 年,若维护不规范,便会增加导管堵塞、导管移位、导管脱出、静脉炎、静脉血栓等并发症的发生率。

二、适应证

需要长期输液的患者；需输注发疱剂或刺激性药物的患者；胃肠外营养的患者；需要反复输血、采血的患者；与其他静脉血管通路相比，更愿意接受PICC的患者。

三、操作程序

(一)评估

(1)核对医嘱、建立治疗卡。

(2)评估患者：病情，意识，臂围，穿刺点有无发红、肿胀、渗血、渗液，导管有无移动，敷料是否潮湿、污染、脱落、过期，患者心理状态和对治疗疾病的信心、接受配合程度。

(3)评估环境：室内温湿度适宜，清洁、宽敞、明亮。

(二)计划

1. 预期目标

确保 PICC 穿刺点的无菌状态；预防导管相关性血流感染；确保 PICC 导管通畅；维持导管的正常功能。

2. 准备

(1)护士自身准备：衣、帽、鞋穿着整洁，戴口罩，修剪指甲，洗手。

(2)用物准备：治疗车、无菌治疗巾、预充注射器、无菌透明敷料、输液接头、3L胶布、思乐扣、软尺、手套、换药包(垫巾 1 块、乙醇棉球 6 个、碘伏棉球 6 个、纱布 4 块、弯盘 2 个、镊子 2 把)、中单。

(3)患者准备：了解操作治疗目的，缓解紧张情绪。

(三)实施

(1)洗手、戴口罩，查对医嘱执行单，检查无菌物品，携用物至患者床旁，核对信息，向患者解释操作目的，取得配合。

(2)打开换药包，将思乐扣投入换药包内，在穿刺肢体下铺垫巾，用软尺测量肘正中上方 10 cm 处臂围，揭开固定输液接头的胶布，如有胶痕给予清除。

(3)快速手部消毒，抽取 10 mL 0.9%氯化钠溶液预冲输液接头待用，卸下旧的输液接头(确保拇指夹处于夹闭状态)。

(4)戴手套，并摆放用物，打开乙醇棉片包，用乙醇棉片用力多方位擦拭消

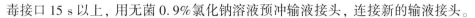

毒接口 15 s 以上，用无菌 0.9% 氯化钠溶液预冲输液接头，连接新的输液接头。

（5）冲管液通常为 0.9% 氯化钠溶液，采用脉冲式冲洗方法，使 0.9% 氯化钠溶液在导管内形成小旋涡，有利于把导管内的残留药物冲洗干净。

（6）去除透明敷料外胶带，0°平行撕拉，自下而上去除原有透明敷料，手消后再戴手套。

（7）轻轻打开锁扣，小心从锁扣上移开导管，用酒精浸润、溶解思乐扣固定装置下方的黏合剂，直至将思乐扣固定装置从皮肤上移开，左手持纱布覆盖输液接头，提起导管，先用 75% 乙醇棉球消毒，以穿刺点为中心向外按照顺时针、逆时针、顺时针方向消毒 3 遍，范围至少达到直径 20 cm（上下 10 cm，左右至臂缘）。再用碘伏棉球重复以上步骤。

（8）在摆放思乐扣处均匀涂抹一层皮肤保护剂，待干 15 s 或至不粘手套为止，按思乐扣上箭头所示方向（箭头指向穿刺点）将导管装在思乐扣立柱上，锁定纽扣，依次撕除思乐扣的背胶纸，将思乐扣贴在皮肤上，导管出皮肤处逆血管方向摆放弧形（"L" 或 "U" 型）。

（9）用大约 10 cm×12 cm 的无菌透明敷料，以穿刺点为中心，无张力粘贴，透明敷料应完全覆盖住思乐扣，胶带蝶形交叉固定贴膜下缘，再以胶带横向固定延长管，在记录胶带上标注操作者姓名及日期、置入长度、外露长度，贴于透明敷料上。

（10）整理用物，脱无菌手套，向患者交代注意事项，手消毒，在执行单上签名及时间，填写 PICC 维护记录单。

（四）注意事项

（1）静脉导管的维护应由经过培训的医务人员进行。

（2）出现液体流速不畅，使用 10 mL 及以上注射器抽回血，不可强行推注液体。

（3）经输液接头进行输液或给药前，应使用消毒剂用力擦拭接头至少 15 s。

（4）冲封管遵循 A-C-L 原则：A 导管功能评估；C 冲管；L 封管。

（5）注意观察中心静脉导管体外长度的变化，防止导管脱出。

（6）治疗间歇期每 7 天维护 1 次，有污染、敷料松脱等情况立即维护。

第十二节　输液港维护

一、定义

完全植入式静脉输液港(totally implantable venous access port，TIVAP，简称输液港)，是一种完全植入体内的闭合静脉通道系统，是通过皮下植入港体连接导管建立的中心静脉通道，是患者接受各种输液治疗的有效途径。

二、适应证

需要长期静脉输液者；需反复输入腐蚀性或刺激性药物，如化疗药物、强酸、强碱药物；长期输入高渗透性或黏稠度较高的药物，如高糖、脂肪乳、氨基酸等；外周静脉血管条件差或缺乏外周静脉通路，难以维持静脉输液者；长期需要间歇治疗者。

三、操作程序

(一)评估

(1)核对医嘱、建立治疗卡。

(2)评估患者：输液港局部皮肤情况；置管侧手臂及肩部、胸部有无疼痛、麻木等不适；上次维护时间及使用情况、置管时间；是否清洁穿刺处皮肤。

(3)评估环境：室内温湿度适宜，清洁、宽敞、明亮。

(二)计划

1.预期目标

保持中心静脉输液通路通畅，无感染等并发症的发生，达到安全输液的目的。

2.准备

(1)护士自身准备：衣、帽、鞋穿着整洁，戴口罩，修剪指甲，洗手。

(2)用物准备：治疗车、无菌治疗巾、无损伤针、无菌透明敷料、输液接头、0.9%氯化钠溶液、肝素钠稀释液、20 mL注射器2支、无菌手套、胶布、换药包(垫巾1块、酒精棉球6个、碘伏棉球6个、纱布4块、弯盘2个、镊子2把)、无菌开口纱布、速干手消毒剂。

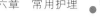

(3)患者准备：了解操作治疗目的，缓解紧张情绪。

（三）实施

(1)携用物至床旁，暴露输液港穿刺部位，检查穿刺部位，确认注射的位置。

(2)洗手，打开换药包，将注射器、无损伤针等物品放入无菌区。

(3)右手先戴一只无菌手套，持无菌 20 mL 注射器，左手持 0.9%氯化钠溶液，抽吸 20 mL 0.9%氯化钠溶液。

(4)左手再戴另一只无菌手套。

(5)连接无损伤针，排气，夹闭延长管。

(6)行皮肤消毒，先用 75%乙醇棉球以输液港注射座为中心，由内向外，擦拭消毒 3 遍，消毒直径为 10~12 cm。

(7)再用碘伏棉球重复以上步骤。

(8)自然待干。

(9)铺孔巾，非主力手的拇指、食指和中指固定注射座，将输液港输液座稍提起，主力手持无损伤针，自三指中心垂直刺入，穿过隔膜，到达储液槽底部。

(10)穿刺后抽回血，确认针头是否在输液港内及导管是否在血管内，插针后用 20 mL 0.9%氯化钠溶液脉冲式冲管，移去接口处注射器；连接输液接头，如需静脉用药则接输液器，如无须输液用 3~5 mL 肝素盐水封管，夹管，固定延长管，备用。

(11)如需保留针头则在针翼下垫厚度适宜的开口纱布，确保针头平稳，撒孔巾，用透明敷料覆盖，固定好无损伤针，并注明维护日期、时间、维护者。

(12)当无损伤针已使用 7 d 或疗程结束后，需要拔除无损伤针，拔针前先洗手、戴清洁手套、撕除敷料、检查局部皮肤，接着左手两指固定好输液港注射座，右手边正压封管边拔出针头，然后用方纱压迫止血 5 min，检查拔出的针头是否完整，最后用输液贴覆盖穿刺点。

（四）注意事项

(1)必须使用无损伤针进行穿刺，必须使用 10 mL 及以上注射器，采用脉冲式冲洗法冲洗导管。

(2)冲洗及输液过程中加强巡视，密切观察患者有无胸闷、胸痛及局部肿胀等药物外渗的现象，如出现及时告知医生对症处理。

(3)换敷料时注意观察皮肤是否红肿热痛，有无分泌物、皮疹等感染、过敏症状。如出现感染症状需遵医嘱做细菌及真菌培养，并做好记录。

(4)消毒范围需大于敷料范围，透明敷料应该完全覆盖无损伤针，妥善固定无损伤针。

(5)冲洗时，遇阻力应停止操作，查找原因，勿强力冲管。

(6)注射前检查回血，如回血不畅或输液速度随体位变化而改变，应查找原因，针对原因进行对症处理。

第十三节　吸痰护理

一、定义

中心吸引装置吸痰是利用机械吸引的方法，经口、鼻或人工气道将呼吸道分泌物吸出，以保持呼吸道通畅，预防吸入性肺炎、肺不张、窒息等并发症的一种方法。同时也是机械通气患者最常用、最有效的维持呼吸道通畅的方法。

二、适应证

适用于年老体弱、危重、昏迷、麻醉未清醒前、机械通气患者等不能有效咳嗽排痰者；必要时获取化验标本。

三、操作程序

（一）评估

(1)核对医嘱、建立治疗卡。

(2)评估患者：带听诊器、手电筒、医嘱单至床头，核对信息，评估患者肺部听诊情况、生命体征、口腔、管道、自理能力、心理状态及配合程度。

(3)评估环境：环境安静、整洁，光线、温湿度适宜，关闭门窗，备屏风。

（二）计划

1. 预期目标

患者呼吸道内分泌物清除干净，缺氧症状改善。患者口腔黏膜无损伤。

2. 准备

(1)护士自身准备：衣、帽、鞋穿着整洁，戴口罩，修剪指甲，洗手。

(2)用物准备：治疗盘、棉签、手电筒、听诊器、弯盘、治疗碗、手消毒剂、无菌纱布、一次性治疗巾、一次性压舌板、一次性吸痰管数根、一次性负压装置一套(负压瓶、压力表、管道)、无菌手套、带盖0.9%氯化钠溶液1瓶、口咽管1根(必要时备用)、黄色污物桶(套好医用垃圾袋)、灰色污物桶(套好生活垃圾袋)。

(3)患者准备:了解吸痰的目的、方法、注意事项及配合要点,缓解紧张情绪。

(三)实施

(1)携用物至床旁,再次核对患者信息,并做好沟通。

(2)安装好负压吸引装置,并检查性能是否完好,调节负压为0.02~0.033 MPa,小儿负压调节小于0.0133 MPa。

(3)无菌盘置于床头桌,给予患者高流量吸氧2~3 min,观察患者血氧饱和度。

(4)戴手套,铺无菌巾,弯盘置于口角旁,打开吸痰管包装,右手戴无菌手套(保持右手无菌),右手取出吸痰管,等渗盐水试吸,检查吸痰管是否通畅。

(5)分别吸净口腔、咽喉部及气管内的痰液(吸痰顺序:口腔→咽部→气管内→鼻腔),每吸1处,更换吸痰管,吸痰过程中注意观察患者的面色、血氧饱和度及呼吸情况。

(6)吸痰完毕,迅速撤出吸痰管,将吸痰管缠绕于右手中,翻折右手手套,弃入医用垃圾袋,用吸引管抽吸0.9%氯化钠溶液,将管道内分泌物清理干净,关闭吸引器开关,将氧流量调回到吸痰前状态。

(7)纱布擦净患者面部及口鼻腔分泌物。

(8)安置患者舒适体位,整理床单位,观察生命体征、血氧饱和度。

(9)终末处置,垃圾分类处理,洗手记录。

(10)密切评估患者有无吸痰的并发症:缺氧、气道黏膜损伤、影响血流动力学、支气管痉挛,其他:心律失常、肺不张、感染等。

(四)注意事项

(1)负压应选择能够吸出痰液的最小压力,建议吸引器负压0.02 MPa左右。如果痰液黏稠可适当增加吸引的负压。

(2)吸痰前可给予扣背、雾化、高流量吸氧吸入2~3 min。

(3)动作应轻柔、准确、快速,间歇性吸引,用食指和拇指旋转吸痰管,边吸边提,在痰多处停留以提高吸痰效率,切忌将吸痰管上下提插,每根吸痰管吸引时间不宜超过15 s。患者出现血氧饱和度下降或呼吸困难立即停止吸引,吸痰间隔予以高流量氧气吸入。

（4）注意吸痰管插入是否顺利，吸痰管插入至遇到阻力时停止插入。旋转提拉，嘱患者咳嗽，促进痰液吸出。若痰液较深不易吸出时，可使用口咽通气管进行吸痰。吸痰过程中应当密切观察患者的病情变化，如有心率、血压、呼吸、血氧饱和度的明显改变时，应当立即停止吸痰，予高流量吸氧。

（5）进吸痰管时不可给予负压，以免损伤患者气道。出现气管黏膜损伤时应减少吸痰次数，密切观察痰液变化。储液瓶内的液体不得超过 2/3。

（6）严格遵循无菌操作原则，吸痰时，已提出的吸痰管禁止再次送入口腔、鼻腔。如痰液未吸净时应立即更换新吸痰管重新吸引，吸痰管为一次性使用，禁止反复使用。

（7）吸痰后气道阻力降低，听诊大气道湿啰音减少，血氧浓度提高是判断气道通畅、吸痰彻底和方法正确的客观指标。

第十四节　床上擦浴

一、定义

床上擦浴是护士协助制动及活动受限的患者在床上去除皮肤污垢，消除令人不快的身体异味，保持皮肤清洁，促进患者机体放松，增进患者舒适及活动度，防止肌肉挛缩和关节僵硬等并发症，刺激皮肤的血液循环，增加皮肤的排泄功能。皮肤的新陈代谢迅速，其代谢产物如皮脂、汗液及表皮碎屑等能与外界细菌及尘埃结合成污垢，黏附于皮肤表面，如不及时清除，可刺激皮肤，降低皮肤的抵抗力，以致破坏其屏障作用，成为细菌入侵的门户，造成各种感染。因此，皮肤的清洁与护理有助于维持机体的完整性，给机体带来舒适感，可预防感染发生，防止压疮及其他并发症。

二、适应证

适用于病情较重、长期卧床或使用石膏、牵引、卧床、生活不能自理及无法自行沐浴的患者。

三、操作程序

（一）评估

（1）核对医嘱、建立治疗卡。

(2)评估患者：病情、意识、自理能力、心理状态及配合程度，评估患者的皮肤情况及管道情况，评估操作环境。

(3)评估环境：环境安静、整洁，光线、温湿度适宜，关闭门窗，备屏风。

(二)计划

1. 预期目标

保持全身皮肤清洁，增加舒适感，预防或减少感染的发生。

2. 准备

(1)护士自身准备：衣、帽、鞋穿着整洁，戴口罩，修剪指甲，洗手。

(2)用物准备：浴巾、毛巾各2条、沐浴液或浴皂、小剪刀、梳子、50%乙醇溶液、护肤用品(爽身粉、润肤剂)、面盆2个，水桶2个(一桶内盛50℃~52℃的温水，并按年龄、季节和生活习惯调节水温；另一桶接盛污水用)、清洁衣裤和被服，另备便盆、便盆巾和屏风。

(3)患者准备：了解操作治疗目的，缓解紧张情绪。

(三)实施

(1)向患者解释床上擦浴的目的及配合要点。

(2)调节合适的室温和水温。

(3)根据患者病情放平床头及床尾，根据需要给予便器。

(4)拉隔帘遮挡，保护患者隐私。

(5)妥善固定各种管道、保护伤口，协助患者移近护士，取舒适卧位。

(6)将脸盆放于床旁桌，倒热水2/3满，将毛巾叠成手套状包在手上。先用较湿的毛巾擦洗眼部(由内眦向外眦)，再洗额部、面颊、鼻部、颈部及耳后。

(7)为患者脱去上衣，盖好被子或浴毯。先脱近侧后脱对侧(如有体外伤或活动障碍，应先脱健侧后脱患侧，穿时则相反)。

(8)在擦洗部位下面铺浴巾，擦洗顺序：双上肢→双手→胸部→腹部→背部→臀部。擦洗原则：上肢由远心端向近心端擦洗；躯干先前胸后背部，由上往下擦洗。

(9)根据季节选择使用润肤乳或爽身粉。穿上清洁上衣，协助患者仰卧。

(10)协助患者擦洗会阴部。

(11)遮盖会阴部，擦洗双下肢。擦洗原则：由远心端向近心端擦洗。擦洗顺序：踝部→小腿→膝部→大腿。

(12)协助患者斜卧，两腿屈曲，将双足没入水中浸泡数分钟，擦干。协助穿裤，必要时修剪趾甲。

（13）整理床单元，检查并固定各种管道。

（四）注意事项

（1）按擦浴顺序、步骤和方法进行。

（2）擦洗眼部时，尽量避免使用浴皂，防止对眼部刺激。

（3）操作过程中注意观察患者的病情变化，保持与患者沟通，询问患者感受，如出现寒战、面色苍白、脉速等现象，应立即停止擦洗，并给予对症处理。

（4）擦洗动作要轻柔、利索，尽量注意少搬动、少暴露患者，注意保暖。

（5）擦洗时注意褶皱处如额下、颈部、耳郭、耳后、腋窝、指间、乳房下褶皱处、脐部、腹股沟、肛周等要擦洗干净。

（6）肢体有损伤者，应先脱健侧衣裤后脱患侧，穿时应先穿患侧后穿健侧，避免患者关节的过度活动，引起疼痛和损伤。

（7）护士在操作时应遵循人体力学原则，注意省力。

第十五节　导尿术

一、定义

导尿术是指在严格无菌操作下，将导尿管经尿道插入膀胱引出尿液的方法。目的是解除尿潴留，采取不污染的尿液标本进行检查，测定残余尿，测定膀胱冷热感、容量、压力，注入造影剂或药物帮助诊断或治疗等。

二、适应证

适用于各种尿潴留的患者；协助临床诊断，留取不污染的尿液标本，测定残余尿，测定膀胱容量、压力；需进行尿道或膀胱造影的患者；膀胱内药物灌注或膀胱冲洗等。

三、操作程序

（一）评估

（1）评估患者病情、治疗情况、意识、心理状态及合作程度。

（2）患者排尿功能异常的程度，膀胱充盈度及会阴部皮肤、黏膜的完整性。

（3）评估环境：环境安静、整洁，光线、温湿度适宜，关闭门窗，备屏风。

(二)计划

1. 预期目标

尿潴留患者痛苦解除;尿失禁患者保持会阴清洁干燥;协助完成临床诊断、治疗。

2. 准备

(1)护士自身准备:衣、帽、鞋穿着整洁,戴口罩,修剪指甲,洗手。

(2)用物准备。

1)治疗盘内:橡皮圈1个、别针1枚、备皮用物1套、一次性无菌导尿包1套(治疗碗2个、弯盘、根据年龄选不同型号双腔气囊导尿管、弯血管钳1把、镊子1把、无菌棉球、液状石蜡棉、孔巾)、弯盘1个、一次性手套1副、治疗碗1个(内盛棉球若干个)、弯血管钳1把、镊子2把、无菌手套1双、常用消毒溶液[0.1%苯扎溴铵溶液(新洁尔灭)、0.1%洗必泰溶液(氯己定)等]、无菌持物钳及容器1套,男患者导尿另备无菌纱布2块。

2)治疗盘外:小橡胶单和治疗巾1套(或一次性治疗巾)、便盆及便盆巾。

(3)患者准备:了解操作治疗目的,缓解紧张情绪,在医护人员指导或协助下清洗外阴。

(三)实施

(1)将用物推至患者处,核对患者床号、姓名,向患者解释导尿的目的、方法、注意事项及配合要点。消除患者紧张的心理,以取得合作。

(2)用屏风或隔帘遮挡患者,保护患者的隐私。

(3)帮助患者清洗外阴部,减少逆行尿路感染。

(4)检查导尿包的日期,是否严密干燥,确保物品无菌性,防尿路感染。

(5)根据男女性尿道解剖特点执行不同的导尿术。

(6)男性患者导尿术操作步骤。

1)操作者位于患者右侧,帮助患者取仰卧屈膝位,脱去对侧裤腿,盖在近侧腿上,对侧下肢和上身用盖被盖好,两腿略外展,暴露外阴部。

2)将一次性橡胶单和治疗巾垫于患者臀下,弯盘置于患者臀部,治疗碗内盛棉球若干个。

3)左手戴手套,用纱布裹住阴茎前1/3,将阴茎提起,另一手持镊子夹消毒棉球按顺序消毒,阴茎后2/3部→阴阜→阴囊暴露面。

4)用无菌纱布包裹消毒过的阴茎后2/3部→阴阜→阴囊暴露面,消毒阴茎前1/3,并将包皮向后推,换另一把镊子夹消毒棉球消毒尿道口,向外螺旋式擦拭龟头→冠状沟→尿道口数次，包皮和冠状沟易藏污，应彻底消毒，预防感染。污染棉球置于弯盘内移至床尾。

5）在患者两腿间打开无菌导尿包，用持物钳夹浸消毒液的棉球于药杯内。

6）戴无菌手套，铺孔巾，使孔巾与包布内面形成无菌区域。嘱患者勿移动肢体，保持体位，以免污染无菌区。

7）按操作顺序排列好用物，用镊子取液状石蜡棉球，润滑导尿管前端。

8）左手用纱布裹住阴茎并提起，使之与腹壁成60°，使耻骨前弯消失，便于插管。将包皮向后推，右手用镊子夹取浸消毒液的棉球，按顺序消毒尿道口→螺旋消毒龟头→冠状沟→尿道口数遍，每个棉球只可用一次，禁止重复使用，确保消毒部位不受污染，污染棉球置于弯盘内，右手将弯盘移至靠近床尾无菌区域边沿，便于操作。

9）左手固定阴茎，右手将治疗碗置于孔巾口旁，当插管受阻时，应稍停片刻，嘱患者深呼吸，减轻尿道括约肌紧张，再徐徐插入导尿管，切忌用力过猛而损伤尿道。

10）用另一只血管钳夹持导尿管前端，对准尿道口轻轻插入20~22 cm，见尿液流出后，再插入约 2 cm，将尿液引流入治疗碗（第一次放尿不超过1000 mL，防止大量放尿，腹腔内压力急剧下降，血液大量滞留腹腔血管内，血压下降虚脱及膀胱内压突然降低，导致膀胱黏膜急剧充血，发生血尿）。

11）治疗碗内尿液盛 2/3 满后，可用血管钳夹住导尿管末端，将导尿管接引流袋入便器内，再打开导尿管继续放尿。注意询问患者的感受，观察患者的反应。

12）导尿毕，夹住导尿管末端，轻轻拔出导尿管，避免损伤尿道黏膜。撤下洞巾，擦净外阴，脱去手套置弯盘内，撤出臀部一次性橡胶单和治疗巾置治疗车下层。协助患者穿好裤子，整理床单位。

13）整理用物，洗手，记录。

(7)女性患者导尿术操作步骤。

1）操作者位于患者右侧，帮助患者取仰卧屈膝位，脱去对侧裤腿，盖在近侧腿上，对侧下肢和上身用盖被盖好，两腿略外展，暴露外阴部。

2）将一次性橡胶单和治疗巾垫于患者臀下，弯盘放于患者臀部，治疗碗内盛棉球若干个。

3）左手戴手套，右手持血管钳夹取消毒棉球做外阴初步消毒，按由外向内，自上而下顺序，依次消毒阴阜、两侧大阴唇。

4）左手分开大阴唇，换另一把镊子按顺序消毒大小阴唇之间→小阴唇→尿道口→自尿道口至肛门，减少逆行感染的机会。污染棉球置于弯盘内，消毒完毕，脱下手套置于治疗碗内，污物放至治疗车下层。

5）在患者两腿间打开无菌导尿包，用持物钳夹浸消毒液的棉球于药杯内。

6）戴无菌手套，铺洞巾，使洞巾与包布内面形成无菌区域。嘱患者勿移动肢体，保持体位，以免污染无菌区。

7）按操作顺序排列好用物，用镊子取液状石蜡棉球，润滑导尿管前端。

8）左手拇指、食指分开并固定小阴唇，右手持弯血管钳夹取消毒棉球，按由内向外，自上而下顺序消毒尿道口→两侧小阴唇→尿道口，尿道口处要重复消毒一次，污染棉球及弯血管钳置于弯盘内，右手将弯盘移至靠近床尾无菌区域边沿，便于操作。

9）右手将无菌治疗碗移至孔巾旁，嘱患者张口呼吸，用另一只弯血管钳夹持导尿管对准尿道口轻轻插入尿道 4~6 cm，见尿液后再插入 1~2 cm。

10）左手松开小阴唇，下移固定导尿管，将尿液引入治疗碗。注意询问患者的感觉，观察患者的反应。

11）导尿结束，夹住导管末端，轻轻拔出导尿管，避免损伤尿道黏膜。撒下洞巾，擦净外阴，脱去手套置弯盘内，撒出臀部一次性橡胶单和治疗巾置治疗车下层。协助患者穿好裤子，整理床单位。

12）整理用物，洗手，记录。

（四）注意事项

（1）向患者及其家属解释留置导尿管的目的和护理方法，使其认识到预防泌尿道感染的重要性，并主动参与护理。

（2）保持引流通畅，避免导尿管扭曲堵塞，造成引流不畅。

（3）防止泌尿系统逆行感染。

（4）患者每日摄入足够的液体，每日尿量维持在 2000 mL 以上，达到自然冲洗尿路的目的，以减少尿路感染和结石的发生。

（5）保持尿道口清洁，女患者用消毒棉球擦拭外阴及尿道口，如分泌物过多，可用 0.02% 高锰酸钾溶液冲洗，再用消毒棉球擦拭外阴及尿道口。男患者用消毒棉球擦拭尿道口、阴茎头及包皮，1~2 次/d。

（6）根据引流袋的不同，定时更换集尿袋，定时排空集尿袋，并记录尿量。

（7）及时更换导尿管。

（8）采用间歇性夹管方式，训练膀胱反射功能。关闭导尿管，每 4 小时开放 1 次，使膀胱定时充盈和排空，促进膀胱功能的恢复。

（9）离床活动时，应用胶布将导尿管远端固定在大腿上，集尿袋不得超过膀胱高度，防止尿液逆流。

（10）协助患者更换体位，倾听患者主诉，并观察尿液性状、颜色和量，尿常规每周检查 1 次，若发现尿液混浊、沉淀、有结晶，应做膀胱冲洗。

第十六节　灌肠术

一、定义

灌肠术是将一定量的液体由肛门经直肠灌入结肠，帮助患者清洁肠道、排便、排气或由肠道供给药物，以达到确定诊断和治疗目的的技术。根据灌肠的目的分为保留灌肠和不保留灌肠。

二、适应证

适用于便秘、肠胀气患者；需要镇静、催眠及治疗肠道感染、高热患者；清洁肠道，为肠道手术、检查等做准备。

三、操作程序

（一）评估

（1）核对医嘱、建立治疗卡。

（2）评估患者：患者的年龄、病情、意识状态、灌肠的目的；患者的排便情况和肛周皮肤、黏膜是否完好；患者的心理状况、合作程度及生活自理能力。

（3）嘱患者排尿。

（4）酌情关闭门窗，用屏风遮挡患者，室温适宜、光线充足。

（二）计划

1. 预期目标

患者便秘、肠胀气缓解或解除；肠道清洁，为肠道检查、手术做好准备；稀释并清除肠道内的有害物质；灌入低温液体，为高热患者降温。

2. 准备

（1）护士自身准备：衣、帽、鞋穿戴整洁，戴口罩，修剪指甲，洗手。

（2）用物准备。

1）治疗盘内：通便剂按医嘱备、一次性手套 1 双、剪刀（用开塞露时）1 把、弯盘 1 个、卫生纸、纱布 1 块。

2）治疗盘外：一次性灌肠器、灌肠液适量、屏风、便盆、便盆巾 1 个。

（3）患者准备：了解通便目的、方法、注意事项及配合要点。取侧卧屈膝位，调整情绪，在医护人员指导或协助下清洗肛周。

（4）环境准备：安静、整洁，光线、温湿度适宜，关闭门窗。

（三）实施

（1）关闭门窗，用屏风遮挡患者，保护患者隐私。

（2）根据医嘱配备灌肠溶液，溶液名称、温度、浓度及液量准确。协助患者取左侧卧位，双腿屈膝，裤子脱至膝盖，背向操作者，暴露肛门，便于操作。

（3）患者臀部移至床沿，臀下铺一次性尿垫，保持床单位清洁，便器放置在床旁。

（4）将弯盘置于臀部旁，打开一次性灌肠器包装，检查灌肠袋与连接管的连接情况，接上规格合适的肛管。关闭灌肠袋连接管上的管夹，悬挂灌肠袋于输液架上，使其液面与肛门距离不超过 30 cm。

（5）戴一次性手套，开放管夹，使溶液充满管道以排尽肛管内气体，然后夹管。

（6）肛周涂润滑剂，一手分开肛门，暴露肛门口，嘱患者张口呼吸，使患者放松便于插管，另一手将肛管轻轻旋转插入肛门，沿着直肠壁进入直肠 7～10 cm。

（7）固定肛管，打开血管钳，缓缓注入灌肠液，速度不可过快过猛，以防刺激肠黏膜，出现排便。

（8）关闭灌肠袋、连接管上的管夹，一手持卫生纸紧贴肛周下沿，防止灌肠液流出，另一手将肛管轻轻拔出，置弯盘内。

（9）擦净肛周，协助患者取舒适卧位，灌肠液在体内保留 10～20 min 后再排便。充分软化粪便，提高灌肠效果。

（10）清理用物。

（11）协助患者排便，整理床单位，洗手、记录。

（四）注意事项

（1）灌肠液温度控制在 38℃ 左右，温度过高损伤肠黏膜，温度过低可引起肠痉挛。

（2）如遇患者有便意、腹胀时，嘱患者做深呼吸，让灌肠液在体内尽量保留10～20 min。

（3）消化道出血、急腹症、妊娠、严重心血管疾病患者禁忌灌肠。

(4)保留灌肠,臀下垫小枕,抬高 10 cm,插入肛门 15~10 cm,阿米巴痢疾病变在回盲部,取右侧卧位以提高疗效,尽量保留药液在 1 h 以上。

第十七节　鼻饲法

一、定义

鼻饲法是将导管经鼻腔插入胃内,从管内灌注流质食物、水分和药物的方法。对病情危重、昏迷、不能经口或不愿正常摄食的患者通过胃管供给患者所需的营养、水分和药物,维持机体代谢平衡,保证蛋白质和热量的供给需求,维持和改善患者的营养状况。

二、适应证

适用于病情危重、昏迷、不能经口或不愿正常摄食的患者。

三、操作程序

(一)评估

(1)评估患者病情、治疗情况、意识、心理状态及合作度。

(2)评估患者鼻腔状况,有无鼻中隔偏曲、息肉,鼻黏膜有无水肿、炎症等。

(3)评估环境:安静、整洁,光线、温湿度适宜。

(二)计划

1.预期目标

通过胃管供给患者所需的营养、水分和药物,维持机体代谢平衡。

2.准备

(1)护士自身准备:衣、帽、鞋穿戴整洁,戴口罩,修剪指甲,洗手。

(2)用物准备。

1)治疗盘内:一次性无菌鼻饲包(硅胶胃管 1 根、弯盘 1 个、压舌板 1 个、50 mL 注射器 1 个、润滑剂、镊子 2 把、治疗巾 1 条、纱布 5 块)、治疗碗 2 个、弯血管钳 1 把、棉签、听诊器、鼻饲流质液(38℃~40℃)200 mL、温开水适量、手电筒 1 个、调节夹 1 个(夹管用)、石蜡油、漱口液、毛巾。

2）治疗盘外：安全别针 1 个、夹子或橡皮圈 1 个、卫生纸。

（3）患者准备：了解鼻饲目的、方法、注意事项及配合要点。调整情绪，在医护人员指导或协助下摆好体位。

(三)实施

（1）确认患者并了解病情，向患者解释鼻饲目的、过程及方法。

（2）备齐用物，携至床旁核对床头卡、医嘱、饮食卡，核对流质饮食种类、量、性质、温度和质量。

（3）患者如有义齿、眼镜应协助取下，妥善存放。防止义齿脱落，误吞入食管或落入气管引起窒息。插管时的刺激可致流泪，取下眼镜便于擦拭。

（4）取半坐位或坐位，可减轻胃管通过咽喉部时引起的口咽反射，利于胃管插入。无法坐起者取右侧卧位，昏迷患者取去枕平卧位，头向后仰，可避免胃管误入气管。

（5）将治疗巾围于患者颌下，保护患者衣服和床单，弯盘、毛巾放置于易取处。

（6）观察鼻孔是否通畅，黏膜有无破损，清洁鼻腔，选择通畅一侧便于插管。

（7）测量胃管插入的长度，成人插入长度为 45~55 cm，一般取发际至胸骨剑突处或鼻尖经耳垂至胸骨剑突处，并做标记，倒少许润滑剂于纱布上润滑胃管前段 10~20 cm 处，减少插管时的摩擦阻力。

（8）左手持纱布托住胃管，右手持镊子夹住胃管前端，沿选定侧鼻孔缓缓插入，插管时动作轻柔，镊子前端勿触及鼻黏膜，以防损伤，当胃管插入 10~15 cm 通过咽喉部时，如为清醒患者指导其做吞咽动作及深呼吸，随患者做吞咽动作及深呼吸时顺势将胃管向前推进，直至标记处。如为昏迷患者，将患者头部托起，使下颌靠近胸骨柄，可增大咽喉部通道的弧度，便于胃管顺利通过，再缓缓插入胃管至标记处。若插管时患者恶心、呕吐感持续，用手电筒、压舌板检查口腔咽喉部有无胃管盘曲卡住。如患者有呛咳、发绀、喘息、呼吸困难等误入气管现象，应立即拔管，休息片刻后再重新插管。

（9）确认胃管在胃内，用胶布交叉胃管固定于鼻翼和面颊部。确认胃管在胃内的 3 种方法：打开胃管末端胶塞连接注射器于胃管末端抽吸，抽出胃液即可证实胃管在胃内；置听诊器于患者胃区，快速经胃管向胃内注入 10 mL 空气，同时在胃部听到气过水声，即表示已插入胃内；将胃管末端置于盛水的治疗碗内，无气泡溢出。

（10）灌食：连接注射器于胃管末端，先回抽见有胃液，再注入少量温开水，可润滑管壁，防止喂食溶液黏附于管壁，然后缓慢灌注鼻饲液或药液等。鼻饲液温度为38℃~40℃，每次鼻饲量不应超过200 mL，间隔时间不少于2 h，新鲜果汁应与奶液分别灌入，防止凝块产生。鼻饲结束后，再次注入温开水20~30 mL冲洗胃管，避免鼻饲液积存于管腔中而变质造成胃肠炎或堵塞管腔。鼻饲过程中，避免注入空气，以防造成腹胀。

(11)胃管末端胶塞塞上，如无胶塞可反折胃管末端，用纱布包好，橡皮圈系紧，用别针将胃管固定于大单、枕旁或患者衣领处，防止灌入的食物反流和胃管脱落。

(12)协助患者清洁口腔、鼻孔，整理床单位，嘱患者维持原卧位20~30 min，防止发生呕吐，促进食物消化、吸收。长期鼻饲者应每日进行口腔护理。

(13)整理用物，并清洁，消毒备用。鼻饲用物应每日更换消毒，协助患者擦净面部，取舒适卧位。

(14)洗手，记录(记录插管时间、鼻饲液种类、量及患者反应等)。

(15)拔管。

1)携用物至床前，说明拔管的原因，并选择末次鼻饲结束时拔管。

2)置弯盘于患者颌下，夹紧胃管末端放于弯盘内，防止拔管时液体反流，胃管内残留液体滴入气管。揭去固定胶布用松节油擦去胶布痕迹，再用清水擦洗。

3)嘱患者深呼吸，在患者缓缓呼气时稍快拔管，到咽喉处快速拔出。

4)将胃管放入弯盘中，移出患者视线，避免患者产生不舒服的感觉。

5)清洁患者面部、口腔及鼻腔，帮助患者漱口，取舒适卧位，观察患者反应。

6)整理床单位，清理用物，洗手并记录。

(四)注意事项

(1)注入药片时应充分研碎，全部溶解方可灌注。多种药物灌注时，应将药物分开灌注，每种药物之间用少量温开水冲洗1次，注意药物配伍禁忌。

(2)插胃管时护士与患者进行有效沟通，缓解紧张情绪。

(3)插管动作要轻柔，尤其是通过食管3个狭窄部位时(环状软骨水平处、平气管分叉处、食管通过膈肌处)以免损伤食管黏膜。

(4)每次鼻饲前应检查胃管是否在胃内及是否通畅，并用少量温开水冲管后方可进行喂食，鼻饲完毕后再次注入少量温开水，防止鼻饲液凝结。注入鼻饲液的速度要缓慢，以免引起患者不适。

参 考 文 献

[1] 白琴. 舒缓疗护[M]. 北京：人民卫生出版社，2013.

[2] 岳红红，邢彩霞. 我国晚期癌症患者舒缓疗护的研究进展[J]. 基层医学论坛，2018，22(12)：1707-1710.

[3] 钱伟峰. 舒缓疗护在缓解晚期癌症癌痛方面的应用价值[J]. 中国社区医师，2013，15(20)：98-99.

[4] 胡利民. 常用中医护理操作技术及考核评分标准[M]. 北京：科学技术文献出版社，2016.

[5] 宁晓红，曲璇. 安宁缓和医疗症状处理手册[M]. 北京：中国协和医科大学出版社，2017.

[6] 贾立群，李佩文. 肿瘤中医外治法[M]. 北京：中国中医药出版社，2020.

[7] 肖亚洲，李旭英，谌永毅，等. 安宁疗护病房工作制度与规范[M]. 北京：学苑出版社，2021.

[8] 国家卫生计生委办公厅. 国家卫生计生委办公厅关于开展安宁疗护试点工作的通知：国卫办家庭函[2017]993号[EB/OL]. (2017-10-27)[2021-11-05]. http：//h-p. wsjkw. sc. gov. cn. hnucm. opac. vip/scwsjkw/sclljk/2017/10/27/6 d9318ad60734956b77 e5483131ffe6c. shtml.

[9] 国家卫生健康委员会规划发展与信息化司. 2019年我国卫生健康事业发展统计公报[EB/OL]. (2020-06-06)[2021-11-05]. http：//h-p. www. nhc. gov. cn. hnucm. opac. vip/guihuaxxs/s10748/202006/ebfe31f24cc145b198dd730603ec4442. shtml.

[10] CARRASCO J M, LYNCH T J, GARRALDA E, et al. Palliative care medical education in European universities：a description study and numerical scoring system proposal for assessing education development[J]. J Pain Symptom Manage，2015，50(4)：516-523.

[11] HORLAIT M, CHAMBAERE K, PARDON K, et al. What are the barriers faced by medical oncologists in initiating discussion of palliative care? A qualitative study in Flanders, Belgium [J]. Support Care Cancer，2016，24(9)：3873-3881.

［12］TATUM P E, MILLS S. Hospice and palliative care：an overview［J］. Medical Clinics of North America, 2020, 104(3)：359-373.

［13］SAUNDERS C. The evolution of palliative care［J］. Patient Education and Counseling, 2000, 41(1)：7-13.

［14］杨芸峰, 易春涛, 浦斌红. 构建中医药特色舒缓疗护体系的探讨［J］. 上海医药, 2014, 35(16)：18-19, 47.

［15］施永兴, 王光荣. 缓和医学理论与生命关怀实践［M］. 上海：上海科学普及出版社, 2009.

［16］施永兴, 王光荣. 中国城市临终关怀服务现状与政策研究［M］. 上海：上海科技教育出版社, 2010.

［17］湖南省卫生和计划生育委员会. 湖南省常用护理操作技术规范［M］. 长沙：湖南省科学技术出版社, 2017.

［18］World Health Organization(WHO). Global Health Estimates(GHE). 2020. URL：https：//www. who. int/healthinfo/global_burden_ disease/en/.

［19］World Health Organization (WHO). World cancer report 2020. 2020. URL：https：//www. iarc. fr/cards_page/world-cancer-report/.

［20］郑荣寿, 孙可欣, 张思维, 等. 2015 年中国恶性肿瘤流行情况分析［J］. 中华肿瘤杂志, 2019, 41(1)：19-28.

［21］World Health Organization (WHO). World cancer report 2014. URL：https：//www. who. int/cancer/publications/WRC_2014/en/.

［22］邹小农, 贾漫漫, 王鑫, 等.《2020 全球癌症报告》要点解读［J］. 中国胸心血管外科临床杂志, 2021, 28(1)：11-18.

［23］张丽霞, 高健生, 张兆康, 等. 中医哲学和现实人文意义的思考［J］. 中医杂志, 2017, 58(24)：2155-2157.

［24］王晟宇. 中医整体辩证观的核心是平衡［J］. 现代养生, 2018(4)：145-146.

［25］侯丽, 王寅, 吴洁雅, 等. 中医药在安宁疗护中的应用［J］. 医学与哲学(B), 2018, 39(4)：26-29.

［26］刘健美, 李玉华. 中医护理技术在安宁疗护症状控制中的应用概况［J］. 湖南中医杂志, 2020, 36(5)：171-172.

［27］上海市物价局, 上海市卫生和计划生育委员会, 上海市医保办. 上海市医疗机构医疗服务项目和价格汇编(2017 年 9 月)［EB/OL］.(2013-07-18)［2021-11-05］. http：//wsjkw. sh. gov. cn/wsj/download/jgb_2017. pdf.

［28］National Comprehensive Cancer Network. NCCN Clinical Practice Guidelines in Oncology：Palliative Care. Version 2. Published 2019. Accessed May 10, 2019. https：//www. nccn. org/professionals/physician_gls/pdf/palliative. pdf.

［29］National Comprehensive Cancer Network. NCCN Clinical Practice Guidelines in Oncology：Adult Cancer Pain. Version 1. Published 2019. Accessed February 22, 2019. https：//

www. nccn. org/professionals/physician_gls/pdf/pain. pdf.

［30］刘子鑫，刘杵针，李京蔚，等.中医药浴法在安宁疗护实践中的借鉴与应用［J］.科技资讯，2019，17(29)：205-206.

［31］邹德凤，毛祚燕.抚触护理在社区晚期癌症患者临终关怀中的应用［J］.江西医药，2008(9)：986-987.

［32］孙颖.向死而生：癌症患者的日常生活［D］.南京：南京大学，2018.

［33］范娟宁，王利英，朱茜，等.中医食疗结合安宁疗护提高终末期肿瘤老年患者生活质量的应用［J］.成都医学院学报，2020，15(5)：619-621.

［34］王伟，王海泉，王娜娜，等.中医外治法治疗胸腰椎骨折后腹胀便秘研究进展［J］.中医药临床杂志，2019，31(5)：978-980.

［35］屈群芳，谭玉婷，吴传芳，等.中医五行音乐疗法改善抑郁情绪研究现状［J］.西部中医药，2020，33(1)：155-158.

［36］李旭英，黄钢，谌永毅. 血管通道护理管理与实践［M］.长沙：湖南科学技术出版社，2020.

［37］Taylor E，Card A J，Piatkowski M. Single-occupancy patient rooms：A systematic review of the literature since 2006［J］. HERD. 2018，11(1)：85-100.

［38］Lu Y，Cai H，Bosch S J. Key spatial factors influencing the perceived privacy in nursing units：An exploration study with eight nursing units in Hong Kong［J］. HERD. 2017，10(4)：37-48.

［39］Zadeh R S，Eshelman P. Palliative design meets palliative medicine：A strategic approach to the design，construction，and operation of healthcare facilities to improve quality of life and reduce suffering for patients，families，and caregivers ［J］. Herd，2019，12(3)：179-186.

［40］王雨洁. 陕西慈善医院典型空间设计研究［D］.西安：西安建筑科技大学，2017.

［41］Pease N J，Finlay I G. Do patients and their relatives prefer single cubicles or shared wards？［J］. Palliat Med，2002，16(5)：445-446.

［42］Howard M B，Gleeson A，Higgins S. Hospice patients' and families' preference for shared versus single rooms［J］. Palliat Med，2014，28(1)：94-95.

［43］Williams C，Gardiner C. Preference for a single or shared room in a UK inpatient hospice：patient，family and staff perspectives ［J］. BMJ Support Palliat Care，2015，5(2)：169-174.

［44］Castro R，Angus D C，Rosengart M R. The effect of light on critical illness［J］. Crit Care，2011，15(2)：218.

［45］李田.中国 60 岁及以上人口超 2.6 亿［J］.老同志之友，2021(12)：14.

［46］朱林.室内医疗空间的治愈性设计探究［J］.现代园艺，2018(4)：125-126.

［47］王红.治愈系医疗室内空间设计探析［J］.河南建材，2018(2)：213-215.

［48］Hadi K，Du Bose J R，Choi Y S. The effect of light on sleep and sleep-related physiological factors among patients in healthcare facilities：A systematic review ［J］. HERD. 2019，

12(4)：116-141.

［49］Choi J H ，Beltran L O ，Kim H S. Impacts of indoor daylight environments on patient average length of stay（ALOS）in a healthcare facility［J］. Building and Environment，2012（50）：65-75.

［50］Canazei M，Pohl W，Bauernhofer K，et al. Psychophysiological Effects of a Single，Short，and Moderately Bright Room Light Exposure on Mildly Depressed Geriatric Inpatients：A Pilot Study［J］. Gerontology. 2017；63（4）：308-317.

［51］JOHNSON J A，GARLAND S N，CARLSON L E，et al. Bright light therapy improves cancer-related fatigue in cancer survivors：A randomized controlled trial ［J］. Journal of Cancer Survivorship-research and Practice，2018，12（2）：206-215.

［52］Figueiro M G，GRAS L，QI R，et al. A novel night lighting system for postural control and stability in seniors ［J］. Lighting Research and Technology，2008，40（2）：111-126.

［53］张帆，陈玥. 色彩构成与灯光搭配在病房环境设计中的应用 ［J］. 中国医院建筑与装备，2015（1）：80-82.

［54］杨柳，陈柳柳，张江辉，等. 终末期住院患者病房物理环境设计研究进展 ［J］. 中华护理杂志，2019，54（7）：1108-1112.

［55］张琳梓. 综合医院建筑疗愈环境营造优化研究［D］. 大连：大连理工大学，2015.

［56］杨毅，康焰. ICU 速查手册 ［M］. 上海：上海科学技术出版社，2020.

［57］王婧婷，吴傅蕾，张颖婷，等. 2017 版 NCCN 肿瘤患者安宁疗护临床实践指南要点解读 ［J］. 上海护理，2017，17（5）：9-12.

［58］刘燕，陈嫒娇. 癌症家庭照护简书：化疗放疗［M］. 昆明：云南科技出版社，2020.

［59］齐元富，李秀荣. 现代中医肿瘤防治学［M］. 济南：山东科学技术出版社，2020.

［60］王兴文. 肿瘤诊疗思路与临床实践［M］. 长春：吉林科学技术出版社，2016.

［61］刘宇龙. 肺癌所致上腔静脉综合征病机及中医治疗探讨［J］. 山东中医杂志，2000（2）：69-71.

［62］Reimnitz L，Silverman M J. A randomized pilot study of music therapy in the form of patient preferred live music on fatigue，energy and pain in hospitalized adult oncology patients on a blood and marrow transplant unit ［J］. Arts & health，2012，12（2）：145-168.

［63］Liao J，Wu Y，Zhao Y，et al. Progressive muscle relaxation combined with Chinese medicine five-element music on depression for cancer patients：A randomized controlled trial ［J］. Chinese Journal of Integrative Medicine，2018，24（5）：343-347.

［64］Warth M，Kessler J，Van Kampen J，et al. 'Song of life'：music therapy in terminally ill patients with cancer ［J］. BMJ Supportive and Palliative Care，2018，8（2）：167-170.

［65］Iyendo T O. Sound as a supportive design intervention for improving health care experience in the clinical ecosystem：A qualitative study. Complement Ther Clin Pract. 2017，29：58-96.

［66］Farrehi P M，Nallamothu B K，Navvab M. Reducing hospital noise with sound acoustic panels and diffusion：A controlled study［J］. BMJ Qual Saf, 2016, 25(8)：644-646.

［67］Boehm K, Cramer H, Staroszynski T, et al. Arts therapies for anxiety, depression, and quality of life in breast cancer patients：a systematic review and meta-analysis［J］. Evid Based Complement Alternat Med, 2014, 2014：103297.

［68］Lin M H, Moh S L, Kuo Y C, et al. Art therapy for terminal cancer patients in a hospice palliative care unit in Taiwan［J］. Palliat Support Care, 2012, 10(1)：51-57.

［69］Collins A, Bhathal D, Field T, et al. Hope Tree：An Interactive Art Installation to Facilitate the Expression of Hope in a Hospice Setting［J］. Am J Hosp Palliat Care, 2018, 35(10)：1273-1279.

［70］Emami E, Amini R, Motalebi G. The effect of nature as positive distractibility on the Healing Process of Patients with cancer in therapeutic settings［J］. Complement Ther Clin Pract, 2018, 32：70-73.

［71］Hanson H, Schroeter K, Hanson A, et al. Preferences for photographic art among hospitalized patients with cancer. Oncol Nurs Forum［J］. 2013, 40(4)：E337-E345.

［72］Blaschke S, O'Callaghan C C, Schofield P. Cancer patients' recommendations for nature-based design and engagement in oncology contexts：Qualitative research［J］. HERD, 2018, 11(2)：45-55.

［73］姜姗, 李忠, 路桂军, 等.安宁疗护与缓和医疗：相关概念辨析、关键要素及实践应用［J］.医学与哲学, 2019, 40(2)：37-42.

［74］阙华发, 曹烨民.下肢慢性溃疡中医诊治与疗效评价专家共识［J］.上海中医药杂志, 2022, 56(2)：1-5, 44.

［75］吴晓飞.发热诊断的临床思路与急诊处理［J］.中华全科医学, 2021, 19(12)：1989-1990.

［76］牛力, 王刚.压疮的中西医结合治疗进展［J］.中国中西医结合外科杂志, 2021, 27(5)：796-798.

［77］王黎, 丛明华, 何瑞仙, 等.肿瘤患者食欲减退的评估和护理研究进展［J］.实用临床医药杂志, 2021, 25(8)：117-123.

［78］文粟, 刘汇泉, 于世英.癌性厌食发病机制和临床诊疗的研究进展［J］.中国肿瘤临床, 2020, 47(19)：1013-1018.

［79］宋丹, 高宏, 邢向荣.中医药治疗肿瘤相关性厌食研究进展［J］.实用中医内科杂志, 2021, 35(2)：7-10.

［80］王骁, 李兆星, 范焕芳, 等.恶性肠梗阻的中西医治疗进展［J］.中国老年学杂志, 2020, 40(5)：1101-1105.

［81］刘拥军, 于泽宇, 李妍.皮肤瘙痒症中医外治法临床研究进展［J］.河北中医, 2020, 42(2)：316-320.

［82］宋洁, 李丽.压疮的中医防治及护理研究进展［J］.贵阳中医学院学报, 2018, 40(3)：69-71.

[83] 李军祥, 陈誩, 柯晓. 功能性便秘中西医结合诊疗共识意见(2017年)[J]. 中国中西医结合消化杂志, 2018, 26(1): 18-26.

[84] 边美琪, 马骏, 霍介格. 恶性肠梗阻的中医药诊治进展与展望[J]. 中国中医急症, 2017, 26(10): 1777-1780.

[85] 李元文, 李楠. 皮肤瘙痒症中医诊治专家共识(北京地区)[J]. 北京中医药, 2017, 36(9): 777-779.

[86] 李元文, 李楠. 皮肤瘙痒症中医治疗专家共识[J]. 中国中西医结合皮肤性病学杂志, 2017, 16(2): 189-190.

[87] 刘泽洲, 陈亮, 于志红, 等. 压疮的中医外治研究进展[J]. 北京中医药, 2017, 36(2): 182-185.

[88] 王佩佩, 罗雯, 禹铮, 等. 慢性便秘的研究进展[J]. 中国全科医学, 2017, 20(3): 370-374.

[89] 阙华发. 慢性下肢溃疡的中医诊治[J]. 世界中医药, 2013, 8(2): 148-151.

[90] 万学红, 卢雪峰. 诊断学[M]. 9版. 北京: 人民卫生出版社, 2018.

[91] 张伯礼, 吴勉华. 中医内科学[M]. 4版. 北京: 中国中医药出版社, 2017.

[92] 纪文岩, 周景想. 吉中强学术经验辑要[M]. 济南: 山东科学技术出版社, 2019.

[93] 张开滋, 田野, 肖传实, 等. 临床心力衰竭学[M]. 长沙: 湖南科学技术出版社, 2014.

[94] 吴勉华, 石岩. 中医内科学[M]. 5版. 北京: 中国中医药出版社, 2021.

[95] 余旻虹. 心内科护理教程[M]. 北京: 中华医学电子音像出版社, 2019.

[96] 王芬. 新编现代临床护理学[M]. 2版. 长春: 吉林科学技术出版社, 2019.

[97] 秦军丽. 新编临床护理研究与实践[M]. 长春: 吉林科学技术出版社, 2019.

[98] 陈晓冬, 修英. 耳穴压豆贴压结合中医情志护理在老年心悸患者中的应用效果[J]. 光明中医, 2021, 36(1): 140-142.

[99] 曾卫强, 沈静, 龚倩. 肿瘤治疗药学监护路径[M]. 上海: 上海世界图书出版公司, 2019.

[100] 王迎新. 神经内科常见疾病诊断与处理[M]. 西安: 西安交通大学出版社, 2014.

[101] 刘希光, 张红军, 于晓昀. 肿瘤病人健康指导[M]. 北京: 军事医学科学出版社, 2012.

[102] 胡艳. 耳穴压豆贴压护理对眩晕患者头痛头晕症状的改善作用研究[J]. 基层医学论坛, 2021, 25(21): 3079-3081.

[103] 李立立, 王艳军. 恶性脊髓压迫症的诊治进展[J]. 癌症进展, 2021, 19(1): 19-22, 75.

[104] 周文娟, 刘玉华, 曲行辉, 等. 恶性脊髓压迫症的治疗[J]. 国外医学: 护理学分册, 2003(9): 422-424.

[105] 李娟, 石锐, 余萍. 恶性脊髓压迫症的治疗策略[J]. 华西医学, 2010, 25(12): 2286-2290.

[106] 李馨蕊, 李骋, 杨慧勤. 肿瘤患者脊髓压迫症的处理[J]. 中国临床医生杂志, 2022,

50（1）：26-29.

[107] 刘华，曾柏荣. 肿瘤良方大全[M].太原：山西科学技术出版社，2016.

[108] 柴晓燕. 恶性脊髓压迫综合征患者的姑息护理[J].护理与康复，2007（04）：256
－258.

[109] 黄海平，赵晓梦，邓国红，等. 放射治疗配合康复训练治疗癌性脊髓压迫症患者的观
察及护理[J].护理实践与研究，2009，6（3）：70-71.

[110] 徐国明. 脊髓压迫症放化疗的临床分析[J].中外健康文摘，2014（19）：286-287.

[111] 李金山，郑卫星，王艳君. 椎体转移瘤引起脊髓压迫症治疗分析[J].世界最新医学信
息文摘，2016，16（88）：182.

[112] 邸淑珍. 临终关怀护理学[M].北京：中国中医药出版社，2017.

[113] 施永兴. 临终关怀学概论[M].上海：复旦大学出版社，2015.

[114] 黄立中. 中西医结合肿瘤病学[M].北京：中国中医药出版社，2019.

[115] 赵玲，陈海英. 临终关怀[M].北京：中国社会出版社，2006.

[116] 陆宇晗，张红.肿瘤科护士一本通[M].北京：中国医药科技出版社，2018.

[117] 韩修英，李玉萍.临终关怀之探讨[J].实用护理杂志，1999（3）：50-52.

[118] 陈国海，刘勇. 心灵抚慰与咨询[M].广州：中山大学出版社，2007.

[119] 王娟，潘霜，姚玉秀，等.多学科协作模式在肿瘤患者安宁疗护中的应用研究进展
[J].新疆医学，2020，50（2）：189-192.

[120] 肖劲松，刘忠纯，章军建. 精神心理健康系列丛书：心理创伤干预手册[M].武汉：武
汉大学出版社，2021.

[121] 张曼华.肿瘤患者心理干预研究的现状[J].中国行为医学科学，2005（6）：487-489.

[122] 郑燕，汪敏，陈芬荣.人文关怀在恶性肿瘤病人护理中的应用[J].护理研究，2017，
31（21）：2656-2659.

[123] 竺红梅，白玉琴，顾珍凤.人文关怀在晚期恶性肿瘤患者中的应用[J].中国医学创
新，2015，12（4）：92-95.

[124] 于红.人文关怀对恶性肿瘤患者的影响[J].中国当代医药，2011，18（3）：92-93.

[125] 周霜，傅静.我国对肿瘤病人实施人文关怀的现状分析[J].全科护理，2017，15（31）：
3860-3863.

[126] 李雁，殷晓聆. 中医肿瘤专科实训手册[M].上海：上海科学技术出版社，2021.

[127] 缪建华，束永前. 恶性肿瘤相关治疗临床应用解析[M].南京：东南大学出版
社，2016.

[128] 齐海燕，邱玉梅. 肿瘤专科护理[M].兰州：甘肃科学技术出版社，2014.

[129] 胡雁，陆箴琦. 实用肿瘤护理[M].上海：上海科学技术出版社，2007.

[130] 赵若琳，杨放，常运立，等.临终关怀的中医伦理关照[J].医学争鸣，2021，12（1）：
65-70，75.

[131] 杨敏静.人文关怀护理在肿瘤病人中的应用[J].人人健康，2019（13）：144-145.

[132] 王东旭，金霞，刘令仪. 实用老年家庭护理操作指南[M].天津：天津科技翻译出版公

司，2017.

[133] 沈雁英. 肿瘤心理学[M].北京：人民卫生出版社，2010.

[134] 于保法. 肿瘤患者心理变化及探索[M].北京：中国协和医科大学出版社，2004.

[135] 罗云建，刘雪莲，孙立婷. 肿瘤微创专科护理服务能力与管理指引[M].沈阳：辽宁科学技术出版社，2020.

[136] 司秋菊，邸淑珍，张学茹，等. "三位一体"安宁疗护教育模式探讨[J].医学研究与教育，2018，35(2)：57-62.

[137] 夏环玲，宋启京. 安宁疗护症状处理[M].天津：天津科学技术出版社，2020.

[138] 乔瓦尼巴蒂斯塔·泽佩泰拉. 临床实践中的缓和医疗[M].宁晓红，主译. 北京：中国协和医科大学出版社，2017.

[139] 陈欣. 中医药治疗失眠的研究进展[J].中国疗养医学，2022，31(8)：852-854.

[140] 林木生，张永全，易艳兰，等. 中医药治疗焦虑症的临床研究进展[J].大众科技，2020，22(6)：101-103，121.

[141] 赵天辉，都弘. 经络氧疗法治疗焦虑障碍60例疗效观察[J].新中医，2006，38(2)：66-67.

[142] 张捷，章文雯，沈慧. 习练八段锦对广泛性焦虑症临床疗效的影响[J].中国运动医学杂志，2016，35(3)：231-233.

[143] 李妍，杨涛，周海涛，等. 长期太极拳锻炼在老年焦虑症治愈者巩固治疗中的效果评价[J].中国老年学杂志，2017，37(8)：1992-1994.

[144] 陈建荣. 五行音乐疗法对抑郁症治疗的效果研究[J].中国医药指南，2018，16(27)：168.

[145] 彭德飞. 临床危重症诊疗与护理[M].青岛：中国海洋大学出版社，2020.

[146] 黄政德，李鑫辉. 肾病保健一本通[M].北京：中国中医药出版社，2020.

[147] 抗肿瘤药物引起骨髓抑制中西医结合诊治专家共识[J].临床肿瘤学杂志，2021，26(11)：1020-1027.

[148] 秦叔逵，马军.中国临床肿瘤学会(CSCO)肿瘤放化疗相关中性粒细胞减少症规范化管理指南(2021)[J].临床肿瘤学杂志，2021，26(7)：638-648.

[149] 史艳侠，邢镨元，张俊，等.中国肿瘤化疗相关贫血诊治专家共识(2019年版)[J].中国肿瘤临床，2019，46(17)：869-875.

[150] 陶娜，谢小红. 晚期癌症患者的疼痛护理[J].心理医生. 2016，22(21)：142-02.

[151] 中国抗癌协会癌症康复与姑息治疗专业委员会. 肺癌相关性咳嗽诊疗中国专家共识[J].中华医学杂志，2021，101(35)：2751-2759.

[152] 中华中医药学会肺系病分会，世界中医药学会联合会肺系病专业委员会.咳嗽中医诊疗专家共识意见(2021)[J].中医杂志. 2021，62(16)：1465-1472.

[153] SONG W J, CHANG Y S, FARUQI S, et al. The global epidemiology of chronic cough in adults：a systematic review and meta-analysis[J]. Eur Respir J, 2015, 45(5)：1479-1481.

[154] 李晶晶.右美沙芬愈创甘油醚联合通宣理肺丸治疗感冒后咳嗽的临床疗效观察[J].临床医药文献电子杂志,2018,5(46):148,167.

[155] 张宁.基于中药质量标志物的杏贝止咳颗粒质量标准提升研究[D].南京:南京中医药大学,2019.

[156] 孙兴华,曲齐生,张淼,等.治咳川贝枇杷滴丸治疗慢性支气管炎(单纯型)急性发作(痰热郁肺证)的多中心随机双盲对照研究[J].药物评价研究,2020,43(9):1787-1791.

[157] 刘玉山,闫红江,李春雨.肺力咳胶囊联合阿莫西林治疗急性气管-支气管炎的临床研究[J].现代药物与临床,2020,35(4):735-738.

[158] GU C,PENG W P,WANG Z C,et al.Suhuang Zhike Capsules for the Treatment of Cough Variant asthma:A Meta-analysis[J].Evid Based and Complement Alternat Med,2020,2020:9485746.

[159] 厉晔,王有鹏.苏黄止咳胶囊联合孟鲁司特钠治疗儿童咳嗽变异型哮喘30例临床观察[J].中医杂志,2012,53(11):945-947.

[160] 杭文璐,赵杰,马雷,等.苏黄止咳胶囊治疗慢性咳嗽临床观察[J].光明中医,2020,35(23):3678-3681.

[161] 潘国凤,成龙,刘玥,等.养阴清肺汤和养阴清肺口服液治疗慢性咽炎的Meta分析[J].中华中医药杂志,2018,33(6):2360-2363.

[162] 范洪涛,黄小平,黄鑫成,等.强力枇杷露联合西药治疗慢性支气管炎急性加重期的效果及对炎性因子、生活质量的影响[J].中国医药导报,2020,17(4):102-105.

[163] 彭劲,王志兴,梁云武,等.浅析《黄帝内经》对咳嗽病因病机的认识和针灸治疗方法[J].中医临床研究,2021,13(11):115-116.

[164] 张圆,程海英.程海英运用多种针法治疗咳嗽经验[J].北京中医药,2020,39(5):446-449.

[165] 中国抗癌协会癌症康复与姑息治疗专业委员会,中国临床肿瘤学会肿瘤支持与康复治疗专家委员会.癌症相关性疲乏诊断与治疗中国专家共识[J].中华医学杂志,2022,102(3):180-189.

[166] 高宠,杨国旺,张佳慧,等.中医药治疗乳腺癌癌因性疲乏临床研究进展[J].北京中医药,2022,41(5):585-588.

[167] 世界中医药学会联合会消化病专业委员会.口疮中医临床实践指南(2018)[J].中医杂志,2020,61(3):267-276.

[168] 中国临床肿瘤学会抗肿瘤药物安全管理专家委员会,中国临床肿瘤学会肿瘤支持与康复治疗专家委员会.抗肿瘤治疗引起急性口腔黏膜炎的诊断和防治专家共识[J].临床肿瘤学杂志,2021,26(5):449-459.

后　记

　　肿瘤舒缓疗护的目标是为肿瘤疾病终末期患者提供全人照护，以提高生命质量，帮助患者舒适、安详、有尊严地度过生命最后的时光。它关注患者的生命质量，关乎医学的价值取向和社会的文明进步。国内开展肿瘤舒缓疗护的时间较短，目前市面上已经出版的关于该领域的著作相对较少，且主要集中在西医肿瘤舒缓疗护管理策略的论述。随着中医药在肿瘤舒缓疗护中的应用优势不断体现，中西医结合运用于肿瘤舒缓疗护深入人心，本书对近年来中西医结合在肿瘤舒缓疗护管理方面的成绩做了整理、总结。

　　书中以中西医结合在肿瘤舒缓疗护中的应用为创新点，立足时代背景和人民需求，力求做到先进性和实用性相统一。全书以简洁、精练的语言，涵盖中西医结合肿瘤舒缓疗护从病房管理到临床实践的主要工作、关键流程等方面。内容全面，具体实用，贴近临床，具有科学性、指导性、可操作性，可满足各级各类医疗机构舒缓疗护病房临床工作的需要，也可作为舒缓疗护质量管理的参考书。相信本书能指引和规范中西医结合舒缓疗护病房建设、准入和临床实践，对中西医结合舒缓疗护学科建设及广大舒缓疗护工作者在实际工作中有所裨益。由于成书时间匆忙，书中疏漏之处在所难免，还请读者朋友在使用过程中不吝提出宝贵意见。

　　医学是一门遗憾的科学，"偶尔去治愈，常常去帮助，总是去安慰"，既体现了医者的"仁心"，也表明了医者的"无奈"；同时，医学也是一门"爱"的艺术，肿瘤舒缓疗护事业的推进必将为这份"爱"增添绚丽的光彩。

朱镇华